江苏省基本药物增补药物处方集

东南大学出版社
·南京·

图书在版编目(CIP)数据

江苏省基本药物增补药物处方集/《江苏省基本药物增补药物处方集》编写组主编．—南京：东南大学出版社，2012.12(2013.5 重印)

ISBN 978-7-5641-3867-7

Ⅰ.①江… Ⅱ.①江… Ⅲ.①药物—处方—汇编 Ⅳ.①R97

中国版本图书馆 CIP 数据核字(2012)第 267690 号

东南大学出版社出版发行
(南京四牌楼 2 号 邮编 210096)
出版人：江建中
江苏省新华书店经销 武进第三印刷有限公司印刷
开本：850mm×1168mm 1/32 印张：14.5 字数：417 千字
2012 年 12 月第 1 版 2013 年 5 月第 2 次印刷
ISBN 978-7-5641-3867-7
印数：10001～15000 册 定价：50.00 元

《江苏省基本药物增补药物处方集》编委会

前 言

基本药物是世界卫生组织在1977年提出的一个概念，指的是能够满足基本医疗卫生需求、剂型适宜、保证供应、基层能够配备、国民能够公平获得的药品，主要特征是安全、必须、有效、价廉。我国于2009年8月正式启动国家基本药物制度建设，制定和发布了《国家基本药物目录（基层医疗卫生机构配备使用部分）》（2009版），按照防治必须、安全有效、使用方便、中西药并重、基本保障、临床首选的原则，结合中国用药特点和基层医疗卫生机构配备的要求，参照国际经验，合理确定了我国基本药物品种剂型和数量。出版了《国家基本药物临床应用指南（2009版基层部分）》和《国家基本药物处方集（2009版基层部分）》，指导基层医疗卫生机构医务人员科学规范合理使用国家基本药物。

为满足城乡居民公平可及、合理使用基本药物的需求，引导群众充分利用基层医疗卫生服务，根据国家有关规定，结合基层医疗卫生机构临床实际使用需要，我省于2009年10月出台了《江苏省基层医疗卫生机构增补药物目录（2009版基层部分）》，共292种药品。列入省增补药物目录的药品执行国家基本药物制度各项政策规定。2011年6月，在对各地基本药物使用情况充分调研的基础上，按照省增补药物目录调整的原则和程序，在广泛征求基层单位及食药监、医保、财政、物价等有关部门的意见和专家论证的基础上投票遴选，对省增补药物目录进行了调整，并对药品的名称、剂型进行了规范，形成了2011版省增补药物目录，共有药品281种，其中化学药172种、中成药109种，基本满足了基层临床用药的需要。同时，我省以县为单位先后分三批推进实施基本药物制度。到2011年6月底，全省所有政府办基层医疗卫生机构全部实施基本药物制度，配备使用并零差率销售基本药物，提前实现了制度全覆盖。政府办基层医疗卫生机构使用的基本药物实行以省为单位网上集中采购、统一配送。其他各类医疗机构也将基本药物作为首选药物并达到一定的使用比例。

为指导、帮助基层医务人员了解和形成科学规范的用药观念，合理使用省增补药物，我们组织有关人员编写了《江苏省基本药物增补药物处方集》（以下简称《处方集》）作为合理用药的指导性文件。《处方集》分为化学药和中成药两个部分，主要阐述了省增补药物目录中药物的药理作用、适应证、禁忌证、不良反应和注意事项等内容，用于指导临床实践。在临床使用过程中，医务人员可结合《国家基本药物处方集》，联系基层用药实际，合理使用省增补药物，促进安全用药、合理用药。

《处方集》的编写以指导基层临床药物治疗为目标，凝聚了药学专家们的心血和汗水，内容简洁，通俗易懂。希望医务人员认真执行，不断实践，努力形成科学规范的用药观念，并引导广大患者建立合理的用药习惯。我们对在编写过程中给予大力支持和帮助的有关单位和专家们表示衷心的感谢。

编委会办公室

2012年11月

目　录

化学药部分

第一章　抗微生物药 …… 3

（一）青霉素类 …… 3

（二）头孢菌素类 …… 9

（三）氨基糖苷类 …… 20

（四）大环内酯类 …… 22

（五）其他抗生素类 …… 27

（六）喹诺酮类 …… 29

（七）抗病毒药 …… 33

（八）抗真菌药 …… 35

（九）硝基咪唑类 …… 39

（十）其他 …… 43

第二章　麻醉药 …… 45

（一）局部麻醉药 …… 45

（二）全身麻醉药 …… 49

（三）吸入麻醉药 …… 52

（四）骨骼肌松弛药 …… 55

第三章　镇痛、解热、抗炎、抗风湿、抗痛风药 …… 57

（一）镇痛药 …… 57

（二）解热镇痛药 …… 62
（三）抗痛风药 …… 83
第四章　神经系统药物 …… 85
（一）抗帕金森病药 …… 86
（二）脑血管病用药及降颅压药 …… 90
（三）其他 …… 95
第五章　治疗精神障碍药 …… 98
（一）抗精神病药 …… 98
（二）抗躁狂药 …… 102
第六章　心血管系统用药 …… 105
（一）抗心绞痛药 …… 105
（二）抗高血压药 …… 107
（三）抗休克药 …… 114
（四）调脂及抗动脉粥样硬化药 …… 116
（五）扩张血管药 …… 120
（六）钙拮抗药 …… 129
（七）β-受体阻滞药 …… 135
（八）血管紧张素Ⅱ受体拮抗剂 …… 136
（九）血管紧张素转换酶抑制剂 …… 139
（十）其他 …… 141
第七章　呼吸系统用药 …… 143
（一）祛痰药 …… 143
（二）镇咳药 …… 148
（三）平喘药 …… 152
第八章　消化系统用药 …… 161
（一）抗酸药及抗溃疡病药 …… 161
（二）助消化药 …… 167

（三）胃肠解痉药及胃动力药 …………………………… 169
（四）泻药和止泻药 …………………………………… 170
（五）肝胆疾病用药 …………………………………… 171
（六）质子泵抑制剂 …………………………………… 177
（七）肝胆辅助用药 …………………………………… 180
（八）其他 ……………………………………………… 181
第九章　泌尿系统用药 ……………………………… 183
（一）利尿药及脱水药 ………………………………… 183
（二）良性前列腺增生用药 …………………………… 186
（三）前列腺疾病用药 ………………………………… 187
第十章　血液系统用药 ……………………………… 188
（一）抗贫血药 ………………………………………… 188
（二）抗血小板药 ……………………………………… 190
（三）促凝血药 ………………………………………… 194
（四）抗凝血药及溶栓药 ……………………………… 198
（五）升白细胞药 ……………………………………… 203
（六）血容量扩充剂 …………………………………… 207
第十一章　激素及调节内分泌功能药 ……………… 211
（一）下丘脑垂体激素及其类似物 …………………… 211
（二）肾上腺皮质激素类药 …………………………… 213
（三）胰岛素及口服降血糖药 ………………………… 222
（四）雄激素及同化激素 ……………………………… 251
（五）雌激素及孕激素 ………………………………… 253
（六）钙代谢调节药 …………………………………… 255
（七）其他 ……………………………………………… 260
第十二章　抗变态反应药 …………………………… 261
第十三章　维生素、矿物质类药 …………………… 268

（一）维生素 ………………………………………………… 268
（二）肠外营养药 ………………………………………… 279
第十四章　调节水、电解质及酸碱平衡药 ……………… 283
第十五章　皮肤科用药 ………………………………… 287
（一）抗感染药 …………………………………………… 287
（二）其他 ………………………………………………… 291
第十六章　眼科用药 …………………………………… 296
（一）抗感染药 …………………………………………… 296
（二）其他 ………………………………………………… 300
第十七章　耳鼻喉科用药 ……………………………… 306
第十八章　妇产科用药 ………………………………… 314
第十九章　抗肿瘤药 …………………………………… 319
（一）烷化剂 ……………………………………………… 319
（二）抗代谢药 …………………………………………… 322
（三）抗肿瘤抗生素 ……………………………………… 323
（四）抗肿瘤植物药 ……………………………………… 326
（五）其他抗肿瘤药 ……………………………………… 328

中成药部分

第一章　内科用药 …………………………………… 335
（一）解表剂 ……………………………………………… 335
（二）泻下剂 ……………………………………………… 340
（三）清热剂 ……………………………………………… 345
（四）温里剂 ……………………………………………… 360
（五）止咳、平喘 ………………………………………… 361
（六）开窍剂 ……………………………………………… 370
（七）固涩剂 ……………………………………………… 373

（八）扶正剂 …… 374
（九）安神剂 …… 377
（十）祛瘀剂 …… 381
（十一）理气剂 …… 390
（十二）消导剂 …… 396
（十三）治风剂 …… 398
（十四）祛湿剂 …… 409
第二章　外科用药 …… 412
第三章　妇科用药 …… 417
（一）理气剂 …… 417
（二）清热剂 …… 418
（三）扶正剂 …… 421
（四）散结剂 …… 421
第四章　眼科用药 …… 423
第五章　耳鼻喉科用药 …… 426
（一）鼻病 …… 426
（二）咽喉病 …… 427
第六章　骨伤科用药 …… 432
第七章　皮肤科用药 …… 443
药品中文通用名称索引 …… 444

化学药部分

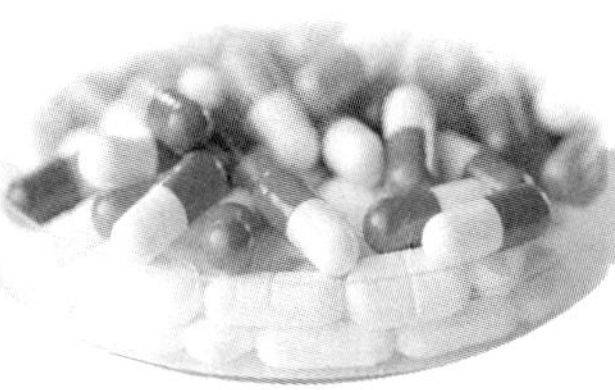

第一章
抗微生物药

抗微生物药对控制各种细菌感染性疾病起了重大作用，但由于其应用广泛，病原微生物的抗药性或耐药性愈来愈严重和复杂，已引起全世界高度重视。如何选择抗菌药物以及如何正确应用抗菌药物，请详见《抗菌药物临床应用指导原则》。

本章主要介绍临床治疗用抗微生物药物，按照其化学结构或所作用的微生物分类为：青霉素类；头孢菌素类；氨基糖苷类；大环内酯类；其他抗生素类；喹诺酮类；抗病毒类；抗真菌药；硝基咪唑类；其他。

抗微生物药的作用和作用机制各不相同，请参阅各类或个别药物品种的叙述。

（一）青霉素类

青霉素类是一类重要的 β-内酰胺抗生素其母核则是 6-氨基青霉烷酸，不能耐受青霉素酶。包括天然的青霉素（由发酵液提取）和半合成的青霉素类药物青霉素（注射剂），苯唑西林（注射剂），氨苄西林（注射剂），哌拉西林（注射剂），阿莫西林（口服常释剂型）及复方的阿莫西林克拉维酸钾（口服常释剂型）。

本类药物通过干扰细菌细胞壁的合成而产生抗菌作用，具有作用强、毒性低的特点。主要用于革兰阳性球菌及杆菌、革兰阴性球菌和梅毒螺旋体所致感染。但抗菌谱窄、不耐酸、不耐酶，易引起过敏反应。经过半合成修饰研制成抗菌谱广、耐酸、耐酶的半合成青霉素。耐酶青霉素有苯唑西林，具有耐抗金黄色葡萄球菌 β-内酰胺酶的能力。氨苄西林、阿莫西林具有抑制某些革兰阴性杆菌的作用，但对假单胞属无效，并可被金黄色葡萄球菌 β-内酰胺酶所分解。抗假单胞菌青霉素哌拉西林，具有氨苄西林的性质，并有抗假单胞属等细菌的作用。杀菌疗效主要取决于血药浓度的高低，在短时间内有较高的血药浓度时对治疗有利。

临床应用青霉素类时，较多出现过敏反应，包括皮疹、药物热、血管神经性水肿、血清病型反应、过敏性休克等，其中以过敏性休克最为严重。在应用青霉素前，应问清患者有无青霉素过敏反应史，在 3 日内未用过青霉素者均应进行青霉素皮试。青霉素类不同品种间存在着交叉过敏。

青霉素类在水溶液中极不稳定，宜在临用前进行溶解配制。酸性或碱性增强，均可使之加速分解。应用时最好用灭菌注射用水或氯化钠注射液溶解青霉素类。苯唑西林有耐酸性质，在葡萄糖液中稳定。青霉素类在碱性溶液中分解极快。因此，严禁将碱性药液(碳酸氢钠、氨茶碱等)与其配伍。采取静脉滴注给药，宜将一次剂量的药物溶于 100 ml 输液中，于 0.5～1 小时内滴完。减少药物分解并产生致敏物质。

1. 苄星青霉素　Benzathine

【药理学】为青霉素的二苄基乙二胺盐，其抗菌活性成分为青霉素。青霉素对溶血性链球菌等链球菌属、肺炎链球菌和不产青霉素酶的葡萄球菌具有良好抗菌作用。对肠球菌有中度抗菌作用。淋病奈瑟菌、脑膜炎奈瑟菌、白喉棒状杆菌、炭疽芽孢杆菌、牛型放线菌、念珠状链杆菌、李斯特菌、钩端螺旋体和梅毒螺旋体敏感。对流感嗜血杆菌和百日咳鲍特菌亦具一定抗菌活性。对梭状芽孢杆菌属、消化链球菌和产黑色素拟杆菌等厌氧菌具良好抗菌作用，对脆弱拟杆菌抗菌作用差。青霉素通过抑制细菌细胞壁合成而发挥杀菌作用。

【适应证】主要用于预防风湿热复发，也可用于控制链球菌感染的流行。

【禁忌证】有青霉素类药物过敏史者或青霉素皮肤试验阳性患者禁用。

【不良反应】

（1）过敏反应：青霉素所致的过敏反应以皮疹等过敏反应为多见，白细胞减少、间质性肾炎、哮喘发作和血清病型反应等少见，严重者如过敏性休克偶见。

（2）二重感染：可出现耐青霉素金葡菌、革兰阴性杆菌或念珠菌二重感染。

【注意事项】

（1）应用前需详细询问药物过敏史并进行青霉素皮肤试验。

（2）对一种青霉素过敏者可能对其他青霉素类药物、青霉胺过敏，有青霉素过敏史者有5%～7%的患者可能存在对头孢菌素类药物交叉过敏。

（3）有哮喘、湿疹、花粉症、荨麻疹等过敏性疾病患者应慎用本品。

（4）应用本品须新鲜配制。

（5）应用青霉素期间，以硫酸铜法测定尿糖可能出现假阳性，而用葡萄糖酶法则不受影响。

【药物相互作用】丙磺舒、阿司匹林、吲哚美辛、保泰松和磺胺药减少青霉素的肾小管分泌而延长本品的血清半衰期。青霉素可增强华法林的抗凝作用。

【用法用量】临用前加适量灭菌注射用水使成混悬液。肌内注射，成人一次60万～120万U，2～4周1次；小儿一次30万～60万U，2～4周1次。

【制剂规格】注射用苄星青霉素：120万U。

2. 阿洛西林 Azlocillin

【药理学】为半合成青霉素，对革兰阳性菌和阴性菌及铜绿假单胞菌均有良好的抗菌作用。与阿米卡星、庆大霉素、奈替米星合用时可产生协同作用。

【适应证】 主要用于敏感的革兰阳性菌及阴性菌所致的各种感染以及铜绿假单胞菌感染，包括败血症、脑膜炎、心内膜炎、化脓性胸膜炎、腹膜炎及下呼吸道、胃肠道、胆道、泌尿道、骨及软组织和生殖器官等感染，妇科、产科感染，以及恶性外耳炎、烧伤、皮肤及手术感染等。

【禁忌证】 对青霉素类抗生素过敏者禁用。

【不良反应】 类似青霉素的不良反应，主要为过敏反应（如瘙痒、荨麻疹等），其他反应有腹泻、恶心、呕吐、发热，个别病例可见出血时间延长、白细胞减少等，电解质紊乱（高钠血症）较少见。

【注意事项】

（1）用药前须做青霉素皮肤试验，阳性者禁用。

（2）交叉过敏反应：对一种青霉素类抗生素过敏者可能对其他青霉素类抗生素也过敏，也可能对青霉胺或头孢菌素类过敏。

（3）肾功能减退患者应适当降低用量。

（4）下列情况应慎用：有哮喘、湿疹、花粉症、荨麻疹等过敏性疾病史者。

（5）对诊断的干扰：用药期间，以硫酸铜法进行尿糖测定时可出现假阳性，用葡萄糖酶法者则不受影响；大剂量注射给药可出现高钠血症；可使血清丙氨酸氨基转移酶或门冬氨酸氨基转移酶升高。

（6）应用大剂量时应定期检测血清钠。

（7）静脉滴注时注意速度不宜太快。

【药物相互作用】

（1）氯霉素、红霉素、四环素类等抗生素和磺胺药等抑菌剂可干扰本品的杀菌活性，不宜合用，尤其是在治疗脑膜炎或急需杀菌剂的严重感染时。

（2）与丙磺舒、阿司匹林、吲哚美辛、保泰松、磺胺药等合用可减少自肾脏排泄，会使血药浓度增高，排泄时间延长，毒性也可能增加。

（3）与重金属，特别是铜、锌和汞呈配伍禁忌。由锌化合物制造的橡皮管或瓶塞也可影响其活力。呈酸性的葡萄糖注射液或四环素注射液皆可破坏其活性。可为氧化剂、还原剂或羟基化合物灭活。

(4) 静脉输液加入头孢噻吩、林可霉素、四环素、万古霉素、琥乙红霉素、两性霉素 B、去甲肾上腺素、间羟胺、苯妥英钠、盐酸羟嗪、丙氯拉嗪、异丙嗪、维生素 B 族、维生素 C 等后将出现混浊。

(5) 可增强华法林的作用。

(6) 与氨基糖苷类抗生素混合后，两者的抗菌活性明显减弱，不能置同一容器内给药。

(7) 可减慢头孢噻肟及环丙沙星自体内清除，故合用时应调整两者的剂量。

【用法用量】加入适量 5%葡萄糖氯化钠注射液或 5%～10%葡萄糖注射液中，静脉滴注。① 成人一日 6～10 g，严重病例可增至 10～16 g，一般分 2～4 次滴注。② 儿童按体重一次 75 mg/kg，婴儿及新生儿按体重一次 100 mg/kg，分 2～4 次滴注。

【制剂规格】注射用阿洛西林钠：1.0 g；2.0 g。

阿莫西林　Amoxicillin

【药理学】阿莫西林对肺炎链球菌、溶血性链球菌等链球菌属、不产青霉素酶葡萄球菌、粪肠球菌等需氧革兰阳性球菌，大肠埃希菌、奇异变形杆菌、沙门菌属、流感嗜血杆菌、淋病奈瑟菌等需氧革兰阴性菌的不产 β-内酰胺酶菌株及幽门螺杆菌具有良好的抗菌活性。阿莫西林通过抑制细菌细胞壁合成而发挥杀菌作用，可使细菌迅速成为球状体而溶解、破裂。

【适应证】适用于敏感菌（不产 β-内酰胺酶菌株）所致的下列感染：

(1) 溶血链球菌、肺炎链球菌、葡萄球菌或流感嗜血杆菌所致中耳炎、鼻窦炎、咽炎、扁桃体炎等上呼吸道感染。

(2) 大肠埃希菌、奇异变形杆菌或粪肠球菌所致的泌尿生殖道感染。

(3) 溶血链球菌、葡萄球菌或大肠埃希菌所致的皮肤软组织感染。

(4) 溶血链球菌、肺炎链球菌、葡萄球菌或流感嗜血杆菌所致急性支气管炎、肺炎等下呼吸道感染。

(5) 急性单纯性淋病。

(6) 可用于治疗伤寒、伤寒带菌者及钩端螺旋体病；阿莫西林亦可与克拉霉素、兰索拉唑三联用药根除胃、十二指肠幽门螺杆菌，降低消化道溃疡复发率。

【禁忌证】 青霉素过敏及青霉素皮肤试验阳性患者禁用。

【不良反应】

(1) 恶心、呕吐、腹泻及假膜性肠炎等胃肠道反应。

(2) 皮疹、药物热和哮喘等过敏反应。

(3) 贫血、血小板减少、嗜酸性粒细胞增多等。

(4) 血清氨基转移酶可轻度增高。

(5) 由念珠菌或耐药菌引起的二重感染。

(6) 偶见兴奋、焦虑、失眠、头晕以及行为异常等中枢神经系统症状。

【注意事项】

(1) 口服偶可引起过敏性休克，尤多见于有青霉素或头孢菌素过敏史的患者。用药前必须详细询问药物过敏史并作青霉素皮肤试验。如发生过敏性休克，应就地抢救，予以保持气道畅通、吸氧及应用肾上腺素、糖皮质激素等治疗措施。

(2) 传染性单核细胞增多症患者应用本品易发生皮疹，应避免使用。

(3) 疗程较长患者应检查肝、肾功能和血常规。

(4) 阿莫西林可导致采用 Benedit 或 Fehling 试剂的尿糖试验出现假阳性。

(5) 下列情况应慎用：有哮喘、花粉症等过敏性疾病史者。老年人和肾功能严重损害时可能须调整剂量。

【药物相互作用】

(1) 丙磺舒竞争性地减少本品的肾小管分泌,两者同时应用可引起阿莫西林血药浓度升高、半衰期延长。

(2) 氯霉素、大环内酯类、磺胺类和四环素类药物在体外干扰阿莫西林的抗菌作用,但其临床意义不明。

【用法用量】口服。① 成人一次 0.5 g,每 6～8 小时 1 次,一日剂量不超过 4 g。② 小儿一日剂量按体重 20～40 mg/kg,每 8 小时 1 次;3 个月以下婴儿一日剂量按体重 30 mg/kg,每 12 小时 1 次。③ 肾功能严重损害患者需调整给药剂量,其中内生肌酐清除率为 10～30 ml/min 的患者每 12 小时 0.25～0.5 g;内生肌酐清除率<10 ml/min 的患者每 24 小时 0.25～0.5 g。

【制剂规格】

(1) 阿莫西林分散片:0.25 g。

(2) 阿莫西林胶囊:0.125 g;0.25 g。

(3) 阿莫西林颗粒:0.125 g;0.25 g。

(二) 头孢菌素类

头孢菌素类和青霉素类同属 β-内酰胺抗生素,不同的是头孢菌素类的母核是 7-氨基头孢烷酸(7-ACA),使头孢菌素能耐受青霉素酶。其优点是:抗菌谱广,对厌氧菌有高效;引起的过敏反应较青霉素类低;对酸及对各种细菌产生的 β-内酰胺酶较稳定;作用机理同青霉素,也是抑制细菌细胞壁的生成而达到杀菌的目的。

头孢菌素类药品品种较多,常根据其作用特点分为几代。第二代头孢菌素对革兰阳性菌的抗菌作用与第一代头孢菌素比,作用相近或较弱;对革兰阴性菌的抗菌作用较第一代头孢菌素优越;第三代头孢菌素对革兰阳性菌的作用不如第一代头孢菌素强,但多数的第三代头孢菌素可透过血脑屏障,适用于敏感菌所致的脑膜炎;第四代头孢菌素的抗菌谱更广,不仅对革兰阴性菌有良好的抗菌作用,而且也能抗金黄色葡萄球菌。

3. 头孢拉定　Cephradine

【药理学】 为第一代头孢菌素,对不产青霉素酶和产青霉素酶金黄色葡萄球菌、凝固酶阴性葡萄球菌、A组溶血性链球菌、肺炎链球菌和草绿色链球菌等革兰阳性球菌的部分菌株具良好抗菌作用。对厌氧革兰阳性菌多敏感,对脆弱拟杆菌呈现耐药。对耐甲氧西林葡萄球菌属、肠球菌属耐药。对革兰阳性菌与革兰阴性菌的作用与头孢氨苄相似。对淋病奈瑟菌有一定作用,对产酶淋病奈瑟菌也具活性,对流感嗜血杆菌的活性较差。

【适应证】 适用于敏感菌所致的急性咽炎、扁桃体炎、中耳炎、支气管炎和肺炎等呼吸道感染、泌尿生殖道感染及皮肤软组织感染等。本品口服制剂,不宜用于严重感染。

【禁忌证】 对头孢菌素过敏者及有青霉素过敏性休克或即刻反应史者禁用。

【不良反应】

(1) 恶心、呕吐、腹泻、上腹部不适等胃肠道反应较为常见。

(2) 药疹发生率1%～3%。

(3) 个别患者可出现伪膜性肠炎、嗜酸性粒细胞增多、直接Coombs试验阳性反应、周围血象白细胞及中性粒细胞减少等。

(4) 少数患者可出现暂时性血尿素氮升高,血清氨基转移酶、血清碱性磷酸酶一过性升高。

【注意事项】

(1) 应用前须详细询问患者对头孢菌素类、青霉素类及其他药物过敏史,有青霉素类药物过敏性休克史者不可应用本品,其他患者应用时必须注意头孢菌素类与青霉素类存在交叉过敏反应的机会为5%～7%,需在严密观察下慎用。

(2) 主要经肾排出,肾功能减退者须减少剂量或延长给药间期。

(3) 应用本品的患者以硫酸铜法测定尿糖时可出现假阳性反应。

【药物相互作用】

(1) 头孢菌素可延缓苯妥英钠在肾小管的排泄。

(2) 保泰松与头孢菌素类抗生素合用可增加肾毒性。

(3) 与强利尿剂合用可增加肾毒性。

(4) 与美西林联合应用,对大肠埃希菌、沙门菌属等革兰阴性杆菌具协同作用。

(5) 丙磺舒可延迟本品排泄。

【用法用量】口服:成人一次 0.25～0.5 g,每 6 小时 1 次,一日最高剂量 4 g。小儿一次 6.25～12.5 mg/kg,每 6 小时一次。

静脉滴注、静脉注射或肌内注射,成人一次 0.5～1.0 g,每 6 小时 1 次,一日最高剂量为 8 g。儿童(1 周岁以上)一次 12.5～25 mg/kg,每 6 小时 1 次。

肌酐清除率＞20 ml/min、5～20 ml/min 或＜5 ml/min 时,剂量宜分别调整为每 6 小时 0.5 g、0.25 g 和每 12 小时 0.25 g。配制肌内注射用药时,将 2 ml 注射用水加入 0.5 g 装瓶内,须作深部肌内注射。配制静脉注射液时,将至少 10 ml 注射用水或 5％葡萄糖注射液分别注入 0.5 g 装瓶内。于 5 分钟内注射完毕。

配制静脉滴注液时,将适宜的稀释液 10 ml 分别注入 0.5 g 装瓶内,然后再以氯化钠注射液或 5％葡萄糖液作进一步稀释。

【制剂规格】

(1) 头孢拉定颗粒:0.125 g。

(2) 头孢拉定胶囊:0.25 g;0.5 g。

(3) 注射用头孢拉定(含精氨酸):0.5 g;1.0 g。

4. 头孢克洛　Cefaclor

【药理学】本品为广谱半合成头孢菌素类。对金黄色葡萄球菌产生的 β-内酰胺酶较稳定,因而对革兰阳性菌具有较强的抗菌作用;对革兰阴性杆菌产生的 β-内酰胺酶不稳定,因而对革兰阴性菌作用较弱,对铜绿假单胞菌和厌氧菌无效。

【适应证】主要用于由敏感菌所致呼吸系统、泌尿系统、耳鼻喉科及皮肤、软组织感染等。

【禁忌证】对头孢类过敏者禁用。

【不良反应】

(1) 胃肠道反应:腹泻、胃部不适、恶心、呕吐等。

(2) 过敏反应:荨麻疹、皮疹、嗜伊红细胞增多、外阴部瘙痒。

(3) 其他:氨基转移酶、血浆尿素氮(BUN)及肌酐(Cr)轻度升高、蛋白尿、管型等。

【注意事项】对青霉素过敏者、肾功能严重损伤者慎用。

【药物相互作用】

(1) 呋塞米、依他尼酸、布美他尼等强利尿药,卡莫司汀、链佐星等抗肿瘤药及氨基糖苷类抗生素等肾毒性药物与该品合用有增加肾毒性的可能。

(2) 克拉维酸可增强该品对某些因产生β-内酰胺酶耐药的革兰阴性杆菌的抗菌活性。

(3) 口服丙磺舒可使该品的血药浓度升高并延迟该品的排泄。

【用法用量】口服:① 成人常用量一次 0.25 g,一日 3 次。严重感染患者剂量可加倍,但每日总量不超过 4.0 g。② 小儿按体重一日 20~40 mg/kg,分 3 次服用,严感染患者剂量可加倍,但一日总剂量不超过 1 g。本品宜空腹口服。

【制剂规格】

(1) 头孢克洛颗粒:0.125 g;0.25 g。

(2) 头孢克洛分散片:0.125 g;0.25 g。

(3) 头孢克洛胶囊:0.25 g;0.5 g。

5. 头孢噻肟 CefotaximeSodium

【药理学】为第三代头孢菌素,抗菌谱广,对大肠埃希菌、奇异变形杆菌、克雷伯菌属和沙门菌属等肠杆菌科细菌等革兰阴性菌有强大活性。对普通变形杆菌和枸橼酸杆菌属亦有良好作用。对阴沟肠杆菌、产气肠杆菌比较耐药。对铜绿假单胞菌和产碱杆菌无抗菌活性。对流感杆菌、淋病奈瑟菌(包括产β-内酰胺酶株)、脑膜炎奈瑟菌和卡他莫拉菌等均有强大作用。对金黄色葡萄球菌的抗菌活性较差，对溶血性链球菌、肺炎链球菌等革兰阳性球菌的活性强，对肠球菌属耐药。

【适应证】 适用于敏感细菌所致的肺炎及其他下呼吸道感染、尿路感染、脑膜炎、败血症、腹腔感染、盆腔感染、皮肤软组织感染、生殖道感染、骨和关节感染等。头孢噻肟可以作为小儿脑膜炎的选用药物。

【禁忌证】 对头孢菌素过敏者及有青霉素过敏性休克或即刻反应史者禁用。

【不良反应】 不良反应发生率低，为 3%～5%。

(1) 有皮疹和药物热、静脉炎、腹泻、恶心、呕吐、食欲不振等。

(2) 会引起碱性磷酸酶或血清氨基转移酶轻度升高、暂时性血尿素氮和肌酐升高等。

(3) 少见白细胞减少、嗜酸性粒细胞增多或血小板减少。

(4) 偶见头痛、麻木、呼吸困难和面部潮红。

(5) 极少数病人可发生黏膜念珠菌病。

【注意事项】

(1) 交叉过敏反应：对一种头孢菌素或头霉素过敏者对其他头孢菌素类或头霉素也可能过敏。对青霉素或青霉胺过敏者也可能对本品过敏。

(2) 对诊断的干扰：应用本品的病人抗球蛋白(Coombs)试验可出现阳性；孕妇产前应用本品，此反应可出现于新生儿。用硫酸铜法测定尿糖可呈假阳性。

(3) 头孢噻肟钠 1.05 g 约相当于 1 g 头孢噻肟，每 1 g 头孢噻肟钠含钠量约为 2.2 mmol(51 mg)。1 g 头孢噻肟溶于 14 ml 灭菌注射用水形成等渗溶液。

(4) 配制肌内注射液时，0.5 g、1.0 g 或 2.0 g 的头孢噻肟分别加入 2 ml、3 ml 或 5 ml 灭菌注射用水。供静脉注射的溶液，加至少 10～20 ml 灭菌注射用水于上述不同量的头孢噻肟内，于 5～10 分钟内徐缓注入。静脉滴注时，将静脉注射液再用适当溶剂稀释至

100～500 ml。肌内注射剂量超过 2 g 时，应分不同部位注射。

(5) 肾功能减退者应在减少剂量情况下慎用；有胃肠道疾病或肾功能减退者慎用。

(6) 与氨基糖苷类不可同瓶滴注。

【药物相互作用】

(1) 与庆大霉素或妥布霉素合用对铜绿假单胞菌均有协同作用；与阿米卡星合用对大肠杆菌、肺炎克雷伯菌和铜绿假单胞菌有协同作用。

(2) 与氨基糖苷类抗生素联合应用时，用药期间应随访肾功能。

(3) 大剂量头孢噻肟与强利尿药联合应用时，应注意肾功能变化。

(4) 头孢噻肟可用氯化钠注射液或葡萄糖液稀释，但不能与碳酸氢钠液混合。

(5) 与阿洛西林或美洛西林等合用，可使本品的总清除率降低，如两者合用需适当减低剂量。

【用法用量】成人一日 2～6 g，分 2～3 次静脉注射或静脉滴注；严重感染者每 6～8 小时 2～3 g，一日最高剂量不超过 12 g。治疗无并发症的肺炎链球菌肺炎或急性尿路感染，每 12 小时 1 g。新生儿日龄≤7 日者每 12 小时 50 mg/kg，出生＞7 日者，每 8 小时 50 mg/kg。治疗脑膜炎患者剂量可增至每 6 小时 75 mg/kg，均以静脉给药。

严重肾功能减退病人应用本品时须适当减量。血清肌酐值超过 424 μmol/L(4.8 mg)或肌酐清除率低于 20 ml/min 时，本品的维持量应减半；血清肌酐超过 751 μmol/L(8.5 mg)时，维持量为正常量的 1/4。需血液透析者一日 0.5～2 g。但在透析后应加用 1 次剂量。

【制剂规格】注射用头孢噻肟钠：1.0 g；2.0 g。

6. 头孢羟氨苄　Cefadroxil

【药理学】为第一代口服头孢菌素，对产青霉素酶和不产青霉素酶的金葡菌、凝固酶阴性葡萄球菌、肺炎链球菌、A 组溶血性链球菌等大部分菌株具良好抗菌作用。对大肠埃希菌、奇异变形杆菌、沙门菌属、志贺菌属、流感嗜血杆菌和淋球菌亦有一定抗菌活性。对甲氧西林耐药葡萄球菌、肠球菌属、吲哚阳性变形杆菌属、肠杆菌属、沙雷菌属等肠杆菌科细菌、铜绿假单胞菌属及脆弱拟杆菌等耐药。

【适应证】适用于敏感细菌所致的尿路感染、皮肤软组织感染以及急性扁桃体炎、急性咽炎、中耳炎和肺部感染等。本品为口服制剂，不宜用于重症感染。

【禁忌证】对有头孢菌素类药物过敏史者和有青霉素过敏性休克史者或即刻反应史者禁用。

【不良反应】不良反应发生率约为 5%。

（1）以恶心、上腹部不适等胃肠道反应为主。

（2）少数患者尚可发生皮疹等过敏反应。

（3）偶可发生过敏性休克。

（4）也可出现尿素氮、血清氨基转移酶、血清碱性磷酸酶一过性升高。

【注意事项】

（1）应用本品前须详细询问患者对头孢菌素类、青霉素类及其他药物过敏史，有青霉素类药物过敏性休克史者不可应用本品，其他患者应用本品时必须注意头孢菌素类与青霉素类存在交叉过敏反应的机会为 5%～7%，需在严密观察下慎用。

（2）有胃肠道疾病史的患者，尤其有溃疡性结肠炎、局限性肠炎或抗菌药物相关性结肠炎者以及有肾功能减退者慎用。

（3）应用头孢羟氨苄时，患者出现 Coombs 试验直接阳性反应和尿糖假阳性反应（硫酸铜法）。

（4）头孢羟氨苄主要经肾排出，肾功能减退者应适当减量。

【药物相互作用】丙磺舒可提高本品血药浓度，延缓肾排泄。

【用法用量】成人常用量：口服，一次 0.5～1.0 g，一日 2 次。儿童常用量：一次按体重 15～20 mg/kg，一日 2 次。

A组溶血性链球菌咽炎及扁桃体炎每12小时15 mg/kg，疗程至少10天；成人肾功能减退者首次剂量为1 g饱和量，然后根据肾功能减退程度予以延长给药间期。肌酐清除率为25～50 ml/min、10～25 ml/min和0～10 ml/min时，分别每12小时、24小时和36小时服药500 mg。

【制剂规格】

(1) 头孢羟氨苄颗粒：0.125 g。

(2) 头孢羟氨苄胶囊：0.25 g；0.5 g。

(3) 头孢羟氨苄片：0.125 g。

7. 头孢唑肟 Ceftizoxime

【药理学】属第三代头孢菌素，具广谱抗菌作用，通过抑制细菌细胞壁黏肽的生物合成而达到杀菌作用。对多种革兰阳性菌和革兰阴性菌产生的广谱β-内酰胺酶（包括青霉素酶和头孢菌素酶）稳定。对大肠埃希菌、肺炎克雷伯菌、奇异变形杆菌等肠杆菌科细菌有强大抗菌作用，对铜绿假单胞菌等假单胞菌属和不动杆菌属敏感性差。对流感嗜血杆菌和淋病奈瑟球菌有良好抗菌作用。对金黄色葡萄球菌和表皮葡萄球菌的作用较第一、第二代头孢菌素为差，对耐甲氧西林金黄色葡萄球菌和肠球菌属耐药，对各种链球菌均高度敏感。对消化球菌、消化链球菌和部分拟杆菌属等厌氧菌多呈敏感，对艰难梭菌耐药。

【适应证】适用于敏感菌所致的下呼吸道感染、尿路感染、腹腔感染、盆腔感染、败血症、皮肤软组织感染、骨和关节感染、肺炎链球菌或流感嗜血杆菌所致脑膜炎和单纯性淋病。

【禁忌证】对本品及其他头孢菌素过敏者禁用。

【不良反应】

(1) 皮疹、瘙痒和药物热等过敏反应、腹泻、恶心、呕吐、食欲不振等。

(2) 碱性磷酸酶、血清氨基转移酶轻度升高、暂时性血胆红素、血尿素氮和肌酐升高等。

(3) 贫血(包括溶血性贫血)、白细胞减少、嗜酸性粒细胞增多或血小板减少少见。

(4) 偶见头痛、麻木、眩晕、维生素 K 和维生素 B 缺乏症、过敏性休克。

(5) 极少数病人可发生黏膜念珠菌病。

(6) 注射部位烧灼感、蜂窝织炎、静脉炎(静脉注射者)、疼痛、硬化和感觉异常等。

【注意事项】

(1) 拟用本品前必须详细询问患者先前有否对本品、其他头孢菌素类、青霉素类或其他药物的过敏史,因为在青霉素类和头孢菌素类等 β-内酰胺类抗生素之间已证实存在交叉过敏反应。5%～10%的对青霉素类抗生素过敏患者可对头孢菌素出现交叉过敏反应。

(2) 对诊断的干扰:抗球蛋白(Coombs)试验可出现阳性。用 Bendict、Fehling 及 Clinitest 试剂检查尿糖可呈假阳性。

(3) 在应用过程中发生抗生素相关性肠炎,必须立即停药,采取相应措施。

(4) 有胃肠道疾病病史者,特别是结肠炎患者应慎用。易发生支气管哮喘、皮疹、荨麻疹等过敏性体质者慎用。不能很好进食或非经口摄取营养者、高龄者、恶病质等患者应慎用,因为有出现维生素 K 缺乏症的情况。

(5) 接受大剂量治疗的重症患者,应注意监测肾功能。

(6) 长时间应用本品可能导致二重感染,需采取相应措施。

(7) 一次大剂量静脉注射时可引起血管痛、血栓性静脉炎,应尽量减慢注射速度以防其发生。

(8) 溶解后在室温下放置不宜超过 7 小时,冰箱中放置不宜超过 48 小时。

【药物相互作用】

(1) 与香豆素类药合用时,有增强香豆素类药作用的可能。

(2) 有与呋塞米等利尿药、其他头孢菌素与氨基糖苷类抗生素联合应用时出现肾毒性的报道。

【用法用量】

(1) 成人常用量:一次 1～2 g,每 8～12 小时 1 次;严重感染者的剂量可增至一次 3～4 g,每 8 小时 1 次。治疗非复杂性尿路感染时,一次 0.5 g,每 12 小时 1 次。

(2) 6 个月及 6 个月以上的婴儿和儿童常用量:按体重一次 50 mg/kg,每 6～8 小时 1 次。

(3) 肾功能损害者:肾功能损害的患者需根据其损害程度调整剂量。在给予 0.5～1 g 的首次负荷剂量后,肾功能轻度损害的患者(内生肌酐清除率 CCr 为 50～79 ml/min)常用剂量为一次 0.5 g,每 8 小时 1 次;严重感染时一次 0.75～1.5 g,每 8 小时 1 次。肾功能中度损害的患者(CCr 为 5～49 ml/min)常用剂量为一次 0.25～0.5 g,每 12 小时 1 次;严重感染时一次 0.5～1 g,每 12 小时 1 次。肾功能重度损害需透析的患者(CCr 为 0～4 ml/min)常用剂量为一次 0.5 g,每 48 小时 1 次或一次 0.25 g,每 24 小时 1 次;严重感染时一次 0.5～1 g,每 48 小时 1 次或一次 0.5 g,每 24 小时 1 次。血液透析患者透析后可不追加剂量,但需按上述给药剂量和时间,在透析结束时给药。

可用注射用水、氯化钠注射液、5%葡萄糖注射液溶解后缓慢静脉注射,亦可加在 10%葡萄糖注射液、电解质注射液或氨基酸注射液中静脉滴注 0.5～2 小时。

【制剂规格】注射用头孢唑肟钠:0.5 g;1.0 g。

8. 头孢克肟 Cefixime

【药理学】为第三代口服头孢菌素,通过抑制细菌细胞壁合成而起杀菌作用,对多数 β-内酰胺酶稳定,对许多产青霉素酶和头孢菌素酶菌株敏感。在体外和体内对革兰阳性球菌如肺炎球菌、化脓性链球菌,革兰阴性杆菌如流感杆菌(包括产酶株)、卡他莫拉菌(包括产酶株)、大肠杆菌、奇异变形杆菌、淋球菌(包括产酶株)均具良好抗菌作用。在体外对肺炎链球菌、副流感杆菌、普通变形杆菌、肺炎克雷伯菌、多杀巴斯德菌、普罗威登菌、沙门菌属、志贺菌属、黏质沙雷菌、异型枸橼酸菌、丙二酸盐枸橼酸菌亦具抗菌活性，但其临床有效性尚未确立。对葡萄菌抗菌作用差，对铜绿假单胞菌、肠杆菌属、脆弱拟杆菌、梭菌属等无抗菌作用。

【适应证】适用于敏感菌所致的咽炎、扁桃体炎、急性支气管炎和慢性支气管炎急性发作、中耳炎、尿路感染、单纯性淋病（宫颈炎或尿道炎）等。

【禁忌证】对本品或头孢菌素类抗生素有过敏史者禁用。

【不良反应】大多短暂而轻微。

（1）最常见者为胃肠道反应，其中腹泻16%、大便次数增多6%、腹痛3%、恶心7%、消化不良3%、腹胀4%。

（2）发生率低于2%的有皮疹、荨麻疹、药物热、瘙痒、头痛、头昏。

（3）实验室异常表现为一过性ALT、AST、ALP、LDH、胆红素、BUN、Cr升高，血小板和白细胞计数一过性减少和嗜酸性粒细胞增多，直接Coombs试验阳性等。

【注意事项】

（1）对头孢菌素类抗生素有过敏史者禁用。肠炎患者慎用，6个月以下儿童不宜应用。过去有青霉素过敏休克病史的患者慎用本品，因亦有发生过敏性休克的可能。

（2）肾功能不全者血清半衰期延长，须调整给药剂量。

（3）相同剂量混悬剂与片剂服用后以前者为高。血药浓度以前者为高。

（4）治疗化脓性链球菌感染疗程至少需10天。

（5）中耳炎患者宜用混悬剂治疗。

【药物相互作用】

（1）与下列药物有配伍禁忌：硫酸阿米卡星、庆大霉素、卡那霉素、妥布霉素、新霉素、盐酸金霉素、盐酸四环素、盐酸土霉素、黏菌素甲磺酸钠、硫酸多黏菌素B、葡萄糖酸红霉素、乳糖酸红霉素、林可霉素、磺胺异噁唑、氨茶碱、可溶性巴比妥、氯化钙、葡萄糖酸钙、盐酸苯海拉明等其他抗组胺药、利多卡因、去甲肾上腺素、间羟胺、哌甲酯、琥珀胆碱等。偶亦可能与下列药品发生配伍禁忌：青霉素、甲氧西林、琥珀酸氢化可的松、苯妥英钠、丙氯拉嗪（Prochlorperazine）、维生素B族和维生素C、水解蛋白。

（2）呋塞米、依他尼酸、布美他尼等强利尿药，卡莫司汀、链佐星（Streptozocin）等抗肿瘤药以及氨基糖苷类抗生素与本品合用有增加肾毒性的可能。

（3）棒酸可增加本品对某些因产生β-内酰胺酶而对之耐药的革兰阴性杆菌的抗菌活性。

【用法用量】成人和体重30 kg以上的儿童：口服，每次100 mg，一日2次。此外，可以根据年龄、体重、症状进行适当增减，对重症患者，可每次口服200 mg，一日2次。

【制剂规格】

（1）头孢克肟胶囊：50 mg；0.1 g。

（2）头孢克肟分散片：50 mg；0.1 g。

（3）头孢克肟薄膜衣片：50 mg；0.1 g。

（三）氨基糖苷类

氨基糖苷类是由氨基糖与氨基环醇通过氧桥连接而成的苷类抗生素。有来自链霉菌的链霉素等、来自小单孢菌的庆大霉素等天然氨基糖苷类，还有阿米卡星等半合成氨基糖苷类。

氨基糖苷类药物主要用于治疗需氧革兰阴性杆菌造成的感染、结核杆菌造成的感染以及绿脓杆菌造成的感染。对于革兰阳性菌、厌氧菌造成的感染无效；对于金黄色葡萄球菌造成的感染虽然有效，但是很快就会产生耐药菌株，因此一般也不用于治疗金葡菌感染。氨基糖苷类药物可以与青霉素或万古霉素联合治疗链球菌感染。

9. 依替米星　Etimicin

【药理学】为半合成水溶性氨基糖苷类。其通过抑制敏感菌正常的蛋白质合成而起杀菌作用。对大肠杆菌、克雷伯肺炎杆菌、肠杆菌属、沙雷菌属、奇异变形杆菌、沙门菌属、嗜血流感杆菌及葡萄球菌属等有较高的抗菌活性;对部分绿脓杆菌、不动杆菌属等具有一定抗菌活性;对部分庆大霉素、小诺米星和头孢唑啉耐药的金黄色葡萄球菌、大肠杆菌和克雷伯肺炎杆菌有效。对产生青霉素酶的部分葡萄球菌和部分低水平甲氧西林耐药的葡萄球菌(MRSA)亦有一定抗菌活性。

【适应证】适用于对其敏感的大肠杆菌、克雷伯肺炎杆菌、沙雷杆菌属、枸橼酸杆菌、肠杆菌属、不动杆菌属、变形杆菌属、嗜血流感杆菌、绿脓杆菌和葡萄球菌等引起的各种感染。

对以下感染有较好的疗效:急性支气管炎、慢性支气管炎急性发作、社区肺部感染、急性肾盂肾炎、膀胱炎、慢性肾盂肾炎或慢性膀胱炎急性发作、皮肤及软组织感染,外伤、创伤和手术、产后的感染及其他敏感菌感染。

【禁忌证】对本品及其他氨基糖苷类抗生素过敏者禁用。

【不良反应】其不良反应为耳、肾的毒副作用,发生率和严重程度与奈替米星相似。个别病例可见 BUN、S-Cr 或 ALT、AST、ALP 等肝肾功能指标轻度升高,但停药后即恢复正常。本品的耳毒性和前庭毒性均较轻,主要发生于肾功能不全、剂量过大的患者。

【注意事项】

(1) 在用本品治疗过程中应密切观察肾功能和第八对颅神经功能的变化,尤其是已明确或怀疑肾功能减退者,大面积烧伤患者、老年患者和脱水患者。

(2) 应当避免与其他具有耳、肾毒性药物如多黏菌素、其他氨基糖苷类等抗生素、强利尿酸及呋塞米(速尿)等联合使用,以免增加肾毒性和耳毒性。

(3) 可能发生神经肌肉阻断现象。对接受麻醉剂、琥珀胆碱、筒箭毒碱或大量输入枸橼酸抗凝剂的血液患者应特别注意,一旦出现神经肌肉阻滞现象应停用本品,静脉内给予钙盐进行治疗。

【用法用量】静脉滴注。成人推荐剂量:对于肾功能正常、泌尿系感染或全身性感染的患者，一日 2 次，一次 0.1～0.15 g(每 12 小时 1 次)，稀释于 100 ml 的氯化钠注射液或 5%葡萄糖注射液中，静脉滴注，滴注 1 小时。疗程为 5～10 日。

【制剂规格】硫酸依替米星注射液：2 ml∶0.1 g；100 ml∶0.15 g。

(四) 大环内酯类

大环内酯类是由链霉菌产生的弱碱性抗生素。因分子中含有一个内酯结构的 14 或 16 元环而得名。以红霉素为代表。作用于细菌细胞核糖蛋白体 50S 亚单位阻碍细菌蛋白质合成，属于生长期抑制剂。

目前有红霉素、螺旋霉素、乙酰螺旋霉素、交沙霉素、柱晶白霉素、阿奇霉素、克拉霉素、罗红霉素等。其对流感嗜血杆菌、肺炎支原体或肺炎衣原体等的抗微生物活性增强、口服生物利用度高、给药剂量小、不良反应较少。

10. 乙酰螺旋霉素

【药理学】乙酰螺旋霉素为螺旋霉素的乙酰化衍生物，属 16 元环大环内酯类对金黄色葡萄球菌、肺炎链球菌、化脓性链球菌、粪肠球菌等革兰阳性球菌具良好抗菌作用。对李斯特菌属、卡他莫拉菌、淋病奈瑟菌、胎儿弯曲菌、流感嗜血杆菌、嗜肺军团菌、百日咳杆菌、拟杆菌属、产气荚膜杆菌、痤疮丙酸杆菌、消化球菌和消化链球菌以及衣原体属、支原体属、弓形体、隐孢子虫等亦具抑制作用。肠道革兰阴性杆菌通常耐药。

【适应证】适用于敏感葡萄球菌、链球菌属和肺炎链球菌所致的轻、中度感染，如咽炎、扁桃体炎、鼻窦炎、中耳炎、牙周炎、急性支气管炎、慢性支气管炎急性发作、肺炎、非淋菌性尿道炎、皮肤软组织感染，亦可用于隐孢子虫病、或作为治疗妊娠期妇女弓形虫病的选用药物。

【禁忌证】对本品、红霉素及其他大环内酯类过敏的患者禁用。

【不良反应】 主要为腹痛、恶心、呕吐等胃肠道反应，常发生于大剂量用药时，程度大多轻微，停药后可自行消失。变态反应极少，主要为药疹。未发现肝、肾功能损害及血、尿常规异常。

【注意事项】

(1) 严重肝功能不全患者慎用。

(2) 轻度肾功能不全患者不需作剂量调整，但乙酰螺旋霉素在严重肾功能不全患者中的使用尚缺乏资料，故应慎用。

(3) 如有过敏反应，立即停药。

【药物相互作用】

(1) 不影响氨茶碱等药物的体内代谢。

(2) 在接受麦角衍生物类药物的患者，同时使用某些大环内酯类曾出现麦角中毒，乙酰螺旋霉素与麦角不宜同时服用。

【用法用量】 ① 成人剂量：一次 0.2～0.3 g，一日 4 次，首次加倍。② 小儿剂量：每一日按体重 20～30 mg/kg，分 4 次服用。

【制剂规格】

(1) 乙酰螺旋霉素薄膜衣片：0.1 g。

(2) 乙酰螺旋霉素胶囊：0.1 g。

11. 罗红霉素　Roxithromycin

【药理学】 为半合成的 14 元环大环内酯类抗生素。抗菌谱与抗菌作用基本上与红霉素相仿，对革兰阳性菌的作用较红霉素略差，对嗜肺军团菌的作用较红霉素强。对肺炎衣原体、肺炎支原体、溶脲脲原体的抗微生物作用与红霉素相仿或略强。

【适应证】 适用于化脓性链球菌引起的咽炎及扁桃体炎，敏感菌所致的鼻窦炎、中耳炎、急性支气管炎、慢性支气管炎急性发作，肺炎支原体或肺炎衣原体所致的肺炎；沙眼衣原体引起的尿道炎和宫颈炎；敏感细菌引起的皮肤软组织感染。

【禁忌证】 对本品、红霉素或其他大环内酯类药物过敏者禁用。

【不良反应】 主要不良反应为腹痛、腹泻、恶心、呕吐等胃肠道反应，但发生率明显低于红霉素。偶见皮疹、皮肤瘙痒、头昏、头痛、肝功能异常(ALT 及 AST 升高)、外周血细胞下降等。

【注意事项】

(1) 肝功能不全者慎用。严重肝硬化者的半衰期延长至正常水平 2 倍以上,如确实需要使用,则一次给药 150 mg,一日 1 次。

(2) 轻度肾功能不全者不需作剂量调整,严重肾功能不全者给药时间延长一倍(一次给药 150 mg,一日 1 次)。

(3) 本品与红霉素存在交叉耐药性。

(4) 空腹(餐前 1 小时或餐后 3～4 小时)与水同服,可获得较高血药浓度。

(5) 服用本品后可影响驾驶及机械操作能力。

【药物相互作用】

(1) 不宜与麦角胺、二氢麦角胺、溴隐亭、特非那定、酮康唑及西沙必利配伍。

(2) 对氨茶碱的代谢影响小,对卡马西平、华法林、雷尼替丁及其他制酸药基本无影响。

【用法用量】 空腹口服,一般疗程为 5～12 日。

(1) 成人:一次 150 mg,一日 2 次;也可一次 300 mg,一日 1 次。

(2) 儿童:一次按体重 2.5～5 mg/kg,一日 2 次。

【制剂规格】

(1) 罗红霉素分散片:50 mg;0.15 g。

(2) 罗红霉素胶囊:0.15 g;罗红霉素缓释胶囊:0.15 g。

阿奇霉素　Azithromycin

【药理学】 阿奇霉素系通过阻碍细菌转肽过程,从而抑制细菌蛋白质的合成,抗菌谱主要为革兰阳性需氧菌、金黄色葡萄球菌、酿脓链球菌(A 组 β-溶血性链球菌)、肺炎(链)球菌、α-溶血性链球菌(草绿色链球菌)和其他链球菌、白喉(棒状)杆菌。对于耐红霉素的革兰阳性细菌,包括粪链球菌(肠球菌)以及耐甲氧西林的多种葡萄球菌菌株呈现交叉耐药性。在碱性环境中抗菌活性较强。

【适应证】 适用于敏感细菌所引起的下列感染:中耳炎、鼻窦炎、咽炎、扁桃体炎等上呼吸道感染；支气管炎、肺炎等下呼吸道感染；皮肤和软组织感染；沙眼衣原体所致单纯性生殖器感染；非多重耐药淋球菌所致单纯性生殖器感染(需排除梅素螺旋体的合并感染)。

【禁忌证】对阿奇霉素、红霉素或其他任何一种大环内酯类药物过敏者禁用。

【不良反应】

(1) 腹痛、恶心、呕吐、胃痉挛和腹泻等，发生率约为 9.6%。

(2) 皮疹等，多数属轻度和中度，不必停药。

(3) 偶见转氨酶暂时性升高，部分患者可产生低血糖症状。

(4) 用药后应注意耐药菌如真菌引起的二重感染。

(5) 在患者治疗期间，应注意观察监测有无发生 QT 间期延长和心律失常的情况。

【注意事项】

(1) 轻度肾功能不全患者(肌酐清除率＞40 ml/min)不需作剂量调整，但较严重肾功能不全患者使用时应慎重。

(2) 肝功能不全者慎用，严重肝病患者不应使用。用药期间定期随访肝功能。

(3) 在治疗中，对真菌所致的二重感染征象应进行观察。

(4) 用药期间如果发生过敏反应(如血管神经性水肿、皮肤反应、Stevous-Jonson 综合征及毒性表皮坏死等)，应立即停药，并采取适当措施。

(5) 治疗期间，若患者出现腹泻症状，应考虑假膜性肠炎发生。并采取相应治疗措施，包括维持水、电解质平衡、补充蛋白质等。

【药物相互作用】

(1) 不宜与含铝或镁的抗酸药同时服用，后者可降低本品的血药峰浓度的 30%，但未见对总生物利用度的影响；必须合用时，本品应在服用上述药物前 1 小时或服后 2 小时给予。

(2) 与茶碱合用时能提高后者在血浆中的浓度，应注意检测血浆茶碱水平。

(3) 与华法林合用时应注意检查凝血酶原时间。

(4) 与地高辛同用时,应注意地高辛血药浓度有升高的可能性。

(5) 与麦角胺或二氢麦角胺合用会引起急性麦角毒性,症状是严重的末梢血管痉挛和感觉迟钝(触物感痛)。

(6) 与三唑仑合用会使三唑仑的药理作用增强。另外,会提高细胞色素 P450 系统代谢药物卡马西平、特非那定、环孢素、环己巴比妥、苯妥英等的血药浓度。

(7) 与利福布汀合用会增加后者的毒性。

【用法用量】

(1) 口服:进食前至少 1 小时,或进食后 2 小时服用该品。成人每日 0.5 g,1 次顿服,疗程 3 日;或首剂 0.5 g,以后每日 0.25 g,疗程 5 日。性传播性疾患可采用单剂 1 g 疗法。老人可按成人剂量给药。6 个月以上儿童(45 kg 以下)每日剂量 10 mg/kg,服法和疗程与成人相同。如服用阿奇霉素混悬剂,3～7 岁(15～25 kg)服 5 ml (200 mg),8～11 岁(26～35 kg)服 7.5 ml(300 mg),12～14 岁(36～45 kg)服 10 ml(400 mg)。

以阿奇霉素分散片治疗感染疾病,服用前用水分散后口服直接吞服。其疗程及使用方法如下:成人沙眼衣原体或敏感淋病奈瑟菌所致性传播疾病,仅需单次口服本品 1 g(10 片)。治疗小儿咽炎、扁桃体炎,一日按体重 12 mg/kg 顿服,一日最大量不超过 0.5 g(5 片),连用 5 日。对其他感染的治疗,总剂量 1.5 g(15 片),分 3 次服药,一日 1 次服用本品 0.5 g(5 片)。或总剂量相同,仍为 1.5 g(15 片),首日服用 0.5 g(5 片),然后第 2～5 日一日 1 次口服本品 0.25 g(2.5 片)。

(2) 注射:将本品用适量注射用水充分溶解,配制成 0.1 g/ml,再加入 250 ml 或 500 ml 的氯化钠注射液或 5%葡萄糖注射液中,最终阿奇霉素浓度为 1.0～2.0 mg/ml,静脉滴注。浓度为 1.0 mg/ml,滴注时间为 3 小时;浓度为 2.0 mg/ml,滴注时间为 1 小时。

① 治疗社区获得性肺炎:成人一次 0.5 g,一日 1 次,至少连续用药 2 日,继之换用阿奇霉素口服制剂一日 0.5 g,7～10 日为一个

疗程。转为口服治疗时间应由医师根据临床治疗反应确定。

② 治疗盆腔炎：成人一次 0.5 g，一日 1 次，用药 1 日或 2 日后，改用阿奇霉素口服制剂一日 0.25 g，7 日为一个疗程。转为口服治疗时间应由医师根据临床治疗反应确定。

【制剂规格】

(1) 阿奇霉素颗粒：0.25 g；0.1 g。阿奇霉素肠溶片：0.125 g(12.5 万 U)。阿奇霉素分散片：0.1 g(10 万 U)；0.25 g(25 万 U)。

(2) 注射用阿奇霉素：0.25 g(25 万 U)。阿奇霉素注射液：2.5 ml∶0.25 g。乳糖酸阿奇霉素注射液：2.5 ml∶0.125 g。

(五) 其他抗生素类

包括林可霉素及克林霉素，对需氧革兰阳性菌及厌氧菌具良好抗菌作用。

12. 林可霉素　Lincomycin

【药理学】为抑菌剂，以作用于敏感菌核糖体 50S 亚基，阻止肽键的延长，从而抑制细菌细胞的蛋白质合成。对常见的需氧革兰阳性菌有较高抗菌活性，如金黄色葡萄球菌(包括耐青霉素 G 者)、表皮葡萄球菌、β-溶血性链球菌、草绿色链球菌和肺炎链球菌等。对厌氧菌有良好的抗菌作用包括破伤风杆菌、白喉棒状杆菌和产气荚膜杆菌等。对肠球菌属、脑膜炎双球菌、淋病奈瑟菌和流感嗜血杆菌等革兰阴性菌以及真菌无活性。与青霉素、氯霉素、头孢菌素类和四环素类之间无交叉耐药，与大环内酯类有部分交叉耐药。但在高浓度时，对某些细菌也具有杀菌作用。

【适应证】适用于敏感葡萄球菌属、链球菌属、肺炎链球菌及厌氧菌所致的呼吸道感染、皮肤软组织感染、女性生殖道感染和盆腔感染及腹腔感染等，后两种病种可根据情况单用本品或与其他抗菌药联合应用。此外有应用青霉素指征的患者，如患者对青霉素过敏或不宜用青霉素者本品可用作替代药物。

【禁忌证】对林可霉素和克林霉素有过敏史的患者禁用。

【不良反应】

(1) 胃肠道反应:恶心、呕吐、腹痛、腹泻等症状;严重者有腹绞痛、腹部压痛、严重腹泻(水样或脓血样),伴发热、异常口渴和疲乏。

(2) 血液系统:偶可发生白细胞减少、中性粒细胞减低、中性粒细胞缺乏和血小板减少,再生障碍性贫血罕见。

(3) 过敏反应:可见皮疹、瘙痒等,偶见荨麻疹、血管神经性水肿和血清病反应等。

(4) 快速滴注本品时可能发生低血压、心电图变化甚至心跳、呼吸停止。

【注意事项】

(1) 对本品过敏时有可能对克林霉素类也过敏。

(2) 静脉给药可引起血栓性静脉炎。

(3) 下列情况应慎用:① 肠道疾病或有既往史者,特别如溃疡性结肠炎、局限性肠炎或抗生素双关肠炎(本品可引起伪膜性肠炎)。② 肝功能减退。③ 肾功能严重减退。

(4) 用药期间需密切注意大便次数,如出现排便次数增多,应注意假膜性肠炎的可能,需及时停药并作适当处理。

(5) 为防止急性风湿热的发生,用本类药物治疗溶血性链球菌感染时的疗程,至少为 10 日。

(6) 处理本品所致的假膜性肠炎,轻症患者停药后可能恢复,中等至重症患者需纠正水、电解质紊乱。如经上述处理病情无明显好转者,则应口服甲硝唑 250～500 mg,一日 3 次。如复发时可再用甲硝唑口服仍可有效,仍无效时可改用万古霉素(或者去甲万古霉素)口服,成人每日 0.5～2.0 g,分 3～4 次服用。

(7) 偶尔会导致不敏感微生物的过度繁殖或引起二重感染,一旦发生二重感染,需采取相应措施。

(8) 既往有哮喘或其他过敏史者慎用。

(9) 疗程长者,需定期检测肝、肾功能和血常规。

【药物相互作用】

(1) 可增强吸入性麻醉药的神经肌肉阻断作用，导致骨骼肌软弱和呼吸抑制或麻痹(呼吸暂停)，在手术中或术后合用时应注意。

(2) 与抗蠕动止泻药、含白陶土止泻药合用时，吸收将显著减少，故两者不宜同时服用，需间隔一定时间(至少 2 小时)。

(3) 为控制重症肌无力的症状合用时抗肌无力药的剂量应予调整。

(4) 氯霉素或红霉素在靶位上均可置换本品，具拮抗作用，故林可霉素不宜与氯霉素或红霉素合用。

(5) 与阿片类镇痛药合用，本品的呼吸抑制作用与阿片类的中枢呼吸抑制作用，可因累有引起呼吸麻痹(呼吸暂停)的可能，故须对病人进行密切观察或监护。

(6) 与新生霉素、卡那霉素在同瓶静滴时有配伍禁忌。

【用法用量】

(1) 肌内注射：成人一日 0.6～1.2 g，小儿每日按体重 10～20 mg/kg，分次注射。

(2) 静脉滴注：一般成人一次 0.6 g，每 8 小时或 12 小时 1 次，每 0.6 g 溶于 100～200 ml 输液中，滴注 1～2 小时。小儿每日按体重 10～20 mg/kg。需注意静脉滴注时每 0.6 g 溶于不少于 100 ml 的溶液中，滴注时间不少于 1 小时。婴儿小于 4 周者不用。

【制剂规格】盐酸林可霉素注射液：1 ml∶0.2 g；2 ml∶0.6 g。

(六) 喹诺酮类

喹诺酮类(4-quinolones)是合成抗菌药。喹诺酮类以细菌的脱氧核糖核酸(DNA)为靶，阻碍 DNA 回旋酶，进一步造成细菌 DNA 的不可逆损害，达到抗菌效果。本类药物与其他抗菌药物间无交叉耐药性，但因临床广泛使用，耐药性发展迅速，应加以重视。

一般将喹诺酮类分为 4 代。常用的药物包括诺氟沙星、环丙沙星、氧氟沙星、左氧氟沙星、洛美沙星、氟罗沙星、司帕沙星等。对大多数革兰阳性菌和革兰阴性菌有良好抗菌活性。3、4 代喹诺酮类对结核分支杆菌、军团菌、支原体及衣原体的杀灭作用进一步增强，特别是提高了对厌氧菌如脆弱类杆菌、梭杆菌属、消化链球菌属和厌氧芽孢梭菌属等的抗菌活性，并显示出良好的临床效果。

13. 洛美沙星　Lomefloxacin

【药理学】 为第三代喹诺酮类广谱抗菌药，其作用机制为抑制细菌 DNA 螺旋酶。

对革兰阴性菌、阳性菌和部分厌氧菌均有抗菌活性。与其他类抗菌药之间未见交叉耐药性。对肠杆菌科细菌如大肠杆菌、志贺菌属、克雷伯菌属、变形杆菌属、肠杆菌属等具有高度的抗菌活性；流感杆菌、淋球菌等对本品亦呈现高度敏感；对不动杆菌、铜绿假单胞菌等假单胞菌属、葡萄球菌属和肺炎球菌、溶血性链球菌等亦具有一定的抗菌作用。

【适应证】 适用于敏感细菌引起的下列感染：

(1) 呼吸道感染：慢性支气管炎急性发作、支气管扩张伴感染、急性支气管炎、肺炎等。

(2) 泌尿生殖系统感染：急性膀胱炎、急性肾盂肾炎、复杂性尿路感染、慢性尿路感染急性发作、急慢性前列腺炎、单纯性淋病等。

(3) 腹腔胆道、肠道、伤寒等感染。

(4) 皮肤软组织感染。

(5) 其他感染：如副鼻窦炎、中耳炎、眼睑炎等。

【禁忌证】

(1) 对本品或其他喹诺酮类药物过敏者禁用。

(2) 孕妇、婴幼儿及 18 岁以下患者禁用。

【不良反应】

(1) 腹部不适或疼痛、腹泻、恶心或呕吐。

(2) 中枢神经系统反应：可有头昏、头痛、嗜睡或失眠。

(3) 过敏反应：皮疹、皮肤瘙痒，偶可发生渗出性多形性红斑及血管神经性水肿。其中光敏反应较其他常用喹诺酮类多见。

(4) 少数患者可发生血清氨基转移酶、BUN 值升高，周围血象白细胞降低，多属轻度，并呈一过性。

(5) 偶可发生：

① 癫痫发作、精神异常、烦躁不安、意识模糊、幻觉、震颤。

② 血尿、发热、皮疹等间质性肾炎表现。

③ 结晶尿，多见于高剂量应用时。

④ 关节疼痛。

⑤ 静脉炎。

【注意事项】

(1) 肾功能减退者慎用，若使用，需根据减退程度调整剂量。

(2) 肝功能不全者慎用，若使用，应注意监测肝功能。

(3) 原有中枢神经系统疾患者，包括脑动脉硬化或癫痫病史者均应避免应用，有指征时权衡利弊应用。

(4) 喹诺酮类药物品种间存在交叉过敏反应，对任何一种喹诺酮类过敏者不宜使用本品。

(5) 食物对本品的吸收影响小，可空腹亦可与食物同服。

(6) 清除半衰期长达 7～8 小时，治疗一般感染时可一日 1 次，但如感染较重，或感染病原菌敏感性较低(如铜绿假单胞菌等)时，则予 0.3 g，每日 2 次。

(7) 孕妇、18 岁以下患者不推荐使用。只有在由多重耐药菌引起的感染，细菌仅对喹诺酮类呈现敏感时，在权衡利弊后小儿才可应用本品。

(8) 患者的尿 pH 值在 7 以上时易发生结晶尿，故每日进水量必须充足，以使每日尿量保持在 1 200～1 500 ml 以上。

(9) 可引起光敏反应，至少在光照后 12 小时才可接受治疗，治疗期间及治疗后数天内应避免过长时间暴露于明亮光照下。

(10) 当出现光敏反应指征如皮肤灼热、发红、肿胀、水疱、皮疹、瘙痒及皮炎时应停止治疗。

(11) 静滴时间应不少于 60 分钟。

【药物相互作用】

(1) 对茶碱类药物和咖啡因的肝内代谢、体内清除过程影响小。

(2) 硫糖铝和制酸药可使本品吸收速率减慢 25%,曲线下面积(AUC)降低约 30%,如在本品服用前 4 小时或服用后 6 小时服硫糖铝和制酸药则影响甚微。

(3) 与芬布芬合用可致中枢兴奋、癫痫发作。

(4) 丙磺舒可延迟本品的排泄,使平均曲线下面积(AUC)增大 63%,平均达峰时间(t_{max})延长 50%,平均峰浓度(C_{max})增高 4%;故合用时可因本品血浓度增高而产生毒性。

(5) 可加强口服抗凝药如华法林等的作用,应监测凝血酶原时间及其他项目。

(6) 尿碱化剂可降低本品在尿中的溶解度,导致结晶尿和肾毒性。

(7) 去羟肌苷制剂中含铝及镁可与喹诺酮类螯合,不宜合用。

(8) 与环孢素合用,可使环孢素血药浓度升高,必须监测环孢素血浓度,并调整剂量。

(9) 服用本品前后 2 小时内不宜服用含金属离子的营养剂和维生素。

【用法用量】

(1) 口服。① 细菌性支气管感染:一次 0.4 g,一日 1 次;或一次0.3 g,一日 2 次,疗程 7~14 日。② 急性单纯性尿路感染:一次 0.4 g,一日 1 次,疗程 7~10 日;复杂性尿路感染:一次 0.4 g,一日 1 次,疗程 14 日。③ 单纯性淋病:一次 0.3 g,一日 2 次。④ 手术感染的预防:一次 0.4 g,手术前 2~6 小时服用。

(2) 静脉滴注。成人每次 0.2 g,每日 2 次,或遵医嘱。

【制剂规格】

(1) 盐酸洛美沙星分散片:0.1 g;0.2 g。盐酸洛美沙星胶囊:0.1 g。

(2) 盐酸洛美沙星氯化钠注射液:100 ml∶0.2 g。门冬氨酸洛美沙星注射液:5 ml∶0.2 g。

（七）抗病毒药

抗病毒药是一类用于预防和治疗病毒感染的药物。在体外可抑制病毒复制酶，在感染细胞或动物体抑制病毒复制或繁殖，在临床上治疗病毒病有效的药物。

病毒是病原微生物中最小的一种，核心含有核酸（核糖核酸RNA或脱氧核糖核酸DNA）和复制酶，其外包有蛋白质的外壳和膜，本身无细胞结构，缺乏完整的酶系统，必须依赖寄主的细胞和酶而繁殖（复制）。抗病毒药物多在其复制繁殖的不同阶段抑制其繁殖所需的酶，从而阻断其复制。已用于治疗较重要的病毒性疾病，如流行性感冒、疱疹感染、获得性免疫缺陷综合征、出血热、乙型肝炎等。

阿昔洛韦　Aciclovir

【药理学】 抗病毒药。进入疱疹病毒感染的细胞后，与脱氧核苷竞争病毒胸苷激酶或细胞激酶，药物被磷酸化成活化型阿昔洛韦三磷酸酯，然后通过两种方式抑制病毒复制：干扰病毒DNA多聚酶，抑制病毒的复制；在DNA多聚酶作用下，与增长的DNA链结合，引起DNA链的延伸中断。对病毒有特殊的亲和力，但对哺乳动物宿主细胞毒性低。其致癌与致突变作用尚不明确。大剂量注射可致动物睾丸萎缩和精子数减少，药物能通过胎盘，动物实验证实对胚胎无影响。

【适应证】

（1）单纯疱疹病毒感染：用于生殖器疱疹病毒感染初发和复发病例，对反复发作病例口服本品用作预防。

（2）带状疱疹：用于免疫功能正常者带状疱疹和免疫缺陷者轻症病例的治疗。

（3）免疫缺陷者水痘的治疗。

【禁忌证】 对本品过敏者禁用。

【不良反应】偶有头晕、头痛、关节痛、恶心、呕吐、腹泻、胃部不适、食欲减退、口渴、白细胞下降、蛋白尿及尿素氮轻度升高、皮肤瘙痒等，长程给药偶见痤疮、失眠、月经紊乱。

【注意事项】

（1）对更昔洛韦过敏者也可能对本品过敏。

（2）脱水或已有肝、肾功能不全者需慎用。

（3）严重免疫功能缺陷者长期或多次应用本品治疗后可能引起单纯疱疹病毒和带状疱疹病毒耐药。

（4）随访检查：由于生殖器疱疹患者大多易患子宫颈癌，因此患者至少应一年检查一次，以早期发现。

（5）一旦疱疹症状与体征出现，应尽早给药。

（6）进食对血药浓度影响不明显。但在给药期间应给予患者充足的水，防止本品在肾小管内沉淀。

（7）生殖器复发性疱疹感染以间歇短程疗法给药有效。生殖器复发性疱疹的长程疗法也不应超过 6 个月。

（8）一次血液透析可使血药浓度减低 60%，因此血液透析后应补给一次剂量。

（9）对单纯疱疹病毒的潜伏感染和复发无明显效果，不能根除病毒。

【药物相互作用】

（1）与齐多夫定（Zidovudine）合用可引起肾毒性，表现为深度昏睡和疲劳。

（2）与丙磺舒竞争性抑制有机酸分泌，合用丙磺舒可使本品的排泄减慢，半衰期延长，体内药物蓄积。

【用法用量】

（1）口服：① 生殖器疱疹初治和免疫缺陷者皮肤黏膜单纯疱疹：成人常用量一次 0.2 g，一日 5 次，共 10 日；或一次 0.4 g，一日 3 次，共 5 日；复发性感染一次 0.2 g，一日 5 次，共 5 日；复发性感染的慢性抑制疗法，一次 0.2 g，一日 3 次，共 6 个月，必要时剂量可加至一日 5 次，一次 0.2 g，共 6～12 个月。② 带状疱疹：成人常用量一次0.8 g，一日

5 次，共 7～10 日。肾功能不全的成人患者应调整剂量。③ 水痘：2 岁以上儿童一次 20 mg/kg，一日 4 次，共 5 日，出现症状立即开始治疗。40 kg 以上儿童和成人常用量为一次 0.8 g，一日 4 次，共 5 日。

(2) 静脉滴注：静脉用药液的配制：本品用 0.9%生理盐水或 5%葡萄糖水稀释至至少 100 ml，使最后药物浓度不超过 7 g/L，否则易引起静脉炎。

成人：重症生殖器疱疹的初治，按体重每 8 小时 5 mg/kg，共 5 日。免疫缺陷者皮肤黏膜单纯疱疹或严重带状疱疹，按体重每 8 小时 5～ 10 mg/kg，静滴 1 小时以上，共 7～10 日。单纯疱疹性脑炎，按体重每 8 小时 10 mg/kg，共 10 日。成人急性或慢性肾功能不全者不宜用本品静滴，因滴速过快时可引起肾衰竭。成人每日最高剂量按体重 30 mg/kg，或按体表面积 1.5 g/m^2。

儿童：重症生殖器疱疹的初治，婴儿与 12 岁以下小儿，每 8 小时按体表面积250 mg/m^2，共 5 日。免疫缺陷者皮肤黏膜单纯疱疹，婴儿与 12 岁以下小儿，每 8 小时按体表面积250 mg/m^2，共 7 日，12 岁以上按成人量。单纯疱疹性脑炎，每 8 小时按体重10 mg/kg，共 10 日。免疫缺陷者合并水痘，每 8 小时 10 mg/kg 或 500 mg/m^2，共 10 日。小儿最高剂量为每 8 小时按体表面积 500 mg/m^2。

【制剂规格】

(1) 阿昔洛韦片：0.1 g；0.2 g。

(2) 注射用阿昔洛韦：0.5 g。

(八) 抗真菌药

抗真菌药物按结构可分为抗真菌抗生素、唑类抗真菌药、烯丙胺类抗真菌药及其他合成抗真菌药。

抗真菌抗生素按结构可分为多烯类和非多烯类。多烯类抗真菌抗生素的代表药物有制霉菌素、两性霉素 B、甲帕霉素、曲古霉素等，主要用于治疗深部真菌感染。非多烯类药物主要用于治疗浅部真菌感染，常用的有灰黄霉素、西卡宁(癣可宁)等。

唑类抗真菌药物按结构可分为咪唑类和三氮唑类。其中，咪唑类抗真菌药物有克霉唑、咪康唑、益康唑、酮康唑、噻康唑、布康唑、硫康唑、奥昔康唑和联苯苄唑等；三氮唑类抗真菌药物有氟康唑、伊曲康唑和特康唑等。

烯丙胺类抗生真菌药物代表药物为萘替芬。

其他合成抗真菌药物还有氟胞嘧啶、托萘酯、托西拉酯、环吡酮胺、阿莫罗芬等。

14. 酮康唑　Ketoconazole

【药理学】属吡咯类抗真菌药，对深部感染真菌如念珠菌属、着色真菌属、球孢子菌属、组织浆胞菌属、孢子丝菌属等均具抗菌作用，对毛发癣菌等亦具抗菌活性。对曲霉、申克孢子丝菌、某些暗色孢科、毛霉菌属等作用差。

通过干扰细胞色素 P450 的活性，从而抑制真菌细胞膜主要固醇类-麦角固醇的生物合成，损伤真菌细胞膜并改变其通透性，以致重要的细胞内物质外漏。可抑制真菌的三酰甘油和磷脂的生物合成，抑制氧化酶和过氧化酶的活性，引起细胞内过氧化氢积聚导致细胞亚微结构变性和细胞坏死。对白念珠菌则可抑制其自芽孢转变为侵袭性菌丝的过程。

【适应证】适用于下列系统性真菌感染的治疗。

(1) 念珠菌病、慢性皮肤黏膜念珠菌病、口腔念珠菌感染、尿路念珠菌感染，局部治疗无效的慢性、复发性阴道念珠菌病。

(2) 皮炎芽生菌病。

(3) 球孢子菌病。

(4) 组织胞浆菌病。

(5) 着色真菌病。

(6) 副球孢子菌病。

由皮肤真菌和酵母菌所致的皮肤真菌病、花斑癣及发癣，当局部治疗或口服灰黄霉素无效，或难以接受灰黄霉素治疗的严重顽固性皮肤真菌感染，可用本品治疗。

【禁忌证】对本品过敏者、急慢性肝病患者禁用。

【不良反应】

(1) 肝毒性：本品可引起血清氨基转移酶升高，属可逆性。偶有发生严重肝毒性者，主要为肝细胞型，其发生率约为0.01%，临床表现为黄疸、尿色深、异常乏力等，通常停药后可恢复，但也有死亡病例报道，儿童中亦有肝炎样病例发生。

(2) 胃肠道反应，如恶心、呕吐、纳差等。

(3) 男性乳房发育及精液缺乏，此与本品抑制睾酮和肾上腺皮质激素合成有关。

(4) 其他尚有皮疹、头晕、嗜睡、畏光等不良反应。

【注意事项】

(1) 下列情况应慎用：① 胃酸缺乏(可能引起本品的吸收减少)；② 酒精中毒或肝功能损害(本品可致肝毒性)。

(2) 治疗前及治疗期间应定期检查肝功能。血清氨基转移酶的升高可能不伴肝炎症状，然而，如果血清氨基转移酶值持续升高或加剧，或伴有肝毒性症状时均应中止酮康唑的治疗。

(3) 如同时应用西咪替丁或呋喃硫胺，应至少于服用本品2小时后服用。

(4) 可引起光敏反应，故服药期间应避免长时间暴露于明亮光照下，可佩戴有色眼镜。

(5) 服药期间禁服酒精类饮料。如发生头晕、嗜睡时需引起注意。

(6) 肾功能损害者应用本品不需减量。

(7) 对血-脑脊液屏障穿透性差，不宜用于真菌性脑膜炎的治疗；本品对曲霉、毛霉或足分支菌感染的疗效亦不佳，亦不宜选用。

(8) 对诊断的干扰：可致血清氨基转移酶增高，也可引起血胆红素升高。

【药物相互作用】

(1) 酒精和肝毒性药物与本品合用时，肝毒性发生机会增多。

(2) 与华法林、香豆素、茚满二酮衍生物等抗凝药同时应用可增强其作用，导致凝血酶原时间延长，对患者应严密观察，监测凝血酶原时间，调整抗凝药的剂量。

(3) 环孢素同时使用会升高前者的血药浓度，并可能使肾毒性发生的危险性增加。须对环孢素的血药浓度进行监测。

(4) 与制酸药、抗胆碱能药物、解痉药、组胺 H_2 受体阻滞药、奥美拉唑、硫糖铝等同时应用，可使本品吸收明显减少，因此应于服用本品 2 小时后应用此类药物。

(5) 禁用于急、慢性肝病患者。

(6) 苯妥因与吡咯类合用时，可使苯妥因的代谢减缓，导致苯妥因血药浓度升高，同时使吡咯类血药浓度降低。

(7) 禁止与西沙必利、阿司咪唑、特非那定、咪唑斯汀、奎尼丁合用，因合用时抑制细胞色素 P450 代谢通道，可导致心律失常。

(8) 去羟肌苷(didanosine，DDI)所含缓冲剂可使消化道 pH 升高，影响本品吸收，必须合用时需间隔 2 小时以上。

(9) 与两性霉素 B 有拮抗作用，合用时疗效减弱。

【用法用量】本品须在医生指导下使用。

(1) 深部真菌感染，成人：口服，每日 1～2 次，每次 1 片(200 mg)。儿童：口服，每日按体重 4～8 mg/kg。

(2) 皮肤感染：成人：口服，每日 1 次，一次 1 片(200 mg)，与饭同服。必要时，可增至每日 1 次，一次 2 片(400 mg)，或每日 2 次，一次 1 片(200 mg)。儿童：体重小于 15 kg 的儿童，每日 3 次，一次 20 mg；体重 15～30 kg 的儿童，每日 1 次，一次 1/2 片，或遵医嘱；体重 30 kg 以上的儿童，同成人。

(3) 阴道念珠菌病：口服，一次 2 片(400 mg)，每日一次，与饭同服。

(4) 免疫缺陷病人的预防性治疗，成人每日 2 片(400 mg)，儿童每日按体重 4～8 mg/kg。

【制剂规格】

(1) 酮康唑片：0.2 g。

(2) 酮康唑胶囊：0.2 g。

（九）硝基咪唑类

硝基咪唑类药物有甲硝唑与替硝唑等，对滴虫、阿米巴和兰氏贾第鞭毛虫等原虫，及脆弱拟杆菌等厌氧菌具强大抗菌活性。为治疗肠道和肠外阿米巴病、阴道滴虫病的首选药物；亦广泛用于各种厌氧菌感染；口服也可用于艰难梭菌所致的假膜性肠炎、与其他药物联合用于幽门螺杆菌所致的胃窦炎及消化性溃疡。与其他抗菌药物联合使用也可作为盆腔、肠道、腹腔手术的预防用药。

15. 替硝唑　Tinidazole

【药理学】为硝基咪唑类衍生物，对原虫及厌氧菌有较高活性。厌氧菌的硝基还原酶在敏感菌株的能量代谢中起重要作用。本品的硝基被还原成一种细胞毒，从而作用于细菌的 DNA 代谢过程，促使细菌死亡。耐药菌往往缺乏硝基还原酶而对本品耐药。抗阿米巴原虫的机制为抑制其氧化还原反应，使原虫的氮链发生断裂，从而杀死原虫。对脆弱拟杆菌等拟杆菌属、梭杆菌属、梭菌属、消化球菌、消化链球菌、韦容球菌属及加得纳菌等具抗菌活性，2～4 mg/L 的浓度可抑制大多数厌氧菌；微需氧菌、幽门螺杆菌对其敏感；对阴道滴虫的 MIC 与甲硝唑相仿。

【适应证】

（1）用于各种厌氧菌感染，如败血症、骨髓炎、腹腔感染、盆腔感染、肺支气管感染、鼻窦炎、皮肤蜂窝织炎、牙周感染及术后伤口感染。

（2）用于结肠直肠手术、妇产科手术及口腔手术等的术前预防用药。

（3）用于肠道及肠道外阿米巴病、阴道滴虫病、贾第虫病、加得纳菌阴道炎等的治疗。

（4）也可作为甲硝唑的替代药用于幽门螺杆菌所致的胃窦炎及消化性溃疡的治疗。

【禁忌证】

（1）对本品或吡咯类药物过敏患者以及有活动性中枢神经疾病和血液病者禁用。

（2）血液病患者或有血液病史者禁用，有活动性中枢神经疾病患者禁用。

（3）妊娠3个月内妇女及哺乳妇女禁用。

（4）12岁以下患者禁用或不宜使用。

【不良反应】少见而轻微，主要为恶心、呕吐、上腹痛、食欲下降及口腔金属味，可有头痛、眩晕、皮肤瘙痒、皮疹、便秘及全身不适。此外，还可有中性粒细胞减少、双硫仑样反应及黑尿。高剂量时也可引起癫痫发作和周围神经病变。偶见滴注部位轻度静脉炎。

【注意事项】

（1）本品滴注速度应缓慢，浓度为2 mg/ml时，每瓶滴注时间应不少于1小时，浓度大于2 mg/ml时，滴注速度宜再降低1～2倍。药物不应与含铝的针头和套管接触，并避免与其他药物一起滴注。

（2）如疗程中发生中枢神经系统不良反应，应及时停药。

（3）可干扰丙氨酸氨基转移酶、乳酸脱氢酶、甘油三酯、己糖激酶等的检验结果，使其测定值降至零。

（4）用药期间不应饮用含酒精的饮料，因可引起体内乙醛蓄积，干扰酒精的氧化过程，导致双硫仑样反应，患者可出现腹部痉挛、恶心、呕吐、头痛、面部潮红等。

（5）肝功能减退者本品代谢减慢，药物及其代谢物易在体内蓄积，应予减量，并作血药浓度监测。

（6）可自胃液持续清除，某些放置胃管作吸引减压者，可引起血药浓度下降。血液透析时，本品及代谢物迅速被清除，故应用本品不需减量。

（7）念珠菌感染者应用本品，其症状会加重，需同时给抗真菌治疗。

（8）对阿米巴包囊作用不大，宜加用杀包囊药物。

（9）治疗阴道滴虫病时，需同时治疗其性伴侣。

【药物相互作用】

(1) 能抑制华法林和其他口服抗凝药的代谢，加强它们的作用，引起凝血酶原时间延长。

(2) 与苯妥英钠、苯巴比妥等诱导肝微粒体酶的药物合用时，可加快本品代谢，使血药浓度下降，并使苯妥英钠排泄减慢。

(3) 与西咪替丁等抑制肝微粒体酶活性的药物合用时，可减慢本品在肝内的代谢及其排泄，延长本品的血液消除半衰期，应根据血药浓度测定的结果调整剂量。

(4) 干扰双硫仑代谢，两者合用时，患者饮酒后可出现精神症状，故 2 周内应用双硫仑者不宜再用本品。

(5) 可干扰血清氨基转移酶和乳酸脱氢酶的测定结果，可使胆固醇、三酰甘油水平下降。

(6) 与土霉素合用时，土霉素可干扰本品清除阴道滴虫的作用。

【用法用量】口服。① 厌氧菌感染：一次 1 g，一日 1 次，首剂量加倍，一般疗程 5～6 日，或根据病情决定。预防手术后厌氧菌感染：手术前 12 小时 1 次顿服 2 g。② 原虫感染：阴道滴虫病、贾第虫病，单剂量 2 g 顿服，小儿按体重 50 mg/kg 顿服，间隔 3～5 日可重复 1 次。③ 肠阿米巴病，一次 0.5 g，一日 2 次，疗程 5～10 日；或一次2 g，一日 1 次，疗程 2～3 日；小儿按体重一日 50 mg/kg，顿服，疗程 3 日。肠外阿米巴病，一次 2 g，一日 1 次，疗程 3～5 日。

【制剂规格】

(1) 替硝唑片薄膜衣片：0.5 g。

(2) 替硝唑片：0.5 g。

16. 奥硝唑　Ornidazole

【药理学】为硝基咪唑类衍生物，其发挥抗微生物作用的机理可能是通过其分子中的硝基，在无氧环境中还原成氨基或通过自由基的形成，与细胞成分相互作用，从而导致微生物的死亡。

【适应证】

(1) 用于治疗由脆弱拟杆菌、狄氏拟杆菌、卵圆拟杆菌、多形拟杆菌、普通拟杆菌、梭状芽孢杆菌、真杆菌、消化球菌和消化链球菌、幽门螺杆菌、黑色素拟杆菌、梭杆菌、CO_2噬纤维菌、牙龈类杆菌等敏感厌氧菌所引起的多种感染性疾病，包括：

① 腹部感染：胞膜炎、腹内脓肿、肝脓肿等。

② 盆腔感染：子宫内膜炎、子宫肌炎、输卵管或卵巢脓肿、盆腔软组织感染、嗜血杆菌阴道炎等。

③ 口腔感染：牙周炎、尖周炎、冠周炎、急性溃疡性龈炎等。

④ 外科感染：伤口感染、表皮脓肿、压疮溃疡感染、蜂窝织炎、气性坏疽等。

⑤ 脑部感染：脑膜炎、脑脓肿。

⑥ 败血症、菌血症等严重厌氧菌感染等。

(2) 用于手术前预防感染和手术后厌氧菌感染的治疗。

(3) 治疗消化系统严重阿米巴虫病，如阿米巴痢疾、阿米巴肝脓肿等。

【禁忌证】

(1) 禁用于对硝基咪唑类药物过敏的患者。

(2) 禁用于脑和脊髓发生病变的患者、癫痫患者。

(3) 禁用于器官硬化症、造血功能低下、慢性酒精中毒患者。

【不良反应】本品通常具有良好的耐受性，用药期间可能会出现下列反应：

(1) 消化系统：包括轻度胃部不适、恶心、口腔异味等。

(2) 神经系统：包括头晕及困倦、眩晕等。

(3) 过敏反应：如皮疹、瘙痒等。

(4) 其他：白细胞减少等。

【注意事项】

(1) 肝损伤患者用药每次剂量与正常用量相同，使用药间隔时间要加倍，以免药物蓄积。

(2) 使用过程中，如有异常神经症状反应即停药，并进一步观察治疗。

(3) 不宜与其他药物混合使用。

【药物相互作用】

(1) 由于本品与其他药物间的配伍禁忌甚多，应单独给药。对乙醛脱氢酶无抑制作用。

(2) 奥硝唑能抑制抗凝药华法林的代谢，使其半衰期延长，增强抗凝药的药效，当与华法林同用时，应注意观察凝血酶原时间并调整给药剂量。

【用法用量】 静脉滴注，每瓶滴注时间不少于 30 分钟，用量如下：术前术后预防用药，成人手术前 1～2 小时静滴 1 g 奥硝唑，术后 12 小时静滴 0.5 g，术后 24 小时静滴 0.5 g。

治疗厌氧菌引起的感染，成人起始剂量为 0.5～1 g，然后每 12 小时静滴 0.5 g。

治疗严重阿米巴病，起始剂量为 0.5～1 g，然后每 12 小时 0.5 g，连用 3～6 天。

儿童剂量为每日 20～30 mg/kg，每 12 小时静滴 1 次，滴注时间 30 分钟。

【制剂规格】 奥硝唑氯化钠注射液：100 ml∶0.5 g∶0.825 g；100 ml∶0.5 g∶0.83 g；100 ml∶0.5 g∶0.9 g。

(十) 其他

17. 大蒜素　Allitride

【药理学】

(1) 抗菌作用：大蒜素对葡萄球菌、脑膜炎球菌、肺炎双球菌、链球菌、白喉杆菌、痢疾杆菌、大肠杆菌、伤寒杆菌、副伤寒杆菌、结核杆菌、霍乱弧菌等均具有明显的抑制或杀灭作用。

(2) 抗霉菌和抗滴虫作用：大蒜素可使阴道滴虫失去活力，对其具有杀灭作用，对肺部、消化道及阴道的霉菌感染有抑制作用，大蒜与肿瘤抽出物相混时，瘤组织发育受阻。

(3) 对心血管的作用：大蒜素对饲胆固醇引起家兔高胆固醇血症，高血凝固性和主动脉脂质沉积具有保护作用。并有降低血胆固醇、甘油三酯和脂蛋白的作用。

【适应证】适用于深部真菌和细菌感染，用于防治急慢性菌痢和肠炎、百日咳、肺部和消化道的真菌感染、白色念珠菌菌血症、隐球菌性脑膜炎、肺结核等。

【不良反应】本品几乎无不良反应。服用后可引起轻微嗳气，但停药后即可消失。

【药物相互作用】尚不明确。

【用法用量】口服。成人一次 40 mg(一次 2 粒)，一日 4 次；儿童酎减或遵医嘱。

【制剂规格】胶囊：20 mg/粒。

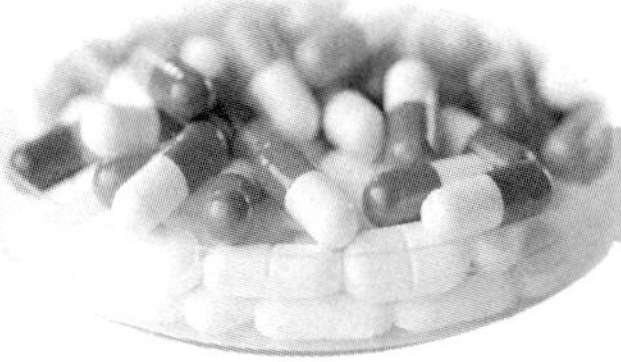

第二章

麻 醉 药

常用的麻醉药物分为局部麻醉药和全身麻醉药两大类，后者又可分为吸入麻醉药和静脉麻醉药。本章包括基层医疗机构可能使用的局部麻醉药和全身麻醉药。

（一）局部麻醉药

局部麻醉药是通过可逆性地阻滞神经传导，因而在局部产生暂时的丧失感觉或肌肉活动，以便进行外科手术。然而局部麻醉药的作用并不仅限于局部，如局部麻醉药被吸收进入血液循环或直接注入血液循环时，也可影响中枢神经系统、心血管系统及其他器官的功能，其影响程度和性质取决于单位时间内进入血液循环的局部麻醉药的剂量。

局部麻醉药按照其化学结构可分酯类和酰胺类。本节包括酯类的代表药品丁卡因和酰胺类的利多卡因。

18. 丁卡因　Tetracaine

【药理学】本品为长效的酯类局麻药，能暂时阻断神经纤维的传导而具有麻醉作用，其药理作用与普鲁卡因相似。其脂溶性比普鲁卡因高，渗透力强，局麻效能较普鲁卡因高 5～10 倍，但毒性较普鲁卡因大 10 倍。在体内大部分经肝代谢为对氨基苯甲酸与二甲氨基乙醇，然后再降解或结合随尿排出。

【适应证】用于硬膜外阻滞、蛛网膜下隙阻滞、神经传导阻滞、黏膜表面麻醉。

【禁忌证】

(1) 对本品过敏者、严重过敏性体质者,心、肾功能不全以及重症肌无力等患者禁用。

(2) 禁止用于浸润局麻。

【不良反应】

(1) 毒性反应:本品药效强度为普鲁卡因的10倍,毒性也比普鲁卡因高10倍,毒性反应发生率也比普鲁卡因高,常由于剂量大、吸收快或操作不当引起,如误注入血管使血药浓度过高等。过量中毒症状表现为:头昏、目眩,继之寒战、震颤、恐慌,最后可致惊厥和昏迷,并出现呼吸衰竭和血压下降,需及时抢救。

(2) 变态反应:对过敏患者可引起猝死,即使表面麻醉时也需注意。

(3) 可产生皮疹或荨麻疹,颜、口或(和)舌咽区水肿等。

【注意事项】

(1) 本品为酯类局麻药,与普鲁卡因可能有交叉过敏反应,故对普鲁卡因或具有对氨基苯甲酸结构的药物过敏者慎用。

(2) 肝功能不全,血浆胆碱酯酶活动减弱时应减量。

(3) 妊娠期妇女使用局麻药作硬膜外阻滞时用量需减少。

(4) 对于哺乳期妇女,尚未见药物进入乳汁的报道。

(5) 以下情况慎用:5岁以内儿童慎用。皮肤或黏膜表面损伤、感染严重的部位需慎用。

(6) 大剂量可致心脏传导系统和中枢神经系统出现抑制。

(7) 药液不得注入血管内,注射时需反复抽吸,不可有回血。

(8) 对儿童、年老体弱、营养不良、饥饿状态易出现毒性反应,应减量。

(9) 椎管内麻醉时尤其须调节阻滞平面,并随时观察血压和脉搏的变化。

(10) 神经传导阻滞、硬膜外阻滞以及蛛网膜下隙阻滞时,由于使用不当致死已屡见,故在用药期间即使表面黏膜麻醉也应监测呼吸与循环系统的功能、中枢神经活动、胎儿心率等生命体征。同时对呼吸和循环等方面的意外，应有预见，观察细心，防治得法，抢救及时。

（11）本品的毒性与给药途径、给药速度、药液浓度、注射部位、是否加入肾上腺素等有关，必须严格操作和管理，控制单位时间内的用量。

（12）给予最大用量后应休息 3 小时以上方准行动。

（13）注射器械不可用碱性物质如肥皂、煤酚皂溶液等洗涤消毒。

（14）本品禁止静脉注射和静脉滴注。

【药物相互作用】

（1）与其他局麻药合用时，本品应减量。

（2）本药可增强顺阿曲库铵的肌肉-神经阻滞作用，合用时降低后者用量。

（3）注射部位不能遇碘，以防引起本品沉淀。本药为酸性，不得与碱性药物混合。

（4）临床上硬膜外阻滞时常与利多卡因混合应用，以延长后者作用时间。

【用法用量】本品为粉针剂，需加氯化钠注射液或灭菌注射用水溶解使用。药液浓度及用量按用途分别如下：① 硬膜外阻滞：常用浓度为 0.15%～0.3%，与盐酸利多卡因合用，最高浓度为 0.3%，一次常用量为 40～50 mg，极量为 80 mg。② 蛛网膜下隙阻滞：常用其混合液（1%盐酸丁卡因 1 ml 与 10%葡萄糖注射液 1 ml、3%盐酸麻黄素 1 ml 混合使用），一次常用量为 10 mg，15 mg 为限量，20 mg 为极量。③ 神经传导阻滞：常用浓度 0.1%～0.2%，一次常用量为 40～50 mg，极量为 100 mg。④ 黏膜表面麻醉：常用浓度 1%，眼科用 1%等渗溶液，耳鼻喉科用 1%～2%溶液，一次限量为 40 mg。

【制剂规格】

注射用盐酸丁卡因：25 mg；50 mg。盐酸丁卡因注射液：5 ml：50 mg。

利多卡因 Lidocaine

【药理学】 利多卡因通过抑制产生和传导兴奋波所需要的离子流，以稳定神经膜，从而产生局部麻醉作用。利多卡因用在皮肤和黏膜，对周围神经作用快、弥散广、通透性强，对局部组织无刺激，对局部血管的扩张不明显。气雾剂是以喷雾形式直接喷在局部皮肤和黏膜上，因此它的起效时间与黏膜吸收的速度相抑制，喷用本品后1～2分钟即产生局部麻醉作用，持续时间为15～20分钟。

【适应证】 本品适用于皮肤和黏膜的局部麻醉，可用于口、鼻腔黏膜小手术，口腔科拔牙手术、脓肿切开术，可使咽喉气管等部位表面麻醉以降低反应性，使气管镜、喉镜、胃镜的导管易于插入。

【禁忌证】

(1) 对局部麻醉药过敏、卟啉症、未经控制的癫痫、阿-斯综合征(急性心源性脑缺血综合征)、预激综合征、严重心传导阻滞(包括窦房、房室及心室内传导阻滞)患者禁用。

(2) 肝肾功能障碍、肝血流量减低、充血性心力衰竭、严重心肌受损、低血容量及休克等患者慎用，原有室内传导阻滞者也应慎用。

【不良反应】

(1) 偶可引起高敏反应和过敏反应。

(2) 对呼吸道高敏病人，可引起支气管痉挛。

(3) 剂量过大、吸收太快可导致中毒反应，表现为耳鸣、激动、烦躁等中枢神经兴奋症状，并可迅速发展为抽搐、昏迷、血压下降等。

(4) 血药浓度过高，可引起心房传导速度减慢、房室传导阻滞、室颤和心搏骤停。

【药物相互作用】

(1) 与西咪替丁以及β-受体阻断剂如普萘洛尔、美托洛尔、纳多洛尔合用，利多卡因经肝脏代谢受抑制，利多卡因血浓度增加，可发生心脏和神经系统不良反应，应调整利多卡因剂量，并应心电图监护及监测利多卡因血药浓度。

(2) 巴比妥类药物可促进利多卡因代谢，两药合用可引起心动过缓，窦性停搏。

(3) 与普鲁卡因胺合用，可产生一过性谵妄及幻觉，但不影响本品血药浓度。

(4) 异丙基肾上腺素因增加肝血流量，可使本品的总清除率升高；去甲肾上腺素因减少肝血流量，可使本品总清除率下降。

(5) 与下列药品有配伍禁忌：苯巴比妥、硫喷妥钠、硝普钠、甘露醇、两性霉素 B、氨苄西林、磺胺嘧啶。

【注意事项】

(1) 肝肾功能障碍、肝血流量减低、充血性心力衰竭、严重心肌受损、低血容量及休克等患者慎用。原有室内传导阻滞者也应慎用。

(2) 本品个体间耐受差异大。

(3) 毒性较普鲁卡因为大，且易于扩散，严格掌握用药总量，超量可引起惊厥及心搏骤停。

(4) 用药期间应注意检查血压及监测心电图，并备有抢救设备。

(5) 本品为压力容器，切勿受热，保存在 40℃以下，并避免撞击或自行拆启，以防危险。

(6) 使用过的导管应消毒后使用。

【用法用量】供作内镜检查用，每次 2% 10～30 ml 或 4% 5～15 ml。

【制剂规格】利多卡因气雾剂：2%；4%。

（二）全身麻醉药

全身麻醉药为一类抑制中枢神经系统，使中枢神经处于有选择性的、可逆的抑制状态，使意识、感觉和反射消失，肌肉松弛，而达到睡眠、嗜睡、无痛效果的药物。全身麻醉是通过呼吸道吸入、静脉或肌肉注射麻醉药，产生中枢神经系统的抑制，临床表现为神志消失、全身痛觉丧失、遗忘、反射抑制和骨骼肌松弛，以便进行外科手术的麻醉方式。

临床上常用的全身麻醉药可分为吸入型全麻药和静脉全麻药。麻醉诱导既可通过吸入挥发性麻醉药实现,也可以通过静脉给药实现;麻醉维持可使用静脉麻醉药或吸入麻醉药,还会用到麻醉性镇痛药和骨骼肌松弛药。同时给予吸入麻醉药、静脉麻醉药和麻醉性镇痛药以及具有中枢神经系统抑制作用的药物,会延长彼此的作用时间并增强作用强度。

19. 丙泊酚　Propofol

【药理学】丙泊酚通过激活中枢神经系统 GAGB 受体-氯离子复合物起作用。临床用量可增加氯离子传导,大剂量时可使 GAGB 受体脱敏感,从而抑制中枢神经系统。丙泊酚的麻醉效价为硫喷妥钠的 1.8 倍。起效快,维持时间短,以 2.5 mg/kg 静脉注射时,起效时间为 30～60 秒,维持时间 10 分钟左右,苏醒较硫喷妥钠快,醒后无头晕、嗜睡感。丙泊酚作全麻时,可引起血压下降、心率增快。其降低血压机制系使外周血管阻力下降、心肌抑制、心输出量减少以及抑制压力感受器对低血压的反应,心率轻度增快系对低血压的代偿反应,其对心脏的直接作用使心率减慢。丙泊酚降低血压程度在有些患者可超过 40%,用于年老体弱、心功能不全患者血压下降尤其明显,故剂量应酌减,静脉注射速率应减慢。丙泊酚对呼吸系统也有明显的抑制作用,可抑制对二氧化碳的通气反应,表现为潮气量减少,清醒状态时可使呼吸频率增加,静脉注射丙泊酚常见呼吸暂停发生,对支气管平滑肌及喉痉挛无明显影响。丙泊酚降低脑血流量、脑代谢和颅内压,术后恶心、呕吐少见。应用丙泊酚可使血浆皮质激素浓度下降,但肾上腺皮质对外源性皮质激素反应正常。

【适应证】用于全身麻醉诱导和维持,重症监护患者辅助通气治疗时的镇静,无痛苦有创检查。

【禁忌证】对丙泊酚及其赋型剂过敏者、妊娠期妇女及产科患者(流产者除外)禁用。不用于 1 个月以下小儿的全身麻醉及 16 岁以下重症监护儿童的镇静。

【不良反应】多见诱导期局部疼痛;常见低血压、面部潮红、心动过缓、诱导期一过性呼吸暂停;少见血栓形成及静脉炎;偶见诱导过程中肌阵挛,发生率 1%左右;罕见惊厥和角弓反张的癫痫样运动;偶见横纹肌溶解、胰腺炎、术后发热、延长给药后尿液变色、血管水肿及支气管痉挛等过敏症状、性欲亢进、肺水肿。

【注意事项】

(1) 本品含大豆油,极少数患者可能出现严重的过敏反应。

(2) 本品可少量的通过乳汁分泌,故哺乳期妇女应在使用本品后 24 小时内停止哺乳。

(3) 脂肪代谢紊乱者,心脏、呼吸系统、肝肾疾病患者,癫痫及癫痫发作者慎用。

(4) 心血管或呼吸功能不全及低血容量患者应于使用本品前予以纠正。

(5) 可考虑在诱导前或麻醉维持期间静脉注射抗胆碱药,尤其是迷走神经张力有可能占优势或本品与其他可能引起心动过缓的药物合用时。

(6) 有脂肪代谢障碍及在 ICU 治疗 3 日后的患者应监测脂质情况。

(7) 只有在特别注意且严密监护下,本品才可用于进展性心力衰竭患者和其他严重心肌疾病的患者。

(8) 病态肥胖患者应特别注意因剂量偏大导致的血流动力学方面的剧烈变化。

(9) 伴有高颅压和低平均动脉压的患者,使用本品时有降低脑灌注压的危险,应特别小心。

(10) 为减轻注射位点的疼痛,可在用本品前注射利多卡因。

(11) 持续用药超过 1 日时,丙泊酚的用量不宜超过按体重计每小时 4 mg/kg。

【药物相互作用】动物和临床实验证实,丙泊酚和吸入麻醉药、肌松药配伍用,相互之间无相关作用,和地西泮、咪达唑仑合用时延长睡眠时间,阿片类药物增加其呼吸抑制作用。

【用法用量】连续应用不得超过 7 日。静脉输注本品可以不用稀释，也可用5%葡萄糖或0.9%氯化钠注射液稀释后装于玻璃输液瓶内滴注。严格无菌操作，12小时内用完。原液使用时必须使用输液泵等设备，以控制输液速度。稀释本品的输注亦应采用适当的控制技术，避免用量过大给药速度过快。

成人麻醉：麻醉诱导，缓慢滴注每10秒20～40 mg，直到起效。大多数小于55岁的成人诱导剂量按体重计为1.5～2.5 mg/kg。55岁以上者需要量一般下降，按体重计2 mg/kg。ASA Ⅲ～Ⅳ患者，特别是心功能不全的患者、重症患者，应严格控制给药剂量和速度，每10秒不超过20 mg。麻醉维持，静脉输注每小时4～12 mg/kg，在应激小的手术过程中，如创伤的小手术，可将剂量减至每小时4 mg/kg，或依据反应重复单次静脉注射25～50 mg。对于老年人、一般状态不稳定或低血容量及ASAⅢ～Ⅳ患者，建议维持剂量减至按体重每小时4 mg/kg。

儿童麻醉：由于缺乏经验，1个月以下的小儿不应使用本品。麻醉诱导，8岁以上的儿童麻醉诱导时，通常剂量按体重计约为2.5 mg/kg。8岁以下者需要量可以更大，初始剂量3 mg/kg，必要时可按1 mg/kg的剂量追加。由于缺少临床经验，对于高危（ASA Ⅲ～Ⅳ）年幼患者，建议应用更低的剂量。麻醉维持，建议每小时9～15 mg/kg。小于3岁的儿童可采用略高的用药剂量，但剂量范围应在上述建议范围内。麻醉的最长时间一般不超过60分钟。重症监护成人患者的镇静：连续静脉输注，按体重计每小时0.3～4.0 mg/kg的剂量给药，给药速度不能超过按体重计每小时4 mg/kg。根据镇静的深度需要调整剂量。

【制剂规格】丙泊酚乳剂注射液：10 ml∶0.1 g；20 ml∶0.2 g。

（三）吸入麻醉药

吸入麻醉药是经气道进入血液而产生麻醉作用的药物，包括挥发性液体和气体吸入麻醉药两类。理想的吸入型麻醉药应具有以下特点：诱导和苏醒快且顺利、无心肌抑制作用、对心肌耗氧量少、不燃烧或爆炸、可与高浓度氧混合、能获得不因外科操作引起交感神经反应的麻醉深度。目前多用麻醉性能较强、较安全易控的液体类吸入麻醉药如氟烷。

20. 七氟烷 Sevoflurane

【药理学】吸入性全身麻醉药，具有以下特点：

(1) 血/气分配系数较低，对呼吸道无刺激性，不燃不爆。

(2) 麻醉诱导迅速平稳，维持平稳，麻醉深度易调控，尤适合小儿全麻诱导与维持。

(3) 合用肾上腺素不诱发心律失常。

(4) 肌松作用大于恩氟烷、异氟烷。

(5) 对循环影响小。

(6) 对脑血流量、颅内压的影响与异氟烷相似。

(7) 本品不引起过敏反应，对眼黏膜刺激轻微。

【适应证】用于成人和患儿全身麻醉的诱导和维持。

【禁忌证】已知对七氟烷过敏的患者、已知或怀疑有恶性高热遗传史的患者。

【不良反应】

(1) 主要为血压下降、心律失常、恶心及呕吐，发生率约 13%。

(2) 可见兴奋、嗜睡、寒战、心动过缓、头晕、唾液增多、呼吸紊乱、高血压、心动过速、喉痉挛、发热、头痛、体温降低、ALT 增高。

(3) 偶见心律不齐、LDH 增高、AST 增高、低氧血症、呼吸暂停、白细胞增多、室性期外收缩、室上性期前收缩、完全的 AV 阻滞、二联律、哮喘、精神错乱、肌酐增高、尿潴留、糖尿、房颤、白细胞减少。

(4) 极少见恶性高热、急性肾衰竭、肺水肿。

【注意事项】

(1) 肝胆疾患及肾功能低下者慎用。

(2) 妊娠期妇女(妊娠 3 个月内)，只有明确需要才可使用本品；哺乳期妇女慎用。

(3) 本品可引起子宫肌松弛，产科麻醉时慎用。

(4) 对于有颅压升高危险的患者应慎用,并联合应用降低颅压的方法,如过度换气。

(5) 本品麻醉的苏醒期通常较短,需较早给予镇痛药以减轻手术后疼痛。

【药物相互作用】 本品可增强肌松药的作用,合用时宜减少后者的用量。

【用法用量】

(1) 七氟烷应通过经特殊校准过的挥发器来使用,以便能准确地控制其浓度。

(2) 年龄对七氟烷的 MAC 的影响:

患者年龄(岁)	七氟烷在氧气中 MAC	七氟烷在 65%N_2O/35%O_2 中的 MAC
<3	3.3%~2.6%	2.0%
3~5	2.5%	/
5~12	2.4%	/
25	2.5%	1.4%
35	2.2%	1.2%
40	2.05%	1.1%
50	1.8%	0.98%
60	1.6%	0.87%
80	1.4%	0.70%

注:儿科患者使用 60%N_2O/40%O_2。

(3) 诱导:剂量须个体化,并须依据患者的年龄和临床状况的要求来调整。七氟烷可与纯氧或氧-氧化亚氮同时使用以达到麻醉诱导作用。成人,七氟烷吸入浓度至 5%,2 分钟内通常可达到外科麻醉效果;儿童,七氟烷吸入浓度至 7%,2 分钟内即可达到外科麻醉效果。作为术前没有用药的患者的麻醉诱导,七氟烷吸入浓度为 8%。

（4）维持：七氟烷伴或不伴氧化亚氮维持外科水平麻醉的浓度为0.5%～3%。老年患者通常用较低的七氟烷浓度即可维持外科麻醉。

（5）苏醒：七氟烷麻醉的苏醒期通常较短。因此，患者会较早要求给予镇痛药减轻手术疼痛。

【制剂规格】七氟烷吸入用液体剂：120 ml/瓶；250 ml/瓶。

（四）骨骼肌松弛药

骨骼肌松弛药又称神经肌肉接头阻滞药，主要作用于接头后膜处的乙酰胆碱N受体，能暂时干扰神经肌肉接头的兴奋冲动传导，产生一过性骨骼肌松弛。肌松药用于临床麻醉后改变了靠加深全麻才能获得肌肉松弛满足手术的要求。因此，肌松药已成为全麻时重要的辅助用药。此外，肌松药可用于机械通气病人。

21. 阿曲库铵　Atracurium

【药理学】本品是合成双季铵酯型的苄异喹啉化合物，为中时效非去极化型肌松药，起效快。静脉注射后1～2分钟显效，3～5分钟肌松作用达高峰，作用时间可维持15分钟。常用剂量不影响心、肝、肾功能，亦无明显的神经节阻断作用，不产生心动过缓等迷走神经兴奋的症状，组胺释放作用较小。肌松效能约为氯化筒箭毒碱的1/2，可替代琥珀胆碱进行气管内插管术，并可作为肌松维持以便于实施机械通气。

【适应证】适用于各种外科手术中全身麻醉期间的骨骼肌松弛，也适用于气管插管时所需的肌肉松弛。

【禁忌证】对本品过敏者禁用。

【不良反应】快速大剂量静脉注射时可引起低血压、心动过速、支气管痉挛、一过性皮肤潮红等。

【注意事项】

（1）妊娠妇女应慎用或酌情减量。

（2）下列情况慎用：神经肌肉接头疾病，如重症肌无力及电解质紊乱者。

（3）一次剂量不宜过大，因可致肌张力增高。

（4）溶解后立即使用或置冰箱保存，否则疗效下降。

（5）本品尤适于肝肾功能不全、黄疸患者、嗜铬细胞瘤手术和门诊手术。

【药物相互作用】

（1）不宜与硫喷妥钠等碱性药物混合应用。

（2）阿曲库铵的肌松效应，可被胆碱酯酶抑制药新斯的明拮抗。

（3）与吸入麻醉药、氨基糖苷类及多肽类抗生素合用，可增强肌松作用。

【用法用量】注射用阿曲库铵，使用前用注射用水 5 ml 溶解，立即使用。

（1）成人静脉注射0.3～0.6 mg/kg，可维持肌肉松弛 15～25 分钟，需要时可追加剂量 0.1～0.2 mg/kg，延长肌松时间。

（2）1 岁以上儿童剂量与成人相同。

（3）老人与呼吸、肝肾功能差的患者亦可用标准剂量或酌情减量。

【制剂规格】注射用阿曲库铵：25 mg。

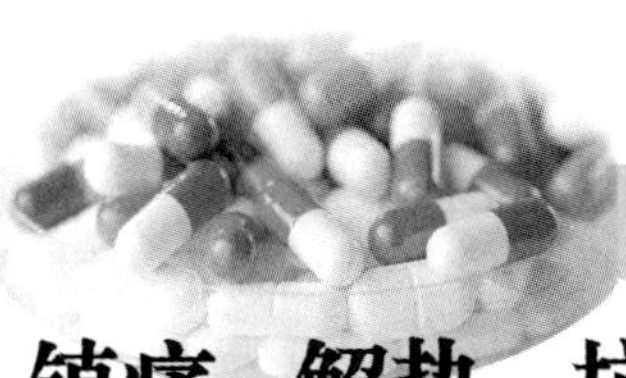

第三章

镇痛、解热、抗炎、抗风湿、抗痛风药

（一）镇痛药

镇痛药是作用于中枢神经，选择性抑制痛觉、缓解并消除各种疼痛及伴随疼痛的恐惧、紧张和不安情绪的药物，镇痛同时不影响其他感觉如知觉、听觉，并且能保持意识清醒。可防止剧烈疼痛引起的严重生理功能紊乱，在对症治疗中具有重要意义。镇痛药一般可分为阿片类（或麻醉性）镇痛药和非阿片类（或非麻醉性）镇痛药。前者使用后可能有成瘾性，因此开写处方时必须严格遵守国家的相关管理规定的适应证和数量。

22. 吗啡　Morphine

【药理学】吗啡主要作用于中枢神经系统，产生镇痛、嗜睡、欣快、剂量相关的呼吸抑制等。抑制咳嗽中枢，可以镇咳。可激活中枢极后区引起恶心、呕吐。也可使动脉、静脉舒张，周围血管阻力下降；影响消化道运动可引起便秘；释放组胺引起皮肤瘙痒与支气管痉挛。

【适应证】本品为强效镇痛药。吗啡注射液及普通片剂用于其他镇痛药无效的急性锐痛，如严重创伤、战伤、烧伤、晚期癌症等疼痛；心肌梗死而血压尚正常者，可使患者镇静，并减轻心脏负担；用于心源性哮喘可使肺水肿症状暂时有所缓解；麻醉和手术前给药可保持患者宁静进入嗜睡；不能单独用于内脏绞痛（如胆绞痛等），而应与阿托品等有效的解痉药合用。吗啡缓、控释片则主要适用于中、重度癌痛患者镇痛。

【禁忌证】已知对吗啡(缓、控释片)过敏者、婴幼儿、未成熟新生儿、妊娠期妇女、临盆产妇、哺乳期妇女、呼吸抑制已显示发绀、颅内压增高和颅脑损伤、支气管哮喘、肺源性心脏病代偿失调、甲状腺功能减退、皮质功能不全、前列腺肥大、排尿困难及严重肝功能不全、休克尚未纠正控制前、麻痹性肠梗阻等患者禁用。

【不良反应】

(1) 注射剂连续3～5天即产生耐受性,1周以上可成瘾;但对于晚期中、重度癌痛患者,如果治疗适当,少见依赖及成瘾现象。

(2) 常见腹痛、食欲减退、便秘、口干、消化不良、恶心、呕吐、思维混乱、头痛、失眠、肌肉不自主收缩、嗜睡、支气管痉挛、咳嗽减少、皮疹、寒战、瘙痒、出汗。

(3) 不常见肝酶升高、胆部疼痛、胃肠功能紊乱、肠梗阻、味觉反常、兴奋、烦躁不安、欣快、幻觉、不适、情绪改变、感觉异常、呼吸抑制、癫痫发作、眩晕、视觉异常、戒断综合征、绝经、性欲减退、阳痿、尿潴留、低血压、晕厥、外周性水肿、肺水肿、荨麻疹和过敏反应、药物依赖、面部潮红、瞳孔缩小、药物耐受。

【注意事项】

(1) 以下情况慎用:有药物滥用史;颅内压升高;低血容量性低血压;胆道疾病或胰腺炎;老年人;严重肾衰竭;严重慢性阻塞性肺部疾患;严重肺源性心脏病;严重支气管哮喘或呼吸抑制;婴幼儿(普通片剂及注射液)。

(2) 未明确诊断的疼痛,尽可能不用本品,以免掩盖病情,贻误诊断。

(3) 可干扰对脑脊液压升高的病因诊断。

(4) 本品可能引起胆管系的内压上升,可升高血浆淀粉酶和脂肪酶。

(5) 对血清碱性磷酸酶、丙氨酸氨基转移酶、门冬氨酸氨基转移酶、胆红素、乳酸脱氢酶等测定有一定影响,可能出现假阳性。

(6) 对有癫痫病史的患者,吗啡可降低癫痫发作的阈值。

(7) 吗啡可削弱驾驶和操作机械的能力。

(8) 控、缓释片必须整片吞服。

(9) 不经胃肠途径滥用口服药物有可能导致严重的不良反应,甚至致死。

(10) 本品治疗突然停止时会发生戒断综合征。本品按麻醉药品严格管理和使用。

(11) 对于重度癌痛患者,吗啡使用量不受药典中吗啡极量的限制。

(12) 中毒解救,除一般中毒处理外,还可静脉注射纳洛酮 0.005~0.01 mg/kg,成人 0.4 mg。亦可用烯丙吗啡作为拮抗药。

【药物相互作用】药液不得与氨茶碱、巴比妥类钠盐等碱性液、溴或碘化物、碳酸氢钠、氧化剂(如高锰酸钾)、植物收敛剂、氢氯噻嗪、肝素钠、苯妥英钠、呋喃妥因、新生霉素、甲氧西林、异丙嗪、哌替啶、磺胺嘧啶、磺胺甲基异噁唑以及铁、铝、镁、银、锌化合物等接触,以免发生浑浊沉淀。

【用法用量】

(1) 注射:皮下注射:成人常用量一次 5~15 mg,一日 15~40 mg;极量:一次 20 mg,一日 60 mg。成人镇痛时常用静脉注射量:5~10 mg;用作静脉全麻按体重不得超过 1 mg/kg,不够时加用作用时效短的本类镇痛药,以免苏醒迟延、术后发生血压下降和长时间呼吸抑制。手术后镇痛注入硬膜外间隙,成人自腰部硬膜外腔注入,一次极限 5 mg,胸部硬膜外腔应减为 2~3 mg,按一定的间隔可重复给药多次。注入蛛网膜下隙,一次 0.1~0.3 mg。原则上不再重复给药。对于重度癌痛患者,首次剂量范围较大,一日 3~6 次,以预防癌痛发生及充分缓解癌痛。

(2) 口服:普通片剂常用量:一次 5~15 mg,一日 15~60 mg;极量:一次 30 mg,一日 100 mg。对于重度癌痛患者,首次剂量范围可较大,一日 3~6 次,临睡前一次剂量可加倍。缓、控释片:成人常用量,个体差异较大,宜从每 12 小时服用 10 或 20 mg 开始,视止痛效果调整剂量或先用速效吗啡滴定剂量后转换为等效控释片剂量。

【制剂规格】

(1) 盐酸吗啡注射液:0.5 ml∶5 mg;1 ml∶10 mg。

(2) 盐酸吗啡片:5 mg;10 mg;20 mg;30 mg;50 mg。

(3) 盐酸吗啡缓释片:30 mg。

(4) 盐酸吗啡控释片:10 mg;30 mg;60 mg。

(5) 硫酸吗啡控释片:10 mg;30 mg;60 mg。

23. 曲马多 Tramadol

【药理学】本品为非吗啡类中枢性强效镇痛药。虽可与吗啡受体结合,但亲和力很弱,对 μ 受体的亲和力为吗啡的 1/6 000,对 κ 和 δ 受体的亲和力仅为 μ 受体的 1/25。曲马多为消旋体,其光右旋对映体作用于阿片受体;而光左旋对映体则抑制神经元突触对去甲肾上腺素的再摄取,并增加神经元外 5-羟色胺的浓度,从而影响痛觉的传递,产生镇痛作用。本品的作用强度为吗啡的 1/10～1/8。镇痛强度相当于中到强效阿片类镇痛药。本品镇咳作用为可待因的 1/2,不影响组胺释放。无致平滑肌痉挛的作用。

【适应证】用于中度至重度疼痛。

【禁忌证】对曲马多及其赋型剂过敏者,妊娠期妇女,1 岁以下儿童,乙醇、镇静剂、镇痛剂、阿片类或者精神类药物急性中毒患者,正在接受单胺氧化酶抑制剂治疗或在过去 14 天服用过此类药物者禁用;本品不得用于戒毒治疗。

【不良反应】常见恶心、呕吐、便秘、口干、头昏、嗜睡、出汗。少见过敏反应、低血压、心动过速、胃肠功能紊乱、头痛、视觉异常、情绪不稳、欣快、活动减退、功能亢进、认知和感觉障碍、惊厥、精神错乱、药物依赖性、幻觉、戒断综合征、瘙痒、皮疹、荨麻疹、血管神经性水肿、排尿障碍、尿潴留、呼吸困难、支气管痉挛、呼吸抑制,罕见高血压和心动过缓。

【注意事项】

(1) 哺乳期妇女使用时约 0.1%剂量可经乳汁分泌,故单次应用不必中断哺乳。

（2）肝肾功能不全者慎用。

（3）以下情况慎用：对阿片类药物敏感者、有心脏疾病患者及老年人。

（4）对阿片类药依赖、有头部损伤、休克、不明原因的神志模糊、呼吸中枢及呼吸功能异常、颅内压升高的患者，应用本品应特别小心。

（5）当使用超过推荐的日使用剂量的上限（400 mg）时有出现惊厥的危险，合并应用能降低痉挛阈值或其本身可诱发惊厥的药物（如抗抑郁剂、神经阻滞剂等）时惊厥出现的危险性增加。

（6）禁止作为对阿片类有依赖性患者的代替品。

（7）有药物滥用或依赖性倾向的患者不宜使用。本品属于第二类精神药品，应按有关规定使用和管理。

（8）本品有可影响患者的驾驶和机械操作能力，尤其是与乙醇同时服用时更为严重。

（9）突然撤药可能导致戒断症状，建议缓慢减药。

（10）过量时呼吸抑制可用纳洛酮解救，曲马多过量不能单纯应用血液透析和血液滤过治疗。

【药物相互作用】

（1）与安定类镇痛药物合用可以增强镇痛作用，延长巴比妥类药物的作用时间。

（2）奎尼丁、利托那韦由于能降低本品的代谢，合用时可增强本品的血药浓度和不良反应。

（3）可增强地高辛的不良反应如恶心、呕吐和心律失常等。

（4）与苯海拉明合用可以增加中枢抑制作用。

（5）本品影响肝素类药物代谢，合用时可能增加出血的危险。

（6）与吩噻嗪、丁酰苯类抗精神病、抗抑郁药合用，可以增加癫痫的危险。

（7）卡马西平可以降低本品的血药浓度，合用时会降低本品的镇痛作用。

(8) 本品与单胺氧化酶抑制剂如呋喃唑酮、丙卡巴嗪合用，可引起狂躁、昏迷、惊厥和严重的呼吸抑制，甚至死亡。所以一般禁忌同时应用。

【用法用量】本品用量视疼痛程度而定。一般情况下，各种给药途径的一次用量，在成人及12岁以上的儿童为50～100 mg；1岁以上、体重不低于25 kg的儿童为1～2 mg/kg。必要时可重复，日剂量通常不超过400 mg。治疗癌性痛时也可考虑使用较大剂量。服用缓释剂型时应吞服，勿嚼碎，剂量同上，但两次间隔时间不得少于8小时；而服用双控缓释片，一次剂量150 mg，一日1次。

【制剂规格】

(1) 盐酸曲马多片(胶囊)：0.05 g；0.1 g。

(2) 盐酸曲马多注射液：2 ml∶50 mg；2 ml∶0.1 g。

(3) 注射用盐酸曲马多：0.05 g；0.1 g。

(4) 盐酸曲马多葡萄糖(氯化钠)注射液：100 ml∶100 mg。

(二) 解热镇痛药

解热镇痛抗炎类药物又名非甾体类抗炎药(non-steroidal anti-inflammatory drugs, NSAIDs)，具有抗炎、解热、镇痛作用。主要是通过抑制环氧酶(COX)而减少前列腺素类的生成作用。应用药物后，各类前列腺素的合成减少，继而减少了炎症组织痛觉神经冲动的形成和抑制炎性反应，包括抑制白细胞的趋化性及溶酶体酶的释放等。作用于下丘脑体温调节中枢，引起外周血管扩张和出汗，使散热增加，从而产生退热作用。这种中枢性退热作用也可能与下丘脑的前列腺素合成受到抑制有关。因此本类药物可以改善上述临床症状，但其作用机制与中枢性镇痛药的镇痛和肾上腺皮质激素的抗炎作用的作用机制有所不同。

此外，NSAIDs尚有可因减少前列腺素的生成而抑制血小板聚集的功能和降低胃黏膜不受损伤的保护功能。有利于防止血栓的形成而可使其用于心肌梗死的预防，也成为引起NSAIDs的主要不良反应消化性溃疡的原因。

NSAIDs根据其化学结构可分为很多类，它们具有共同的作用和不良反应，但也具有各自的特点。本节包括重要类别的代表药物对乙酰氨基酚（口服常释剂型、颗粒剂）、阿司匹林（口服常释剂型）、布洛芬（口服常释剂型）、双氯芬酸（口服常释剂型、口服缓释剂型）和吲哚美辛（栓剂）。

临床上本类药物主要用于治疗发热和炎症性疼痛。长期应用时应特别注意其胃肠不良反应。

24. 索米痛 Somiton

【药理学】本品为复方解热镇痛药。其中，氨基比林和非那西丁能抑制下视丘前列腺素的合成和释放，恢复体温调节中枢感受神经元的正常反应性而起退热作用；同时还通过抑制前列腺素等的合成而起镇痛作用。氨基比林并能抑制炎症局部组织中前列腺素的合成和释放，稳定溶酶体酶，影响吞噬细胞的吞噬作用而起到抗炎作用。咖啡因为中枢神经兴奋药，能兴奋大脑皮层，提高对外界的感应性，并有收缩脑血管，加强前两药缓解头痛的效果。苯巴比妥具有镇静、催眠、抗惊厥作用，可增强氨基比林和非那西丁的镇痛作用，并预防发热所致之惊厥。

【适应证】用于发热及轻、中度的疼痛。

【禁忌证】对氨基比林、非那西丁、咖啡因或苯巴比妥类药物过敏者禁用。

【不良反应】本复方所含氨基比林和非那西丁均有明显不良反应。服用氨基比林可有呕吐、皮疹、发热、大量出汗及发生口腔炎等，少数可致中性粒细胞缺乏、再生障碍性贫血、渗出性红斑、剥脱性皮炎、龟头糜烂等。长期服用非那西丁可引起肾乳头坏死、间质性肾炎并发生急性肾衰竭，甚至可能诱发肾盂癌和膀胱癌，还可造成对药物的依赖性。非那西丁还易使血红蛋白形成高铁血红蛋白，使血液的携氧能力下降，导致发绀，还可引起溶血、肝脏损害，并对视网膜有一定毒性。

【注意事项】

(1) 本品长期服用,可导致肾脏损害,严重者可致肾乳头坏死或尿毒症,甚至可能诱发肾盂癌和膀胱癌。不宜长久使用,以免发生中性粒细胞缺乏,用药超过 1 周要定期检查血象。

(2) 氨基比林在胃酸下与食物发生作用,可形成致癌性亚硝基化合物,特别是亚硝胺,因此有潜在的致癌性。

(3) 长期服用可造成依赖性,并产生耐受。

(4) 对各种创伤性剧痛和内脏平滑肌绞痛无效。

【药物相互作用】未进行该项实验且无可靠参考文献。

【用法用量】需要时服用,一次 1～2 片,一日 1～3 次。

【制剂规格】索米痛:每片含氨基比林 0.15 g、非那西丁0.15 g、咖啡因50 mg、苯巴比妥 15 mg。

25. 赖氨匹林　Aspirin-DL-lysine

【药理学】本品为阿司匹林和赖氨酸复盐,能抑制环氧合酶,减少前列腺素的合成,具有解热、镇痛及抗炎作用,其特点为可供肌肉注射,避免口服阿司匹林时产生胃肠刺激,且毒性低使用较安全,宜于儿童使用。本品镇痛作用介于口服解热镇痛药和麻醉性镇痛药之间,静脉给药的镇痛作用比口服阿司匹林等剂量强 4～5 倍,起效快,故可部分替代麻醉性镇痛药。肌内注射后血药浓度可维持 36～120 分钟;静脉注射后血浆浓度约为口服的 1.8 倍,并立即代谢为水杨酸,其浓度迅速上升。

【适应证】用于缓解轻中度疼痛及多种原因引起的发热,并用于类风湿关节炎、骨关节炎等的症状缓解。

【禁忌证】

(1) 活动期溃疡病或其他原因引起的消化道出血。

(2) 血友病或血小板减少症。

(3) 有阿司匹林或其他非甾体类抗炎药过敏史者,尤其是出现哮喘、神经血管性水肿或休克者。

(4) 本品易于通过胎盘,妊娠早晚期用药都有致畸作用,长期使用可使产程延长，产后出血增多等，故禁用；也可在乳汁中排泄，长期大剂量用药时婴儿有可能产生不良反应，哺乳期妇女禁用。

【不良反应】一般用于解热镇痛的剂量很少引起不良反应。长期大剂量用药(治疗风湿热)、尤其当药物血浓度＞200 μg/ml 时较易出现不良反应。血药浓度越高，不良反应越明显。

(1) 较常见的有恶心、呕吐、上腹部不适或疼痛等胃肠道反应。停药后多可消失。长期或大剂量服用可有胃肠道出血或溃疡。

(2) 中枢神经系统出现可逆性耳鸣、听力下降，多在服用一定疗程，药物浓度达 200～300 μg/ml 后出现。

(3) 变态反应：表现为哮喘、荨麻疹、血管神经性水肿或休克。多为易感者，服药后迅速出现呼吸困难，严重者可致死亡，称为阿司匹林哮喘。有的是阿司匹林过敏、哮喘和鼻息肉三联征，往往与遗传和环境因素有关。

(4) 肝肾功能损害：与剂量大小有关，尤其是剂量过大使血药浓度达 250 μg/ml 时易发生。损害均是可逆性的，停药后可恢复，但有引起肾乳头坏死的报道。

【注意事项】

(1) 交叉过敏反应：对某种水杨酸药物或非甾体类抗炎药过敏史也可能对另一种水杨酸类药过敏。但是对本品过敏者不一定对非乙酰化的水杨酸类药过敏。

(2) 下列情况时应慎用：有哮喘及其他过敏性反应时；溃疡病或腐蚀性胃炎；葡萄糖-6-磷酸脱氢酶缺陷者；痛风(本品可影响其他排尿酸药的作用，小剂量时可能引起尿酸潴留)；肝功能减退时可加重肝脏毒性反应，加重出血倾向，肝功能不全或肝硬化患者易出现肾脏不良反应；心功能不全或高血压，大量应用可能引起心力衰竭或肺水肿。

(3) 长期大剂量用药时应定期检查血细胞比容、肝功能及血清水杨酸含量测定。

(4) 小儿患者，尤其是有发热及脱水者，易出现毒性反应。急性发热疾病，尤其是流感及水痘患儿应用本品，可能会发生瑞氏综合征(Reye's syndrome),因而不推荐使用。

(5) 老年患者服用本品易出现毒性反应,故减量服用。

【相互作用】

(1) 与任何可引起低凝血酶原血症、血小板减少、血小板聚集功能降低或消化道溃疡出血的药物同用时,可有加重凝血障碍及引起出血的危险。

(2) 与抗凝药(双香豆素、肝素等)、溶栓药(链激酶、尿激酶)同用,可增加出血的危险。

(3) 尿碱化药(碳酸氢钠等)、抗酸药(长期大量应用)可增加本品自尿中排泄,使血药浓度下降。但当本品血药浓度已达稳定状态而停用碱性药物,又可使本品血药浓度升高到毒性水平。碳酸酐酶抑制药可使尿碱化,但可引起代谢性酸中毒,不仅能使血药浓度降低,而且使本品透入脑组织中的量增多,从而增加毒性反应。

(4) 尿酸化药可减低本品的排泄,使其血药浓度升高。本品血药浓度已稳定状态的患者加用尿酸化药后可能导致本品血药浓度升高,毒性反应增加。

(5) 糖皮质激素可增加水杨酸盐的排泄,同用时为了维持本品的血药浓度,必要时应增加本品的剂量。本品与糖皮质激素长期同用,尤其是大量应用时,有增加消化性溃疡和出血的危险性,不主张将此两类药物同时应用。

(6) 胰岛素或口服降糖药物的降糖效果可因与本品同用而加强和加速。

(7) 与甲氨蝶呤同用时,可减少甲氨蝶呤与蛋白的结合,减少其从肾脏的排泄,使血药浓度升高而增加毒性反应。

(8) 丙磺舒或磺吡酮的排尿酸作用,可因同时应用本品而降低;当水杨酸盐的血浓度>50 μg/ml 时即明显降低,100～150 μg/ml 时更甚。此外,丙磺舒可降低水杨酸盐自肾脏的清除率,从而使后者的血药浓度升高。

【用法用量】肌内注射或静脉注射,以 4 ml 注射用水或 0.9%氯化钠注射液溶解后注射。成人:一次 0.9～1.8 g,一日 2 次。儿童:

一日按体重 10～25 mg/kg，分 2 次给药。

【制剂规格】 注射用赖氨匹林：0. 25 g；0. 9 g。

26. 氨咖黄敏

Paracetamol, Caffein, Atificial Cow- bezoar and chlorphenamine Maleate

【药理学】 本品为感冒用药类非处方药。本品中对乙酰氨基酚能抑制前列腺素合成，有解热镇痛作用；咖啡因为中枢兴奋药，能增强对乙酰氨基酚的解热镇痛效果，并减轻其他药物所致的嗜睡、头晕等中枢抑制作用；马来酸氯苯那敏为抗组胺药，能减轻流涕、鼻塞、打喷嚏症状；人工牛黄具有解热镇惊作用。

【适应证】 用于缓解普通感冒及流行性感冒引起的发热、头痛、鼻塞、咽痛等症状。

【禁忌证】

（1）对本品过敏者禁用。

（2）孕妇、哺乳期妇女禁用。

（3）活动期消化道溃疡者禁用。

【不良反应】 偶见粒细胞、血小板减少、厌食、恶心、呕吐、皮疹等不良反应。

【注意事项】

（1）服用本品期间禁止饮酒或含有酒精的饮料。

（2）肝、肾功能不全者慎用。

（3）孕妇及哺乳期妇女慎用。

（4）驾驶机器、车、船，从事高空作业、机械作业者工作期间慎用。

（5）儿童必须在成人监护下使用。

【药物相互作用】

（1）本品不应与巴比妥类、苯妥英钠及氯霉素同服。

（2）长期服用本品或与其他解热镇痛药同服有增加肾毒性的危险。

（3）如正在服用其他药品，使用本品前请咨询医师或药师。

【用法用量】 氨咖黄敏胶囊:口服。成人一次1～2粒,一日3次。氨咖黄敏片:口服。成人,一次1～2片,一日3次。小儿氨咖黄敏颗粒:口服。1～5岁,一次0.5包;6～9岁,每次1包;10～14岁,一次1.5包,一日2次,温开水冲服。

【制剂规格】

(1) 氨咖黄敏胶囊:每粒含乙酰氨基酚250 mg,咖啡因15 mg,马来酸氯苯那敏1 mg,人工牛黄10 mg。

(2) 氨咖黄敏片:每片含乙酰氨基酚250 mg,咖啡因15 mg,马来酸氯苯那敏1 mg,人工牛黄10 mg。

(3) 小儿氨咖黄敏颗粒:每包含对乙酰氨基酚125 mg、咖啡因7.5 mg、马来酸氯苯那敏0.5 mg。

27. 氨酚伪麻美芬片Ⅱ/氨麻苯美片

Paracetamol, Pseudoephedrine Hydrochloride and Dextromethorphan Hydrobromide Tablets Ⅱ/ Paracetamol, Pseudoephedrine Hydrochloride, Dextromethorphan Hydrobromide and Chlorphenamine Maleate Tablets

【药理学】 本品为感冒用药类非处方药。本品中对乙酰氨基酚可抑制前列腺素合成而具有解热镇痛作用;盐酸伪麻黄碱具有收缩上呼吸道毛细血管、消除鼻咽黏膜充血、减轻鼻塞、流涕的作用;氢溴酸右美沙芬能抑制咳嗽中枢,具有止咳作用;盐酸苯海拉明为抗组胺药,能进一步减轻鼻塞、流涕、打喷嚏等症状,并有镇静安眠的作用。

【适应证】 适用于缓解普通感冒及流行性感冒引起的发热、头痛、四肢酸痛、打喷嚏、流鼻涕、鼻塞、咳嗽、咽痛等症状。

【禁忌证】 严重肝肾功能不全者禁用。

【药物不良反应】 有时有轻度头晕、乏力、恶心、上腹不适、口干、食欲缺乏和皮疹等,可自行恢复。

【注意事项】

(1) 服用本品期间不得饮酒或含有酒精的饮料。

(2) 不能同时服用与本品成分相似的其他抗感冒药。

(3) 心脏病、高血压、甲状腺疾病、糖尿病、前列腺肥大、青光眼、抑郁症及哮喘等患者应在医师指导下使用。

(4) 夜用片服用后,不得驾驶机器、车、船,不得从事高空作业、机械作业及操作精密仪器。

(5) 孕妇及哺乳期妇女慎用。

(6) 肝、肾功能不全者慎用。

(7) 运动员慎用。

(8) 对本品过敏者禁用,过敏体质者慎用。

(9) 本品性状发生改变时禁止使用。

【药物相互作用】

(1) 本品如与其他解热镇痛药同用,可增加肾毒性危险。

(2) 本品不宜与氯霉素、巴比妥类、解痉药、酚妥拉明、洋地黄苷类同用。

【用法用量】 日用片:口服,成人和 12 岁以上儿童,一次 1～2 片,一日 2 次或白天每 6 h 服 1 次。夜用片:口服,成人和 12 岁以上儿童,睡前服 1～2 片。

【制剂规格】 本品为复方制剂,氨酚伪麻美芬Ⅱ片(日用片):每片含对乙酰氨基酚 325 mg,盐酸伪麻黄碱 30 mg,氢溴酸右美沙芬 15 mg。氨麻苯美片(夜用片):每片含对乙酰氨基酚 325 mg,盐酸伪麻黄碱 30 mg,氢溴酸右美沙芬 15 mg,盐酸苯海拉明 25 mg。

28. 酚麻美敏

Compound Dextromethorphan Hydrobromide Granules

【药理学】 本品中对乙酰氨基酚能抑制前列腺素合成,具有解热镇痛作用;盐酸伪麻黄碱能选择性收缩上呼吸道血管,消除鼻咽部黏膜充血,减轻鼻塞、流涕、打喷嚏等症状。氢溴酸右美沙芬能抑制咳嗽中枢而产生镇咳作用。马来酸氯苯那敏为抗组胺药,可消除或减轻感冒所致的流泪、流涕、喷嚏等过敏症状。

【适应证】 用于普通感冒或流行性感冒引起的发热、头痛、四肢酸痛、打喷嚏、流鼻涕、鼻塞、咳嗽、咽痛等症状。

【禁忌证】 严重肝、肾功能不全者禁用。

【不良反应】 时有轻度头晕、乏力、恶心、上腹不适、口干、食欲缺乏和皮疹等，可自行恢复。

【注意事项】

(1) 服用本品期间不得饮酒或含有酒精的饮料。

(2) 不能同时服用与本品成分相似的其他抗感冒药。

(3) 心脏病、高血压、甲状腺疾病、糖尿病、前列腺肥大、青光眼、抑郁症、哮喘等患者以及老年人应在医师指导下使用。

(4) 孕妇及哺乳期妇女慎用。

(5) 肝、肾功能不全者慎用。

(6) 运动员慎用。

(7) 服药期间不得驾驶机器、车、船，不得从事高空作业、机械作业及操作精密仪器。

(8) 对本品过敏者禁用，过敏体质者慎用。

(9) 服用降压药或两周内服用过单胺氧化酶抑制剂(用于抗抑郁及治疗帕金森病)者，请勿服用本品。

【药物相互作用】

(1) 与其他解热镇痛药同用，可增加肾毒性的危险。

(2) 本品不宜与氯霉素、巴比妥类(如苯巴比妥)、解痉药(如颠茄)、酚妥拉明、洋地黄苷类并用。

【用法用量】

(1) 酚麻美敏片(胶囊/薄膜包衣片)：口服。12 岁以上儿童及成人，一次 1～2 片，每 6 小时服 1 次，24 小时内不超过 4 次。

(2) 酚麻美敏胶囊：12 岁以上儿童及成人，一次 1～2 粒，每 6 小时服 1 次，一天用量不超过 8 粒。

【制剂规格】

(1) 酚麻美敏片：每片含对乙酰氨基酚 325 mg，盐酸伪麻黄碱

30 mg，氢溴酸右美沙芬 15 mg，马来酸氯苯那敏 2 mg。

（2）酚麻美敏胶囊：每粒含对乙酰氨基酚 162.5 mg，盐酸伪麻黄碱 15 mg，氢溴酸右美沙芬 7.5 mg，马来酸氯苯那敏 1 mg。

29. 复方锌布

Compound Zinc Gluconate and Ibuprofen Granules

【药理学】布洛芬能抑制前列腺素合成，具解热镇痛作用；葡萄糖酸锌由于锌离子能参与多种酶的合成与激活，有增强吞噬细胞吞噬能力的作用；马来酸氯苯那敏为抗组胺药，能减轻由感冒或流感引起的鼻塞、流涕、喷嚏等症状。

【适应证】用于普通感冒或流行性感冒引起的发热、头痛、鼻塞等症状的对症治疗。

【禁忌证】

（1）对其他非甾体抗炎药过敏者禁用。

（2）孕妇及哺乳期妇女禁用。

（3）对阿司匹林过敏的哮喘患者禁用。

【不良反应】

（1）少数病人可出现恶心、呕吐、胃烧灼感或轻度消化不良，胃肠道出血、转氨酶升高、头痛、头晕、耳鸣、视力模糊、精神紧张、嗜睡、下肢水肿或体重骤增。

（2）罕见皮疹、过敏性肾炎、膀胱炎、肾病综合征、肾乳头坏死或肾衰竭。

【注意事项】

（1）本品为对症治疗药，用于止痛不得超过 5 天，用于解热不得超过 3 天。

（2）孕妇及哺乳期妇女慎用。

（3）对本品成分过敏者禁用。

（4）不得驾驶机器、车、船，从事高空作业、机械作业者工作期间禁用。

（5）服用本品期间禁止饮酒。

(6) 肾功能不全、高血压、心功能不全、消化道溃疡、血友病或其他出血性疾病(包括凝血或血小板功能异常)的患者,使用前必须咨询医师或药师。

【药物相互作用】

(1) 本品与其他解热、镇痛、抗炎药物同用时可增加胃肠道不良反应。

(2) 本品与肝素、双香豆素等抗凝药同用时,可导致凝血酶原时间延长,增加出血倾向,不宜同用。

(3) 本品与地高辛、甲氨蝶呤、口服降血糖药物同用时,能使这些药物血药浓度增高,不宜同用。

(4) 本品与呋塞米(呋喃苯胺酸)同用时,后者的排钠和降压作用减弱;与抗高血压同用时也降低后者的降压效果。

(5) 如正在服用其他药品,使用本品前请咨询医师或药师。

【用法用量】温开水冲服,成人一次 2 袋,一日 3 次。12 岁以下小儿用量见以下数据:

年龄(岁)	体重(kg)	一次用量(袋)	次　数
2～3	12～14	1/3	若发热或疼痛不缓解,可每隔 4～6 小时再服一次,24 小时内不超过 4 次
4～6	16～20	1/2	
7～9	22～26	1	
10～12	28～32	1	

【制剂规格】复方锌布颗粒:每袋含葡萄糖酸锌 100 mg,布洛芬 150 mg,马来酸氯苯那敏 2 mg。

30. 复方对乙酰氨基酚　Compound Paracetamol

【药理学】本品中阿司匹林及对乙酰氨基酚均能抑制前列腺素合成,具有解热镇痛作用;咖啡因为中枢兴奋药,能增强上列药物的解热镇痛作用。

【适应证】用于普通感冒或流行性感冒引起的发热,也用于缓解轻至中度疼痛如头痛、关节痛、偏头痛、牙痛、肌肉痛、神经痛、痛经。

【禁忌证】

(1) 孕妇、哺乳期妇女禁用。

(2) 喘息、鼻息肉综合征、对阿司匹林及其他解热镇痛药过敏者禁用。

(3) 血友病或血小板减少症患者禁用。

(4) 活动性出血性疾病患者禁用。

(5) 严重肝肾功能不全者禁用。

【不良反应】

(1) 较常见的有恶心、呕吐、上腹部不适或疼痛等胃肠道反应。

(2) 较少见或罕见的有:胃肠道出血或溃疡,多见于大剂量服用本品的患者;过敏性支气管哮喘;皮疹、荨麻疹、皮肤瘙痒等;血尿、眩晕和肝脏损害。

【注意事项】

(1) 本品为对症治疗药,用于解热连续使用不超过 3 天,用于止痛不超过 5 天。

(2) 痛风、心功能不全、鼻出血、月经过多以及有溶血性贫血史者慎用。

(3) 肝、肾功能不全者慎用。

(4) 服用本品期间不得饮酒或含有酒精的饮料。

(5) 对本品过敏者禁用,过敏体质者慎用。

【药物相互作用】

(1) 不宜与抗凝药(如双香豆素、肝素)同用。

(2) 本品与皮质激素类同用,可增加胃肠道不良反应。

(3) 本品不宜与氯霉素、巴比妥类、颠茄类药物同服。

【用法用量】口服,成人一次 1 片,若持续发热或疼痛,可间隔 4～6 小时重复用药 1 次,24 小时内不超过 4 次。

【制剂规格】复方对乙酰氨基酚片:每片主要成分为对乙酰氨基酚 126 mg,阿司匹林 230 mg,咖啡因 30 mg。

31. 复方氨酚烷胺
Compound Paracetamol and Amantadine Hydrochloride

【药理学】本品为感冒用药类非处方药。对乙酰氨基酚能抑制前列腺素合成,有解热镇痛的作用;金刚烷胺可抗"亚甲型"流感病毒,抑制病毒繁殖;咖啡因为中枢兴奋药,能增强对乙酰氨基酚的解热镇痛效果,并能减轻其他药物所致的嗜睡、头晕等中枢抑制作用;马来酸氯苯那敏为抗过敏药,能减轻流涕、鼻塞、打喷嚏等症状;人工牛黄具有解热、镇惊作用。

【适应证】用于缓解普通感冒及流行性感冒引起的发热、头痛、四肢酸痛、打喷嚏、流鼻涕、鼻塞、咽痛等症状。

【禁忌证】

(1) 对本品过敏者禁用。

(2) 活动性消化道溃疡者禁用。

(3) 孕妇、哺乳期妇女禁用。

(4) 1 岁以下儿童禁用。

【不良反应】偶见粒细胞、血小板减少、厌食、恶心、呕吐、皮疹等不良反应。

【注意事项】

(1) 服用本品期间不得饮酒或含有酒精的饮料。

(2) 肝、肾功能不全者慎用。

(3) 孕妇及哺乳期妇女慎用。

(4) 驾驶机器、车、船,从事高空作业、机械作业者工作时间慎用。

【药物相互作用】

(1) 与其他解热镇痛药同用,可增加肾毒性的危险。

(2) 本品不宜与氯霉素、巴比妥类(如苯巴比妥)等并用。

【用法用量】口服。成人,一次 1 粒,一日 2 次。

【制剂规格】

(1) 复方氨酚烷胺胶囊:每粒含对乙酰氨基酚 250 mg、盐酸金刚烷胺 100 mg、马来酸氯苯那敏 2 mg、人工牛黄 10 mg、咖啡因 15 mg。

(2) 复方氨酚烷胺片/分散片：每片含对乙酰氨基酚 250 mg，盐酸金刚烷胺 100 mg，人工牛黄 10 mg，咖啡因 15 mg，马来酸氯苯那敏 2 mg。

32. 美敏伪麻　US-min Pseudoephedrine

【药理学】本品为感冒用药类非处方药。盐酸伪麻黄碱为减轻鼻充血剂，能消除鼻咽部黏膜充血、减轻鼻塞症状；氢溴酸右美沙芬为中枢性镇咳药，能直接作用于延脑咳嗽中枢抑制咳嗽反射，但无依赖性；马来酸氯苯那敏为抗组胺药，具有消除或减轻流泪、打喷嚏和流涕的作用。

【适应证】适用于缓解普通感冒、流行性感冒及过敏引起的咳嗽、咳痰、打喷嚏、流鼻涕、鼻塞、咽痛等症状。

【禁忌证】妊娠前 3 个月内妇女禁用。

【不良反应】少数患者可出现嗜睡、头晕、心悸、兴奋、失眠、恶心等，停药后可自行消失。

【注意事项】

(1) 心脏病、高血压、甲状腺疾病、糖尿病、前列腺肥大、青光眼、抑郁症、哮喘、肝功能不全、癫痫等患者以及老年人应在医师指导下使用。

(2) 痰多患者慎用。

(3) 不能同时服用与本品成分相似的其他抗感冒药。

(4) 孕妇及哺乳期妇女慎用。

(5) 运动员慎用。

(6) 服用本品期间不得饮酒或含有酒精的饮料。

(7) 服药期间不得驾驶机器、车、船，不得从事高空作业、机械作业及操作精密仪器。

(8) 对本品过敏者禁用，过敏体质者慎用。

【药物相互作用】本品不宜与抗抑郁药、降压药、解痉药、氯霉素、巴比妥类、洋地黄苷类药物等并用。

【用法用量】口服。① 12 岁以上儿童及成人，一次 10 ml，一日 3～4 次，24 小时内不超过 4 次。② 12 岁以下儿童用量如下所示：2～3 岁：体重 12～15 kg，一次用量 1.5～2 ml，一日 3 次；4～6 岁：体重 16～21 kg，一次用量 3 ml，一日 3 次；7～9 岁：体重22～27 kg，一次用量 4 ml，一日 3 次；10～12 岁：体重 28～32 kg，一次用量 5 ml，一日 3 次。

【制剂规格】美敏伪麻溶液：每毫升含主要成分氢溴酸右美沙芬 2 mg，盐酸伪麻黄碱 6 mg，马来酸氯苯那敏 0.4 mg。

33. 复方盐酸伪麻黄碱　Compound Pseudoephedrine Hydrochloride

【药理学】本品为感冒用药类非处方药。盐酸伪麻黄碱为拟肾上腺素药，具有收缩上呼吸道毛细血管，清除鼻咽部黏膜充血，减轻鼻塞症状的作用；马来酸氯苯那敏为抗组胺药，能进一步减轻感冒引起的鼻塞、流涕、打喷嚏等症状。内容物中既含有速释小丸，也含有能在一定时间内发挥作用的缓释小丸，其有效浓度可维持 12 小时。

【适应证】本品可减轻由普通感冒、流行性感冒引起的上呼吸道症状和鼻窦炎、花粉症所致的各种症状，特别适用于缓解上述疾病的早期临床症状，如鼻塞、流涕、打喷嚏等症状。

【禁忌证】严重冠状动脉疾病、有精神病史者及严重高血压患者禁用。

【不良反应】可见头晕、困倦、口干、胃部不适、乏力、大便干燥等。

【注意事项】

(1) 服药期间不得驾驶机器、车、船，不得从事高空作业、机械作业及操作精密仪器。

(2) 服用本品期间不得饮酒或含有酒精的饮料。

(3) 不能同时服用与本品成分相似的其他抗感冒药。

(4) 心脏病、高血压、甲状腺疾病、糖尿病、前列腺肥大和青光眼等患者以及老年人应在医师指导下使用。

(5) 孕妇及哺乳期妇女慎用。

(6) 肝、肾功能不全者慎用。

(7) 运动员慎用。

(8) 对本品中任一组分过敏者禁用,过敏体质者慎用。

【药物相互作用】 本品不宜与氯霉素、巴比妥类、解痉药、酚妥拉明、洋地黄苷类药物并用。

【用法用量】 口服。成人每 12 小时服 1 粒,24 小时内不应超过 2 粒。

【制剂规格】 复方盐酸伪麻黄碱缓释胶囊:每粒含盐酸伪麻黄碱 90 mg,马来酸氯苯那敏 4 mg。

34. 美洛昔康 Meloxicam

【药理学】 本品在治疗剂量的范围内抑制 COX-2 所需的浓度明显低于其抑制 COX-1 的浓度,因此减少了炎症部位前列腺素的合成,而胃肠壁生理性前列腺素的合成和功能受影响小。在发挥镇痛抗炎作用的同时减少了非甾体类抗炎药所普遍存在的胃黏膜损害。动物实验显示本品对肾脏的 COX-1 无抑制作用。

【适应证】 用于慢性关节病,包括缓解急慢性脊柱关节病、类风湿关节炎、骨性关节炎等的疼痛、肿胀及软组织炎性、创伤性疼痛、手术后疼痛。

【禁忌证】 妊娠及哺乳妇女、对本品过敏者、对使用阿司匹林或其他非甾体类抗炎药物后出现哮喘、鼻腔息肉、血管水肿或荨麻疹者、活动性消化性溃疡或消化性溃疡出血者、严重肝功能不全者、非透析性严重肾功能不全者、胃肠道出血、脑出血或其他出血和严重心衰者均禁用。

【不良反应】 常见贫血、轻微头晕、头痛、消化不良、恶心、呕吐、腹痛、便秘、胀气、腹泻、瘙痒、皮疹、肝药酶短暂升高,停药即消失。少见白细胞计数减少、血小板减少、粒细胞缺乏、眩晕、耳鸣、嗜睡、心悸、胃肠道出血、消化性溃疡、食管炎、口炎、短暂肝肾功能轻度异常、荨麻疹。罕见过敏样反应、哮喘发作、胃炎、结肠炎、消化性溃疡、穿孔或胃肠道出血、肝炎、Steven-Johnson 综合征和中毒性表皮坏死松解症、血管性水肿、多形红斑和感光过敏及肾衰竭等。

【注意事项】本品出现胃肠道溃疡和出血风险略低于其他传统 NSAIDs。服用时宜从最小有效剂量开始。有消化性溃疡史者慎用。服药者定期检查其肝、肾功能，尤其是 65 岁以上老年患者。

【药物相互作用】

(1) 本品在治疗剂量时与地高辛、西咪替丁、抗酸药、呋塞米并用时不出现明显的临床相互影响疗效和毒性的症状。

(2) 与华法林并用应注意本品可加强华法林的抗凝作用。

(3) 与甲氨蝶呤并用应注意本品可能增加后者的毒性作用，宜监测血象及肝功能。

(4) 本品可使同时服用的降糖药、抗高血压药的作用下降，宜监测并调整用药的剂量。

(5) 本品可使锂盐的血药浓度升高，故在开始使用时，调节锂盐的剂量或停用本品时应监控血浆中锂盐的水平。

【用法用量】口服。骨性关节炎：一日 7.5 mg，一次服用，一日最大剂量为 15 mg；强直性脊柱炎和类风湿关节炎：一日 15 mg，分 2 次服用，也可减量至一日 7.5 mg。成人一日最大剂量为15 mg，老年人一日 7.5 mg。15 岁以下儿童不推荐使用。

【制剂规格】

(1) 美洛昔康片：7.5 mg；15 mg。

(2) 美洛昔康分散片：7.5 mg。

布洛芬 Ibuprofen

【药理学】本品具镇痛、抗炎、解热作用。其作用机制通过对环氧酶的抑制而减少前列腺素的合成，由此减轻因前列腺素引起的组织充血、肿胀，降低周围神经痛觉的敏感性。它通过下丘脑体温调节中枢而起解热作用。

【适应证】缓解各种慢性关节炎的关节肿痛症状；治疗各种软组织风湿性疼痛如肩痛、腱鞘炎、滑囊炎、肌痛及运动后损伤性疼痛等，急性疼痛如手术后、创伤后、劳损后、原发性痛经、牙痛、头痛等；有解热作用。

【禁忌证】

(1) 活动性消化性溃疡禁用。

(2) 对阿司匹林或其他非甾体类抗炎药过敏者禁用。

(3) 服用此类药物诱发哮喘、鼻炎或荨麻疹患者禁用。

(4) 严重肝病患者及中、重度肾功能不全者禁用。

【不良反应】消化道症状包括消化不良、胃烧灼感、胃痛、恶心、呕吐。少见的为胃溃疡和消化道出血，以及头痛、嗜睡、晕眩、耳鸣、皮疹、水肿，支气管哮喘发作，肝酶升高，血压升高、白细胞计数减少等。罕见的为肾功能不全。

【注意事项】

(1) 对阿司匹林或其他非甾体类抗炎药过敏者对本品可有交叉过敏反应。

(2) 本品可能增加胃肠道出血的风险并导致水钠潴留。

(3) 轻度肾功能不全者可使用最小有效剂量并密切监测肾功能和水钠潴留情况。

(4) 孕妇及哺乳期妇女尽量避免使用。

(5) 避免本品与小剂量阿司匹林同用以防后者减效。

(6) 有消化性溃疡病史、支气管哮喘、心功能不全、高血压、血友病或其他出血性疾病、有骨髓功能减退病史的患者慎用。

(7) 长期用药时应定期检查血象及肝、肾功能。

【药物相互作用】

(1) 饮酒或与其他非甾体类抗炎药同用时增加胃肠道不良反应，并有致溃疡的危险。长期与对乙酰氨基酚同用时可增加对肾脏的不良反应。

(2) 与阿司匹林或其他水杨酸类药物同用时，药效不增强，而胃肠道不良反应及出血倾向发生率增高。

(3) 与肝素、双香豆素等抗凝药及血小板聚集抑制药同用时有增加出血的危险。

(4) 与呋塞米同用时,后者的排钠和降压作用减弱。

(5) 与维拉帕米、硝苯地平同用时,本品的血药浓度增高。

(6) 本品可增加地高辛的血药浓度,同用时须注意调整地高辛的剂量。

(7) 本品可增强抗糖尿病药(包括口服降糖药)的作用。

(8) 本品与抗高血压药同用时可影响后者的降压效果。

(9) 丙磺舒可降低本品的排泄,增加血药浓度,从而增加毒性,故同用时宜减少本品剂量。

(10) 本品可降低甲氨蝶呤的排泄,增高其血浓度,甚至可达中毒水平,故本品不应与中或大剂量甲氨蝶呤同用。

(11) 药物的不良反应与所服用的剂量呈正相关,因此服药超量时应做紧急处理,包括催吐或洗胃、口服活性炭、抗酸药和(或)利尿药,并给予监测及其他支持疗法。

【用法用量】

(1) 口服:12 岁以下小儿用量见下表:

年龄(岁)	体重(kg)	一次用量(ml)	次数
1～3	10～15	4	若持续疼痛或发热,可间隔 4～6 小时重复用药一次,24 小时不超过 4 次
4～6	16～21	5	
7～9	22～27	8	
10～12	28～32	10	

(2) 混悬滴剂:(幼儿)口服,需要时每 6～8 小时可重复使用,每 24 小时不超过 4 次,每次 5～10 mg/kg。或参照年龄、体重剂量表,用滴管量取。使用前请摇匀,使用后请清洗滴管。剂量如下:

年 龄	体重(kg)	剂 量
6 个月以下	—	应遵医嘱
6～11 个月	5.5～8.0	1 滴管(1.25 ml)
12～23 个月	8.1～12.0	1.5 滴管(1.875 ml)
2～3 岁	12.1～15.9	2 滴管(2.5 ml)

【制剂规格】

(1) 口服混悬剂：100 ml∶2.0 g；60 ml∶1.2 g。

(2) 布洛芬糖浆：10 ml∶0.2 g。

(3) 混悬滴剂：20 ml∶0.8 mg。

对乙酰氨基酚　Paracetamol

【药理学】本品镇痛作用可能通过抑制中枢神经系统中前列腺素的合成以及阻断痛觉神经末梢的冲动而产生镇痛。解热作用则可能是通过下视丘体温调节中枢产生周围血管扩张、出汗与散热而起作用。本品能缓解疼痛和发热症状，与非甾体类抗炎药相比其抗炎作用弱。

【适应证】用于中、重度发热。缓解轻度至中度疼痛，如头痛、肌痛、关节痛等的对症治疗。为轻中度骨关节炎的首选药物。

【禁忌证】严重肝肾功能不全患者及对本品过敏者禁用。

【不良反应】常规剂量下的不良反应很少，少见恶心、呕吐、出汗、腹痛、皮肤苍白等；罕见过敏性皮炎(皮疹、皮肤瘙痒等)、粒细胞缺乏、血小板减少、高铁血红蛋白血症、贫血、肝肾功能损害和胃肠道出血等。

【注意事项】

(1) 对阿司匹林过敏者，一般对本品不发生过敏反应，但有报道在因阿司匹林过敏发生哮喘的患者中，少数(<5%)可于服用本品后发生轻度支气管痉挛性反应。

(2) 肝病者尽量避免长期使用。

(3) 肾功能不全者长期大量使用本品有增加肾脏毒性的危险，故建议减量使用。

(4) 孕妇及哺乳期妇女慎用。

(5) 3 岁以下儿童因其肝、肾功能发育不全者慎用。

(6) 长期大剂量用药者应定期进行肝肾功能和血象检查。

(7) 不宜大量或长期用药以防引起造血系统和肝肾功能损害。

【药物相互作用】

(1) 在长期饮酒或应用其他肝酶诱导药，尤其是应用巴比妥类或其他抗痉药的患者，长期或超量服用本品时，更有发生肝脏毒性的危险。

(2) 在应用抗凝药的同时大量或长期应用本品时，因可减少凝血因子在肝内的合成，有增强抗凝药的作用，故抗凝药的用量应根据凝血酶原时间进行调整。

(3) 长期大量与阿司匹林、其他水杨酸盐制剂或其他非甾体类抗炎药合用时(如每年累积用量至 1 000 g，应用 3 年以上时)，有明显增加肾毒性(包括肾乳头坏死、肾及膀胱癌)的危险。

(4) 与抗病毒药齐多夫定(Zidovudine)合用时，由于两药可互相降低与葡萄糖醛酸的结合作用而降低清除率，从而增加毒性，因此应避免同时应用。

(5) 本品与氯霉素并用，可延长后者的半衰期，增强其毒性。

(6) 二氟尼柳可使本品的血药浓度增加 50%，因此可增加本品的肝毒性。

【用法用量】滴入口中，或溶于约 20 倍体积的开水中摇匀后口服。用刻度吸管吸取。

年　龄(岁)	体　重(kg)	用　量(ml/次)
2～3	12～14	1～1.5
4～6	16～20	1.5～2
7～9	22～26	2～2.5
10～12	28～32	2.5～3

若持续高热或疼痛，可间隔 4～6 小时重复用药一次，24 小时不超过 4 次。

【制剂规格】对乙酰氨基酚滴剂：30 ml∶3 g。

（三）抗痛风药

痛风是因血尿酸增高及尿酸盐结晶在关节和组织的沉积引起的一组综合征。抗痛风药可分为控制急性关节炎症状和抗高尿酸血症两大类，供痛风的不同临床阶段使用。后一类药物则又可按其作用分为抑制尿酸生成的药物和促使尿酸排泄的药物，它们均可达到降低血尿酸，控制和预防痛风反复发作。

35. 苯溴马隆　Benzbromarone

【药理学】本品通过抑制肾小管对尿酸的重吸收而达到降低高尿血酸症和组织中尿酸结晶的沉淀，亦促进尿酸结晶的重新溶解。本品促尿酸排出的作用比丙磺舒强，并与丙磺舒有协同作用。

【适应证】用于具痛风史的高尿酸血症、慢性痛风性关节炎或痛风石伴有高尿酸血症者。

【禁忌证】痛风性关节炎急性发作期（单独应用），有中、重度肾功能损害或肾结石，孕妇及哺乳期妇女，对本品过敏者禁用。

【不良反应】可见恶心、腹部不适、肾结石、肾绞痛、诱发痛风性关节炎急性发作；少见发热、皮疹、肝肾功能损害等。

【注意事项】

（1）同时应用秋水仙碱或非甾体类抗炎药（非阿司匹林或水杨酸类药）预防痛风性关节炎急性发作，直到高尿酸血症被纠正至少1个月后。

（2）确保摄入充足的水分（一日2～3 L），碱化尿液，维持尿液是中性或微碱性，防止发生肾结石。

（3）服用者需有正常的肾功能。在用药过程定期检测肾功能以及血和尿尿酸的变化和血象。

（4）在用药期间，如果痛风发作，建议将所用药量减半，必要时服用秋水仙碱或吲哚美辛等非甾体抗炎药。

（5）用药期间出现持续性腹泻，应立即停药。

【药物相互作用】

（1）本品的促尿酸排泄作用可因水杨酸盐、吡嗪酰胺等拮抗而减弱。

（2）本品可增强口服抗凝药的作用，故合用时应调整后者剂量。

【用法用量】 口服：初始剂量一日 25 mg，之后根据血清或尿尿酸浓度调整剂量，无不良反应可渐增至一日 100 mg，宜餐后服用。服药 1～3 周查血清及尿尿酸浓度，视病情而定维持量，连用 3～6 个月。根据尿液 pH 决定是否口服碳酸氢钠。

【制剂规格】 苯溴马隆片：50 mg。

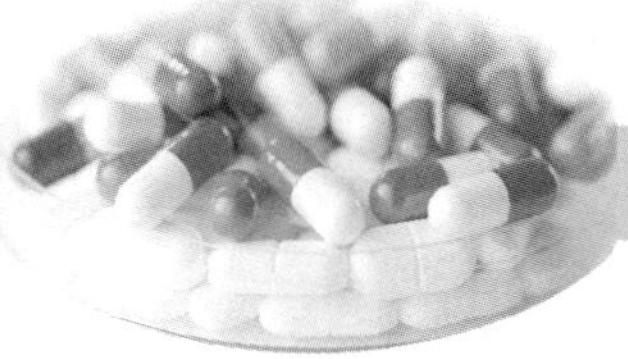

第四章 神经系统药物

神经系统由位于颅腔和椎管内的脑和脊髓及遍布于全身各部的周围神经所组成，在人体各器官系统中占有十分重要的地位。神经系统疾患有 1 000 种以上，其病因有基因缺陷、染色体异常、遗传性、先天发育缺陷、外伤、中毒、感染、营养缺陷、代谢障碍、血管缺损、出凝血障碍、免疫异常与肿瘤等。这些疾病多数有神经组织形态上的明确改变。

神经系统各种疾患的临床表现极为多样。除了可出现感觉异常和感觉缺失，肌力减弱和运动障碍，反射减弱或亢进，复杂的幻觉、错觉、情感、记忆、思维等意识改变，认知活动等异常，以及各种表现的癫痫发作、不随意运动、偏头痛等症状外，还可有各种感官（视、听、嗅、味等）、身体其他器官、各系统功能异常的表现。如视力减退、耳聋，失嗅，心率、血压、排尿、性活动、消化、汗腺分泌、体温、内分泌等异常。

神经系统疾病的药物治疗应遵循以下原则：

（1）预防：神经细胞死亡后不能再生。因此，预防神经系统病损的发生具有头等重要的意义，要重视预防各种中毒、外伤、传染源、营养缺乏引起的神经疾病。

（2）对症治疗：有些疾病可应用药物控制或减轻患者的症状，例如抗癫痫药用于各种癫痫。但大多仅起症状治疗作用，停药即复发，且各种药物又几乎都引起多种副作用。因此，应用治疗药物时应遵循的原则是：尽可能地减少用药的种类；密切观察患者的治疗效果及副作用；老年人尤应注意药物的种类和剂量；治疗一定要有利于保护和恢复神经功能、改善生活质量;给药的途径、次数、疗程,护理,功能活动,康复,作业训练,家庭,社会的理解和支持等综合考虑。

(一) 抗帕金森病药

帕金森病又名震颤麻痹,是一种较常见的神经系统变性疾病,其主要表现是进行性运动徐缓、肌强直、震颤、姿势反射障碍。此外尚有知觉、识别及记忆障碍等症状。

帕金森病患者因黑质有病变,多巴胺合成减少,使纹状体内多巴胺含量降低,造成黑质-纹状体通路多巴胺能神经功能减弱,而胆碱能神经功能相对占优势,因而产生帕金森病的张力增高症状。

老年性血管硬化、脑炎后遗症及长期服用抗精神病药等均可引起类似帕金森病的症状,称为帕金森综合征,其药物治疗与帕金森病相似。

抗帕金森病药分为拟多巴胺药和胆碱受体阻断药两类。

36. 左旋多巴　Levodopa

【药理学】本品为拟多巴胺类抗帕金森病药,左旋多巴为体内合成多巴胺的前体物质,本身并无药理活性,通过血脑屏障进入中枢,经多巴脱羧酶作用转化成多巴胺而发挥药理作用,改善帕金森病症状。由于本品可以增加脑内多巴胺及去甲肾上腺素等神经递质,还可以提高大脑对氨的耐受,而用于治疗肝性脑病,改善中枢功能,使病人清醒,症状改善。

【适应证】抗震颤麻痹药。适用于帕金森病(原发性震颤麻痹),脑炎后或合并有脑动脉硬化的症状性帕金森综合征(非药源性震颤麻痹综合征)。可减轻震颤麻痹的症状,改善肌张力,也用于急性肝衰竭引起的肝性脑病,但不能改善肝脏损害与肝功能。其他用于神经痛、高泌乳素血症、脱毛症、促进小儿生长发育。

【禁忌证】对多巴胺过敏,严重精神疾患、严重心律失常、心力衰竭、青光眼、消化性溃疡和有惊厥史者禁用。

【不良反应】常见的不良反应有恶心，呕吐，直立性低血压，头、面部、舌、上肢和身体上部的异常不随意运动，精神抑郁，排尿困难。较少见的不良反应有高血压、心律失常、溶血性贫血。超剂量时可使上述不良反应明显加重，并可导致严重心律失常。长期服用可发生“开关”现象，即突发运动不能，震颤强直。情绪紧张可促进患者反常性运动不能或起步困难。

【注意事项】

(1) 高血压、心律失常、糖尿病、支气管哮喘、肺气肿、肝肾功能障碍、尿潴留者慎用。有骨质疏松的老年人，用本品治疗有效者，应缓慢恢复正常的活动，以减少引起骨折的危险。用药期间需注意检查血常规、肝肾功能及心电图。

(2) 孕妇及哺乳期妇女用药：本品可分泌入乳汁，也会减少乳汁分泌；动物实验表明本品可引起内脏和骨骼畸形。孕妇及哺乳期妇女应禁用。

(3) 儿童用药：5 岁以下儿童慎用。

【药物相互作用】

(1) 与非选择性单胺氧化酶抑制剂合用可致急性肾上腺危象。

(2) 与罂粟碱或维生素 B_6 合用，可降低药效。

(3) 与乙酰螺旋霉素合用，可显著降低左旋多巴的血药浓度，药效减弱。

(4) 与利舍平合用，可抑制本品的作用，应避免合用。

(5) 与抗精神病药物合用，因为两者互相拮抗，应避免合用。

(6) 与甲基多巴合用，可增加本品的不良反应并使甲基多巴的抗高血压作用增强。

【用法用量】

(1) 成人治疗震颤麻痹：口服。开始 250～500 mg，一日 2～4 次，饭后服用。以后视患者耐受情况，每隔 3～7 日增加 125～500 mg，直至最理想的疗效为止。每日最大量 6 g，分 4～6 次服用。脑炎后及老年患者应酌减剂量。

(2) 儿童治疗弱视：5～6 岁，开始 3 天一次 50 mg，一日 2 次；以后一次 125 mg，一日 2 次。7～12 岁，开始 3 日一次 125 mg，一日 2 次；以后一次 250 mg，一日 2 次，早晚餐后服用，4 周一疗程，用药 1～3 个月。

【制剂规格】

(1) 片剂：每片 50 mg；100 mg；125 mg；250 mg。

(2) 胶囊剂：每粒100 mg；125 mg；250 mg。

37. 多巴丝肼　Levodopa and Benserazide

【药理学】 本品为复方制剂，其组分为左旋多巴和苄丝肼。其比例是 4∶1，其作用同左旋多巴。但苄丝肼未脱羧酶抑制剂可抑制左旋多巴在脑外脱羧而使脑中左旋多巴量增加，故可减少左旋多巴用量。与大剂量的左旋多巴效果一样，且耐受性更好，不良反应少。长期服用后，帕金森综合征的症状均有显著好转。

【适应证】 适用于帕金森病(原发性震颤麻痹)以及脑炎后、动脉硬化性或中毒性帕金森综合征。

【禁忌证】

(1) 对本药任意成分过敏者，青光眼患者，有黑色素瘤或黑色素瘤病史禁用。

(2) 严重的内分泌、肾脏、肝脏和心脏病患者，精神病和严重的精神神经病患者禁用。

(3) 孕妇、哺乳期妇女及 25 岁以下的病人不宜服用。

【不良反应】 常见的不良反应有恶心，呕吐，直立性低血压，头、面部、舌、上肢和身体上部的异常不随意运动，精神抑郁，排尿困难。较少见的不良反应有高血压、心律失常、溶血性贫血。超剂量时可使上述不良反应明显加重，并可导致严重心律失常。

长期服用可发生“开关”现象，即突发运动不能，震颤强直。情绪紧张可促进患者反常性运动不能或起步困难。药物过量最常见症状是异常的不随意运动、意识模糊、失眠及罕见的恶心、呕吐或心律失常。

【注意事项】 下列情况应慎用：

(1) 支气管哮喘、肺气肿及其他严重的疾病。

(2) 严重的心血管疾病。

(3) 有惊厥病或病史者。

(4) 活动性消化性溃疡患者。

(5) 肝、肾功能障碍。

(6) 心肌梗死史及遗留有心律失常者。

(7) 抑郁症精神病人。

(8) 有尿潴留者。

(9) 长期应用应定期检查血常规及肝、肾功能。

(10) 儿童禁用。

【药物相互作用】

(1) 利舍平可抑制本药作用,不宜合用。

(2) 金刚烷胺、苯扎托品、丙环定或苯海索与本品同用时,可加强左旋多巴的疗效,但有精神病史者不主张同用。

(3) 制酸药,特别是含有钙、镁或碳酸氢钠的药,与本品同用时可增加左旋多巴的吸收,尤其是胃排空缓慢的患者。

(4) 乙内酰脲类抗惊厥药如乙苯妥英或苯二氮䓬类等,与本品同用时,可减低左旋多巴的疗效;乙内酰脲类抗惊厥药可促进左旋多巴的代谢,同用时左旋多巴的疗效减弱;氟哌利多(droperidol)、氟哌啶醇、洛沙平(loxapine)、罂粟碱、吩噻嗪类及硫杂蒽类能阻滞脑中 DA 受体,可引起锥体外系症状,因而可加重帕金森病的症状,并对抗左旋多巴的疗效;萝芙木等可耗竭脑中 DA,因而可对抗左旋多巴的疗效。

(5) 溴隐亭可加强左旋多巴的疗效。

(6) 与甲基多巴同用时,可改变左旋多巴的抗帕金森作用,并产生中枢神经系统的毒性作用,促使精神病等发作。

(7) 甲氧氯普胺(胃复安)与本品同用时,可加快左旋多巴自胃中排空,因而可增加小肠对左旋多巴的吸收量和(或)速度。

(8) 单胺氧化酶(MAO)抑制药中如呋喃唑酮及丙卡巴肼(procarbazine)禁止与左旋多巴同用,以免引起高血压危象,在用左旋多巴前应先停用 MAO 抑制药 2～4 周。

(9) 禁与维生素 B_6 同用。

(10) 降压药与本品同用时，可加强本品的降压作用。

(11) 司来吉兰与美多巴同用时，可增加左旋多巴诱发的异动症、恶心、直立性低血压、精神错乱及幻觉等。

【用法用量】 第一周一次 125 mg，一日 2 次。然后每隔一周增加 125 mg，一日总量不超过 1 000 mg，分 3～4 次服。维持剂量为一次 250 mg，一日 3 次。

【制剂规格】 片剂：125 mg；250 mg。胶囊剂：125 mg；250 mg。

(二) 脑血管病用药及降颅压药

脑血管病包括出血性和缺血性脑血管病，后者又分为暂时性缺血发作(TIA)和脑梗死。动脉硬化等血管病变多为脑血管病发病的基本条件，而血流动力学障碍和血液成分变化往往是诱发因素。当急性脑血管病发作时，保持脑血流量和保护脑组织是治疗的主要目的。常用的药物有溶栓剂以促进血管再通，如降纤酶、巴曲酶等；钙离子拮抗剂以保护脑组织和扩张血管，如尼莫地平、氟桂利嗪等；直接作用于血管平滑肌的血管扩张剂，如尼麦角林等；改善微循环、降低血黏度的药物，如己酮可可碱等；脑代谢药，以保护脑组织和促进修复再生，如胞磷胆碱、神经节苷脂等。

颅内压 (ICP) 系指颅腔内容物对颅腔壁的压力，以脑脊液静脉压代表。当此压力超过 19.6 kPa(200 mmH_2O)并相应出现头痛、呕吐、视盘水肿等症状时，称为颅内压增高。颅内压增高是神经科常见急症，控制好颅压，对患者的疾病控制有着积极作用。临床上有降颅内压作用的药物较多，主要有高渗性脱水药、利尿药、皮质类固醇激素、钙通道阻滞药等。

38. 氟桂利嗪　Flunarizine

【药理学】 本品是一种钙通道阻断剂。能防止因缺血等原因导致的细胞内病理性钙超载而造成的细胞损害。具有缓解血管痉挛，对血管收缩物质引起的持续性血管痉挛有持久的抑制作用，尤其对基底动脉和颈内动脉明显，比桂利嗪强 15 倍；前庭抑制作用，能增加耳蜗小动脉血流量，改善前庭器官循环；抗癫痫作用，本品可阻断神经细胞的病理性钙超载而防止阵发性去极化，细胞放电，从而避免癫痫发作；保护心肌，明显减轻缺血性心肌损害；氟桂利嗪尚有改善肾功能作用，可用于慢性肾衰竭；另外本品还有抗组织胺作用。

【适应证】 用于脑供血不足、椎动脉缺血、脑血栓形成后等，以及耳鸣、脑晕、偏头痛预防、癫痫的辅助治疗。

【禁忌证】 有本药物过敏史，或有抑郁症病史时以及急性脑出血性疾病禁用。

【不良反应】

(1) 中枢神经系统的不良反应有：嗜睡和疲惫感为最常见；长期服用者可以出现抑郁症，以女性病人较常见；锥体外系症状，表现为不自主运动、下颌运动障碍、强直等，多数用药 3 周后出现，停药后消失，老年人中容易发生；少数病人可出现失眠、焦虑等症状。

(2) 消化道症状表现为胃部烧灼感、胃纳亢进、进食量增加、体重增加。

(3) 其他：少数病人可出现皮疹、口干、溢乳、肌肉酸痛等症状。但多为短暂性，停药可以缓解。

【注意事项】

(1) 用药后疲惫症状逐步加重者应当减量或停药。

(2) 严格控制药物剂量，当应用维持剂量达不到治疗效果或长期应用出现锥体外系症状时，应当减量或停服药。

(3) 患有帕金森病等锥体外系疾病时，应当慎用本制剂。

(4) 驾驶员和机械操作者慎用，以免发生意外。

(5) 孕妇及哺乳期妇女用药：由于本药能透过胎盘屏障，且可随乳汁分泌，虽尚无致畸和对胚胎发育影响的报告，但原则上孕妇和哺乳妇女不用此药。

(6) 儿童用药：由于本药能透过血脑屏障，有明确的中枢神经系统不良反应且儿童中枢神经系统对药物的反应敏感，代谢功能相对较弱，目前虽无详细的儿童用药研究资料，原则上儿童慎用或忌用此药。

(7) 老年患者：老年患者神经系统较敏感，代谢能力较弱，在给药剂量上应酌情减少。

【药物相互作用】

(1) 与酒精、催眠药或镇静药合用时，加重镇静作用。

(2) 与苯妥英钠，卡马西平联合应用时，可以降低氟桂利嗪的血药浓度。

(3) 放射治疗病人合用氟桂利嗪，可提高对肿瘤细胞的杀伤力。

(4) 在应用抗癫痫药物治疗的基础上，加用氟桂利嗪可以提高抗癫痫效果。

【用法用量】

(1) 片剂/胶囊：口服。脑动脉硬化、脑梗死恢复期：一日 5～10 mg。中枢性和外周性脑眩晕、椎动脉供血不足：一日 10～30 mg (每次1～2 片)，2～8 周一疗程。特发性耳鸣：一次 10 mg，每晚 1 次，10 日一疗程。预防偏头痛：5～10 mg，每日 2 次。

(2) 口服液：一次 5～10 ml 每日 1 次，睡前服用。

【制剂及规格】

(1) 片剂：5 mg；6 mg。胶囊：3 mg；5 mg。

(2) 口服液：10 ml∶10 mg。

39. 倍他司汀　Betahistine

【药理学】 本品为组胺类药物。对脑血管、心血管，特别是对椎底动脉系统有较明显的扩张作用，显著增加心、脑及周围循环血流量，改善血循环，并降低全身血压。此外，能增加耳蜗和前底血流量，从而消除内耳性眩晕、耳鸣和耳闭感，还能增加毛细血管通透性、促进细胞外液的吸收、消除淋巴内水肿。能对抗儿茶酚胺的缩血管作用及降低动脉压，并有抑制血浆凝固及 ADP 诱导的血小板凝集作用，能延长大白鼠体外血栓形成时间，还有轻微的利尿作用。

【适应证】主要用于梅尼埃综合征，血管性头痛及脑动脉硬化，并可用于治疗急性缺血性脑血管疾病，如脑血栓、脑栓塞、一过性脑供血不足等；高血压所致直立性眩晕、耳鸣等亦有效。

【禁忌证】对本药过敏者、嗜铬细胞瘤患者禁用。

【不良反应】偶有口干、胃部不适、心悸、过敏导致皮肤瘙痒等，个别病例偶有恶心、头晕、头胀、出汗等，偶见出血性膀胱炎，一般不影响继续服药。

【注意事项】活动期消化性溃疡及有消化性溃疡史、支气管哮喘，肝脏疾病患者慎用；老年人使用注意调节剂量；勿与组胺类药物配用；儿童忌用；孕妇及哺乳期患者慎用。

【药物相互作用】抗组胺药可拮抗本药部分或全部药效，不宜合用。

【用法用量】口服：成人每次 6～12 mg，每日 2～4 次。最大不超过48 mg。肌注：1 次 2～4 mg，1 日 2 次。

【制剂规格】

(1) 片剂：(盐酸盐)每片 4 mg；(甲磺酸盐)每片6 mg。

(2) 注射液：每支 2 mg(2 ml)；4 mg(2 ml)。

40. 丹参酮ⅡA　Sodium TanshinoneⅡA

【药理学】本品系从丹参中分离的二萜醌类化合物丹参酮ⅡA经磺化而得的一种水溶性物质。其能改善冠状动脉循环，抑制血栓疾病发生。

【适应证】适用于冠心病、心绞痛、胸闷及心肌梗死，对室性早搏也可使用。对冠心病患者的疗效与复方丹参注射液相似。

【禁忌证】对本药过敏者禁用。

【不良反应】部分患者肌内注射有局部疼痛，个别有皮疹。停药后可消退。

【注意事项】无。

【药物相互作用】尚无相关药物相互作用研究。

【用法用量】肌注、静注、静滴：每日 1 次，40～80 mg。注射用

25%葡萄糖注射液 20 ml 稀释，静滴用 5%葡萄糖注射液 250～500 ml 稀释。

【制剂规格】注射液：每支 10 mg(2 ml)。

41. 尼麦角林　Nicergoline

【药理学】本品为二氢麦角碱的半合成衍生物，是较强的 α-阻滞剂，有血管扩张作用以及抑制血小板聚集和血栓的作用。亦可加强脑部细胞能量代谢，促进神经递质多巴胺的转换而增加神经传导，改善脑功能障碍。

【适应证】适用于急性或慢性脑血管障碍或脑代谢功能不良，慢性脑部功能不全引起的行动不便及语言障碍、耳鸣、头晕目眩、视力障碍、感觉迟钝、头痛、失眠、记忆力减退、注意力不集中、精神忧郁、不安、激动等，也适用于血管性痴呆。

【禁忌证】对本药过敏者、急性出血或有出血倾向者、直立型调节功能障碍者、严重心动过缓、近期有心肌梗死者、儿童、孕妇及哺乳期妇女禁用。

【不良反应】可见面部潮红、耳鸣、头晕、倦怠、低热及轻微胃肠不适、血压降低等。偶见尿频、口裂、肝肾功能和总胆固醇轻度改变。临床试验可见血中尿酸浓度升高，但与给药量及时间无相关性。

【注意事项】

(1) 偶有暂时性的直立性低血压及眩晕发生，注射后应让病人平卧数分钟。

(2) 服用抗凝或抗血小板制剂的患者使用此药应密切监测凝血功能。

(3) 口服片剂勿咀嚼，宜与食物同服减轻对胃刺激。

(4) 服药期间禁止饮酒。

【药物相互作用】

(1) 本品可能会增强降血压药的作用，因此与降压药合用应慎重。

(2) 由于尼麦角林是通过 CYT 2D6 代谢，不排除与通过相同代谢途径的药物有相互作用。

(3) 本品能增强 α-受体或 β-受体阻滞药（如普萘洛尔）对心脏的抑制作用，二者应禁止合用。

(4) 与抗凝药或抗血小板药合用应慎重。

【用法用量】

口服：一次 10～20 mg，每日 3 次，至少连用 6 个月。肌注：一次 2～4 mg，一日 1～2 次。静滴：一次 2～4 mg，一日 1～2 次，溶于 100 ml 生理盐水或葡萄糖注射液中缓慢滴注。

【制剂规格】

(1) 片剂：5 mg/片，10 mg/片，30 mg/片。

(2) 胶囊剂：15 mg/粒。

(3) 注射剂：2 mg/支，4 mg/支，8 mg/支。

(三) 其他

42. 吡拉西坦　Piracetam

【药理学】本品为脑代谢改善药，属于 γ-氨基丁酸的环形衍生物。能促进脑内 ATP，可促进乙酰胆碱合成并能增强神经兴奋的传导，具有促进脑内代谢作用。可以对抗由物理因素、化学因素所致的脑功能损伤。对缺氧所致的逆行性健忘有改进作用。可以增强记忆，提高学习能力。

【适应证】适用于急、慢性脑血管病，脑外伤，各种中毒性脑病等多种原因所致的记忆减退及轻、中度脑功能障碍。可用于老年性脑功能不全。也可用于儿童智能发育迟缓。可用于酒精中毒性脑病。可治疗一氧化碳中毒后记忆和思维障碍。

【禁忌证】对本药过敏者，锥体外系疾病，Huntington 舞蹈症者，重度肝肾功能障碍患者，孕妇及哺乳期妇女，新生儿禁用。

【不良反应】消化道不良反应常见有恶心、腹部不适、纳差、腹胀、腹痛等，症状的轻重与服药剂量直接相关。中枢神经系统不良反应包括兴奋、易激动、头晕、头痛和失眠等，但症状轻微，且与服用剂量大小无关。停药后以上症状消失。偶见轻度肝功能损害，表现为轻度转氨酶升高，但与药物剂量无关。

【注意事项】肝肾功能障碍者慎用并应适当减少剂量。患多种疾病的老年患者及甲状腺功能低下或服用甲状腺素补充治疗的患者，用药需谨慎。

【药物相互作用】本品与华法林联合应用时，可延长凝血酶原时间，可诱导血小板聚集的抑制。在接受抗凝治疗的患者中，同时应用吡拉西坦时应特别注意凝血时间，防止出血危险，并调整抗凝治疗的药物剂量和用法。

【用法用量】

(1) 口服：每次 0.8～1.2 g(2～4 片)，每日 3 次，4～8 周为一疗程。儿童、老年人用量减半。

(2) 肌内注射：每次 1 g(1 支)，一日 2～3 次。

(3) 静脉注射：每次 4～6 g(4～6 支)，一日 2 次，7～14 天为一疗程。静脉滴注：改善脑代谢，每次 4～8 g(4～8 支)，一日 1 次，用 5%或 10%葡萄糖注射液或氯化钠注射液稀释至 250 ml 后使用。降颅内压，一次 16～20 g，5～10 分钟滴完。每 6～8 小时滴注一次，连续用药 3～5 天。

【制剂规格】

(1) 片剂：每片 0.4 g。

(2) 分散片：每片 0.8 g。

(3) 注射剂：每支 2 g，3 g，4 g，6 g。

43. 谷维素　Oryzanol

【药理学】本品系阿魏酸与植物甾醇的结合脂，谷维素主要作用于间脑的自主神经系统与分泌中枢，主要改善自主神经功能，改善内分泌平衡障碍及精神神经失调。因此对神经衰弱症患者具有一定的调节作用，同时能稳定情绪、减轻焦虑及紧张状态，并改善睡眠，还常用于经前期综合征、更年期综合征的辅助治疗。谷维素有抗心律失常的作用。它可以通过调节自主神经功能，使心肌兴奋性降低。谷维素的降脂作用也可改善心肌的血液供应，起到改善睡眠的作用。

【适应证】一般用于周期性精神病、妇女更年期综合征、月经前期紧张症、脑震荡后遗症、血管性头痛、自主神经功能失调及各种神经官能症等。

【禁忌证】对本药过敏者。

【不良反应】服后偶有胃肠不适、恶心、呕吐、口干、皮疹、瘙痒、乳房肿胀、油脂分泌过多、脱发、体重迅速增加等反应，但停药后均可消失。

【注意事项】胃及十二指肠溃疡患者慎用。

【药物相互作用】不详，尚无与其他药物同时使用的研究报告。

【用法用量】口服。一次 1～3 片，一日 3 次。有时可用至每日 6 片，疗程一般 3 个月。

【制剂规格】片剂：每片 10 mg。

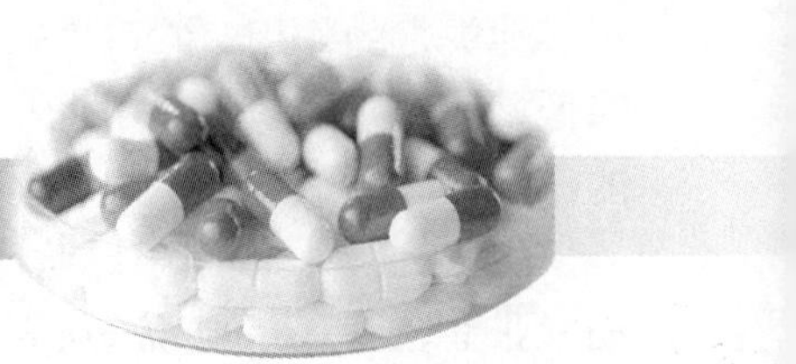

第五章

治疗精神障碍药

（一）抗精神病药

主要用于治疗精神分裂症和其他患有精神病性症状的精神障碍。本类药物能阻断中脑-边缘系统及中脑-皮质通路的 DA 受体，降低 DA 功能，从而发挥其抗精神病作用。

抗精神病药按其化学结构可分为 5 类：吩噻嗪类，以盐酸氯丙嗪为例；噻吨类，如氯普噻吨；丁酰苯类，如氟哌啶醇；苯二氮䓬类；其他类，如舒必利。

44. 氯氮平　Clozapine

【药理学】本品系二苯二氮杂䓬类抗精神病药。对脑内 5-羟色胺（$5\text{-}HT_2A$）受体和多巴胺（DA_1）受体的阻滞作用较强，对多巴胺（DA_4）受体也有阻滞作用，对多巴胺（DA_2）受体的阻滞作用较弱，此外还有抗胆碱（M_1），抗组胺（H_1）及抗 α-肾上腺素受体作用，锥体外系反应及迟发性运动障碍较轻，一般不引起血中泌乳素增高。能直接抑制脑干网状结构上行激活系统，具有强大镇静催眠作用，用于治疗多种类型的神经分裂症。

【适应证】本品不仅对精神病阳性症状有效，对阴性症状也有一定效果。适用于急、慢性精神分裂症的各个亚型，对幻觉妄想型、青春型效果好。也可以减轻与精神分裂症有关的情感症状（如抑郁、负罪感、焦虑）。对一些用传统抗精神病药治疗无效或疗效不好的病人，改用本品可能有效。也用于治疗躁狂症或其他精神病性障碍的兴奋躁动和幻觉妄想。因导致粒细胞减少症，一般不宜作为首选药。

【禁忌证】严重心、肝、肾疾病患者，中枢神经明显抑制者如昏迷、谵妄。癫痫，青光眼，存在或曾有骨髓抑制或白细胞减少者禁用。对本品过敏者禁用。

【不良反应】

(1) 镇静作用强和抗胆碱能不良反应较多，常见有头晕、无力、嗜睡、多汗、流涎、恶心、呕吐、口干、便秘、体位性低血压、心动过速。

(2) 常见食欲增加和体重增加，也可引起血糖增高。

(3) 可引起心电图异常改变。可引起脑电图改变或癫痫发作。

(4) 严重不良反应为粒细胞缺乏症及继发性感染。

(5) 可引起尿失禁或中枢系统紊乱，临床上应该慎用或不用。

【注意事项】

(1) 出现过敏性皮疹及恶性综合征应立即停药并进行相应的处理。

(2) 中枢神经抑制状态者慎用。尿潴留患者慎用。

(3) 治疗头 3 个月内应坚持每 1～2 周检查白细胞计数及分类，以后定期检查。

(4) 定期检查肝功能与心电图。

(5) 定期检查血糖，避免发生糖尿病或酮症酸中毒。

(6) 用药期间不宜驾驶车辆、操作机械或高空作业。

(7) 用药期间出现不明原因发热，应暂停用药。

(8) 国内资料认为孕妇禁用。但美国 FDA 评级为 B 级。哺乳期妇女使用本品期间应停止哺乳。

(9) 儿童用药：12 岁以下儿童不宜使用。

(10) 老年患者用药：慎用或使用低剂量。

【药物相互作用】

(1) 与乙醇或与其他中枢神经系统抑制药合用可增加中枢抑制作用。

(2) 与抗高血压药合用有增加体位性低血压的危险。

(3) 与抗胆碱药合用可增加抗胆碱作用。

(4) 与地高辛、肝素、苯妥英、华法林合用,可加重骨髓抑制作用。

(5) 与碳酸锂合用,有增加惊厥、恶性综合征、精神错乱与肌张力障碍的危险。

(6) 与氟伏沙明、氟西汀、帕罗西汀、舍曲林等抗抑郁药合用可升高血浆氯氮平与去甲氯氮平水平而增加不良反应发生率。

(7) 本品与大环内酯类抗生素合用可使血浆氯氮平浓度显著升高,并有报道诱发癫痫发作。

(8) 与抗肿瘤药物、抗甲状腺药、干扰素及抗病毒药物合用可加重细胞毒作用。

【用法用量】

(1) 口服。从小剂量开始,首次剂量为一次 25 mg,一日 1～2 次,然后每日增加 25～50 mg,逐渐缓慢增加至常用治疗量一日 300～450 mg,高量可达一日 600 mg。维持量为一日 100～200 mg。

(2) 肌注。一次 50～100 mg,一日 2 次。16 岁以下儿童不宜使用。

【制剂规格】片剂:25 mg;50 mg。

45. 舒必利 Sulpiride

【药理学】本品属苯甲酰胺类抗精神病药,作用特点是选择性阻断中脑边缘系统的多巴胺(DA_2)受体,对其他递质受体影响较小,抗胆碱作用较轻,无明显镇静和抗兴奋躁动作用,本品还具有强止吐和抑制胃液分泌作用。为中枢性止吐药,止吐作用强大。口服止吐为氯丙嗪的 166 倍,皮下注射比氯丙嗪强 142 倍、比甲氧氯普胺强 5 倍。抗精神病作用:抗木僵、退缩、幻觉、妄想及精神错乱的作用较强,并有一定的抗抑郁作用,无催眠作用。

【适应证】用于治疗呕吐、精神分裂症单纯型、偏执型、紧张型及慢性精神分裂症的孤僻、退缩、淡漠症状。对抑郁症状,幻觉妄想病、官能性抑郁和疑病状态有一定疗效、对酒精中毒性精神病、智力发育不全伴有人格障碍、胃及十二指肠溃疡、眩晕、偏头痛等亦可用。

【禁忌证】嗜铬细胞瘤、高血压患者、严重心血管疾病和严重肝病患者、帕金森病患者及对本品过敏者禁用。

【不良反应】

(1) 常见有失眠、早醒、头痛、烦躁、乏力、食欲不振等。可出现口干、视物模糊、心动过速、排尿困难与便秘等抗胆碱能不良反应。

(2) 剂量大于 600 mg/日时可出现锥体外系反应，如震颤、僵直、流涎、运动迟缓、静坐不能、急性肌张力障碍。

(3) 较多引起血浆中泌乳素浓度增加，可能有关的症状为溢乳、男子女性化乳房、月经失调、闭经、体重增加。

(4) 可出现心电图异常和肝功能损害。

(5) 少数患者可发生兴奋、激动、睡眠障碍或血压升高。

(6) 长期大量用药可引起迟发性运动障碍。

(7) 可引起注射局部红肿、疼痛、硬结。

【注意事项】

(1) 患有心血管疾病(如心率失常、心肌梗死、传导异常)应慎用，增量过快时，可有一过性心电图改变、血压升高或降低、胸闷、脉频等，应引起注意。

(2) 出现迟发性运动障碍，应停用所有的抗精神病药。

(3) 出现过敏性皮疹及恶性症候群应立即停药并进行相应的处理。

(4) 基底神经节病变、帕金森综合征、严重中枢神经抑制状态者慎用。

(5) 肝、肾功能不全者应减量。

(6) 癫痫患者慎用。

(7) 孕妇慎用。哺乳期妇女使用本品期间应停止哺乳。幼儿禁用。老年患者应小剂量开始，缓慢增加剂量。

(8) 用药期间不可从事伴有机械运转的危险性操作。

【药物相互作用】

(1) 除氯氮平外，几乎所有抗精神病药和中枢抑制药如与本品合用，均可增加中枢抑制。

(2) 合用硫糖铝本药生物利用度降低 40%。

(3) 与乙醇合用可引发过度镇静。

(4) 抗酸药及止泻药可降低本药吸收，使用时两者间隔至少 1 小时。

(5) 锂剂可加重本药的不良反应，并降低药效。

【用法用量】

(1) 治疗呕吐：口服，一次 100～200 mg，每日 2～3 次。

(2) 治疗精神病：开始每日口服 100 mg，一日 2～3 次，1 周内增至 600～1 200 mg，维持剂量一日 200～600 mg。肌内注射：每日 200～600 mg，分 2 次。静脉滴注：对木僵、违拗病人可用本品 100～200 mg 稀释于250～500 ml葡萄糖氯化钠注射液中缓慢静脉滴注，一日 1 次，可逐渐增量至一日 300～600 mg，一日量不超过 800 mg。滴注时间不少于 4 小时。

6 岁以上儿童按成人剂量换算，应小剂量开始，缓慢增加剂量。

【制剂规格】

(1) 注射液：2 ml∶50 mg；2 ml∶100 mg。

(2) 片剂：10 mg；100 mg。

(二) 抗躁狂药

用于治疗躁狂症的药物。主要指碳酸锂。有些药物虽然也可用于治疗躁狂症，但并非首选药物，而且习惯上归属其他类别，如氯丙嗪和氟哌啶醇属于抗精神病药，卡马西平和丙戊酸钠则属于抗癫痫药物。

46. 碳酸锂　Lithium Carbonate

【药理学】本品以锂离子形式发挥作用，其抗躁狂发作的机制是

能抑制神经末梢 Ca^{2+} 依赖性的去甲肾上腺素和多巴胺释放，促进神经细胞对突触间隙中去甲肾上腺素的再摄取，增加其转化和灭活，从而使去甲肾上腺素浓度降低，还可促进 5-羟色胺合成和释放，而有助于情绪稳定。

【适应证】

（1）主要治疗躁狂症，对躁狂和抑郁交替发作的双相情感性精神障碍有很好的治疗和预防复发作用，对反复发作的抑郁症也有预防发作作用，也用于治疗分裂-情感性精神病。

（2）可用于粒细胞减少、再生障碍性贫血。

（3）也用于月经过多、急性菌痢。

【禁忌证】

（1）肾功能不全者、严重心脏疾病患者、严重感染、衰弱患者禁用。

（2）中枢性神经疾病（帕金森病、癫痫），甲状腺功能低下者，糖尿病，孕妇及 12 岁以下儿童禁用。

【不良反应】 常见不良反应有口干、烦渴、多饮、多尿、便秘、腹泻、恶心、呕吐、上腹痛。神经系统不良反应有双手细震颤、萎靡、无力、嗜睡、视物模糊、腱反射亢进。可引起白细胞升高。

【注意事项】

（1）由于锂盐的治疗指数低，治疗量和中毒量较接近，应对血锂浓度进行监测，及时发现急性中毒。治疗期应每 1～2 周测量血锂 1 次，维持治疗期可每月测定 1 次。

（2）脑器质性疾病、严重躯体疾病和低钠血症患者慎用本品。

（3）服本品患者需注意体液大量丢失，如持续呕吐、腹泻、大量出汗等情况易引起锂中毒。服本品期间不可用低盐饮食。

（4）长期服药者应定期检查肾功能和甲状腺功能。

（5）妊娠头 3 个月禁用。美国 FDA 妊娠分级为 D 级。哺乳期妇女使用本品期间应停止哺乳。

（6）12 岁以下儿童禁用。12 岁以上儿童从小剂量开始，根据血锂浓度缓慢增加剂量。

（7）老年患者按情况酌减用量，从小剂量开始，缓慢增加剂量，密切关注不良反应的出现。

【药物相互作用】

（1）与氨茶碱、咖啡因或碳酸氢钠合用，可增加本品的尿排出量，降低血药浓度和药效。

（2）与氯丙嗪及其他吩噻嗪衍生物合用时，可使氯丙嗪的血药浓度降低。

（3）与碘化物合用，可促发甲状腺功能低下。

（4）与去甲肾上腺素合用，后者的升压效应降低。

（5）与肌松药（如琥珀胆碱等）合用，肌松作用增强，作用时效延长。

（6）与吡罗昔康合用，可导致血锂浓度过高而中毒。

【用法用量】

（1）躁狂症：口服。成人用量按体重 20～25 mg/kg 计算，躁狂症治疗剂量为一日 0.6～2 g，分 2～3 次服用，宜在饭后服，以减少对胃的刺激，剂量应逐渐增加并参照血锂浓度调整。维持剂量一日 0.5～1 g。症状控制后一般不超过每日 1 g，分 3～4 次服用。预防复发应持续用药 2～3 年。

（2）粒细胞减少及再生障碍性贫血：每次 0.3 g，一日 3 次。10 天一疗程。

（3）月经过多：第一日口服 0.6 g，以后每日 0.3 g，分 3 次服用，共服用 3 天。总量 1.2 g 为一疗程。每一次月经周期服用一个疗程。

（4）急性菌痢：每次 0.1 g，一日 3 次。首剂加倍。待症状好转后，以原剂量维持 2～3 日，再减量。持续 3～4 天后停用。

【制剂规格】片剂：每片 0.25 g。

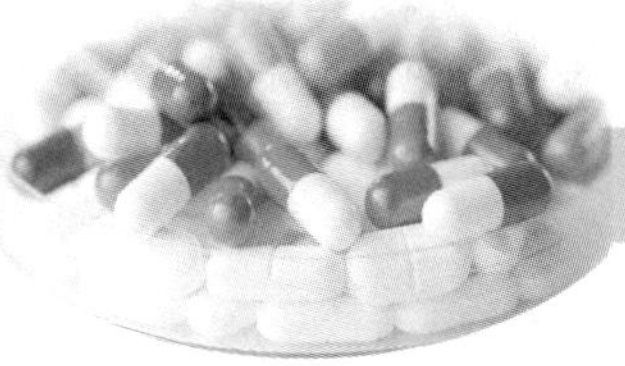

第六章

心血管系统用药

心血管系统疾病是严重威胁人类健康的疾病之一，合理选用治疗药物是临床治疗的关键。心血管系统药物按药理作用主要分为：抗心绞痛药；抗心律失常药；抗心力衰竭药；抗高血压药；抗休克药；调脂及抗动脉粥样硬化药。

(一) 抗心绞痛药

心绞痛是由于冠状动脉粥样硬化，使血管管腔狭窄、痉挛或一过性阻塞，导致心肌急剧、短暂地缺血，以致供氧和需氧呈现矛盾而出现的临床症状。抗心绞痛药可通过减少心脏的活动而降低需氧以及通过舒张血管而增加供氧，以调节需氧和供氧的矛盾来缓解心绞痛。

47. 单硝酸异山梨酯　Isosorbide Mononitrate

【药理学】单硝酸异山梨酯通过松弛血管平滑肌使血管扩张，可扩张外周动脉和静脉。通过扩张静脉使静脉容量增加，减少回心血量，从而降低心室舒张末压力和体积(前负荷)；通过扩张动脉和小动脉降低系统血管阻力(后负荷)，心肌做功减少；心脏前后负荷降低，从而减少心肌耗氧量。而且，当因动脉硬化部分阻塞冠状动脉时，单硝酸异山梨酯可选择性扩张大冠状动脉，能促进心肌血流的重新分布，使冠脉灌注量增加，硝酸酯类还能扩张冠脉狭窄部位，以及缓解冠脉痉挛。单硝酸异山梨酯通过上述作用以抗心肌缺血。

【适应证】 冠心病的长期治疗；心绞痛的预防；心肌梗死后持续心绞痛的治疗；与洋地黄和（或）利尿剂联合应用，治疗慢性充血性心力衰竭。

【禁忌证】

（1）对单硝酸异山梨酯或其他组分过敏。

（2）急性循环衰竭（休克、虚脱）。

（3）心源性休克（除非有适当措施维持足够的舒张末期压力）。

（4）肥厚梗阻型心肌病、缩窄型心包炎或心包填塞。

（5）严重低血压（收缩压低于 90 mmHg）。

（6）颅内压增高者。

（7）严重贫血症者。

（8）青光眼患者。

（9）用硝酸酯类治疗期间，不可使用西地那非。

【不良反应】 常见的不良反应为头痛（＞10％的病人），通常持续使用后头痛症状会逐渐消失。治疗初期或增加剂量时，会出现低血压或（和）头晕（1％～10％），还会伴有眩晕、瞌睡、反射性心动过速和乏力。偶见（＜1％）恶心、呕吐、面部潮红、皮肤过敏（如皮疹），此种症状有时可能会较严重。罕见剥脱性皮炎。罕见虚脱（有时伴随心律失常和昏厥）。严重的低血压加重心绞痛的现象也较罕见。对于有机硝酸盐严重的低血压反应已有报道，包括恶心、呕吐、不安、苍白和出汗。

用本品治疗期间，由于血液重新分布而流入换气不足的肺泡区域可能出现短暂的血氧过低。

【注意事项】

（1）本品不适合治疗急性发作的心绞痛。

（2）在下列情况下使用本品应十分注意，并在医生指导下使用。低充盈压患者，例如急性心肌梗死，左心衰竭主动脉和（或）二尖瓣狭窄患者伴有颅内压增高的疾病，直立性低血压。

（3）少数患者可能对硝酸盐产生特异反应，例如产生昏厥。

（4）患有严重的大脑多发性硬化症者，使用本品应极度谨慎。

(5) 长期用药可出现耐受性，尤其在单硝酸异山梨酯的血药浓度高且稳定时更是如此，因此建议将剂量保持在最低水平，并且服用当日最后一剂时，其时间不应迟于晚饭时间。

(6) 治疗期间应避免饮酒，否则会使本品扩血管作用增强。

(7) 本品会影响患者驾驶或机械操作的反应速度。

(8) 在使用本品期间，不可服用西地那非。

【药物相互作用】 与其他降压药物例如β-受体阻断剂、钙拮抗剂、血管扩张剂等、精神抑制药及三环类抗抑郁药和(或)酒精合用可加强其降压作用。与西地那非合用会加强本品的降压作用(见禁忌)，这将导致危及生命的心血管并发症，所以正在接受本品治疗的病人不可使用西地那非。同时服用本品和双氢麦角胺，会增加血中双氢麦角胺的水平和升压作用。

【用法用量】 一次 20 mg，一日 2 次，或遵医嘱。饭后服，不宜咀嚼。缓释片：一次 1 片，一日 2 次。

【制剂规格】

(1) 片剂：每片 20 mg，40 mg，60 mg。

(2) 缓释片：每片40 mg。

(二) 抗高血压药

高血压是以体循环动脉压升高、周围小动脉阻力增高同时伴有不同程度的心排出量和血容量增加为主要表现的临床综合征。高血压病不仅仅是血流动力学异常疾病，也是代谢紊乱疾病，心血管病危险与血压之间的相关呈连续性，在正常血压范围并无最低阈，应将血压降到最大能耐受程度，此水平的心血管并发症的危险程度最低。

高血压单药治疗往往不能够达到目标血压，目前提倡小剂量降压药物联合应用，由于药物作用机制不同，联合应用可中和不同药物引起的不良反应，防止单药治疗时血压降低触发的代偿反应，提高降压疗效，增加患者的耐受性。结合原发性高血压的病理生理机制药物联合方案如下：利尿剂和血管紧张素转化酶抑制剂(ACEI)或血管紧张素Ⅱ受体阻滞剂(ARB)；利尿剂和β-受体阻滞剂；β-受体阻滞剂和双氢吡啶钙拮抗剂；β-受体阻滞剂和 α_1 受体阻滞剂；钙拮抗剂和 ACEI 或 ARB。

48. 贝那普利　Benazepril

【药理学】 本品为不含巯基的强效、长效血管紧张素转换酶抑制剂，在体内转换成有活性的代谢物贝那普利拉后生效。原药抑制血管紧张素转换酶活性的作用仅为后者的 1/1000。其特点为出现作用慢，但维持作用时间长，对心功能指标有良好改善作用，能改善充血性心力衰竭的临床症状及运动能力。

【适应证】 用于各型高血压和充血性心力衰竭。作为对洋地黄和(或)利尿剂反应不佳的充血性心力衰竭病人(NYHA classes Ⅱ-Ⅳ)的辅助治疗。

【禁忌证】

(1) 对贝那普利或其他血管紧张素转换酶抑制剂过敏者。

(2) 有血管神经性水肿史者。

(3) 孤立肾、移植肾、双侧肾动脉狭窄而肾功能减退者。

【不良反应】

(1) 常见的有头痛、头晕、疲乏、嗜睡、恶心、咳嗽。最常见的为头痛和咳嗽。

(2) 少见的有症状性低血压、体位性低血压、晕厥、心悸、周围性水肿、皮疹、皮炎、便秘、胃炎、焦虑、失眠、感觉异常、关节痛、肌痛、哮喘等。血管神经性水肿罕见。

【注意事项】 本品不良反应较少，较轻。肾动脉狭窄者、心力衰竭、冠状动脉或脑动脉硬化者慎用。

【药物相互作用】 本品与利尿药、钙拮抗药或β-受体阻滞药合用可增强降压效果。用 ACE 抑制剂患者应避免与保钾利尿剂(如螺内酯、氨苯蝶啶及阿米洛利等药)合用，以及避免补钾或补含钾的电解质溶液。因为这可能导致血清钾显著增加。若必须合用，则应密切监测血清钾。

【用法用量】口服，起始剂量每次 5～10 mg，每日 1 次，以后视病情逐渐增至 40 mg，每日 1 次。每日 1 次控制 24 小时血压不佳者可改用每日 2 次。严重肾功能减退、心力衰竭或不能停用利尿药者初剂量宜从 2.5 mg 开始。

【制剂规格】片剂：每片 5 mg；10 mg；20 mg。

49. 缬沙坦　Valsartan

【药理学】缬沙坦是一种特异性的血管紧张素Ⅱ(AT1)受体拮抗剂，它选择性地作用于 AT1 受体亚型，阻断 AngⅡ与 AT1 受体的结合(其特异性拮抗 AT1 受体的作用大于 AT2 受体约 20 000 倍)，从而抑制血管收缩和醛固酮的释放，产生降压作用。对血管紧张素转换酶没有抑制作用，不影响体内缓激肽水平，因而导致咳嗽的副作用少于血管紧张素转换酶抑制剂。在降低升高的血压，同时不影响心律。对大多数患者，单剂口服 2 小时内产生降压效果，4～6 小时达作用高峰，降压效果维持至服药后 24 小时以上，治疗2～4 周后达最大降压疗效，并在长期治疗期间保持疗效。与噻嗪类利尿剂合用可进一步增强降压效果。突然终止缬沙坦治疗，不引起高血压"反跳"或其他副作用。不影响高血压患者的总胆固醇、甘油三酯、血糖和尿酸水平。

【适应证】高血压、轻中度原发性高血压，尤其适用肾脏损害所致继发性高血压。

【禁忌证】已知对本品过敏者禁用。妊娠和哺乳期妇女禁用。

【不良反应】发生率小于 1%的不良反应有水肿、虚弱无力、失眠、皮疹、性欲减退、眩晕。服用代文(Diovan)与服用 ACE 抑制剂，出现中性粒细胞减少症的患者分别为 1.9%和 1.6%。

【注意事项】

(1) 低钠或血容量不足的患者：严重缺钠和(或)血容量不足的患者(如因服用大剂量利尿药)，在使用缬沙坦开始治疗时，可能发生症状性低血压。因此，在使用本药前须纠正低钠或低血容量状况。如果发生低血压,须使患者仰卧,必要时用生理盐水静脉注射。短暂的低血压反应并不妨碍进一步治疗,因此一旦血压稳定便可进行继续治疗。

(2) 肝功能损伤患者:约 70%的缬沙坦以原形从胆汁排除;缬沙坦不经生物转化,因而其全身性影响与肝功能低下无关,所以非胆道性或非胆汁淤积型肝功能不全患者无需调整剂量;而胆汁型肝硬化或胆道梗阻患者的缬沙坦清除率降低(AUCS 较高),这些患者服用缬沙坦时应特别慎重。

(3) 肾功能损伤患者:由于缬沙坦肾清除率只占总血浆清除率的 30%,故其全身性影响与肾功能之间没有关系,肾功能不全患者服用本品无需调整剂量。

【药物相互作用】它与细胞色素 P450 酶系统的诱导剂或抑制剂通常不会发生有临床意义的相互作用。尽管与血浆蛋白结合率高,但与其他血浆蛋白结合率高的药物,如双氯芬酸、呋塞米(呋喃苯胺酸)和华法林之间无血浆蛋白结合方面的相互作用。与保钾利尿剂(如螺内酯、氨苯喋啶、阿米洛利)、钾制剂、或含钾的盐代用品合用时,可使血钾升高。如必须同时服用,应注意监测。

【用法用量】推荐剂量为 80 mg,每日 1 次,与种族、年龄或性别无关。抗高血压作用通常在服药 2 周内出现,4 周时达到最大疗效。对血压控制不满意的病人,每日用量可增至 160 mg,或加用利尿剂。对肾功能不全患者或无胆管源性及胆汁淤积型肝功能不全患者无需调节剂量。可与其他抗高血压药合用。

【制剂规格】胶囊:80 mg。

50. 可乐定　Clonidine

【药理学】本药为中枢性 α_2受体激动药。通过激活延脑突触后膜 α_2肾上腺素受体,使中枢交感冲动传出减少,周围血管阻力降低,心率减慢;同时激活周围血管 α_2受体,使儿茶酚胺释放减少,从而降低血压,并在降压时很少发生直立性低血压。可通过阻滞血管运动反射用于偏头痛。抑制脑内 α 受体活性还可能有利于戒断阿片瘾。

【适应证】

(1) 用于治疗高血压。对原发性高血压有效，也可用于高血压急症。临床常作为二、三线降压药，与其他降压药联用可明显提高疗效。

(2) 也可用于偏头痛、绝经期潮热、痛经及戒断阿片瘾时快速除毒。

(3) 滴眼液用于原发性开角型青光眼及闭角型青光眼，尤适用于不能耐受缩瞳药的青光眼患者。

【禁忌证】

(1) 对本药过敏者禁用。对黏合剂过敏者禁用贴片（国外资料）。

(2) 脑血管病患者，冠状动脉供血不足患者，近期心肌梗死患者，窦房结或房室结功能低下患者，雷诺病患者，血栓闭塞性脉管炎患者，有精神抑郁史者，慢性肾功能障碍者慎用。

【不良反应】 大多数不良反应轻微且连续治疗后有减轻趋势。最常见的（其出现与剂量相关）有口干（约 40%）、嗜睡（约 33%）、头晕（约 16%）、便秘（约 10%）和镇静（约 10%）。

(1) 全身反应：虚弱（约 10%）、疲劳（约 4%）、头痛（约 1%）和戒断综合征（约 1%）。此外，也可见皮肤苍白、对酒精的敏感性增加和发热等。

(2) 心血管系统：偶见直立性症状（约 3%）、心悸和心动过速（约 0.5%）以及心动过缓（约 0.5%）。也可见雷诺现象、充血性心衰和心电图异常（即窦房结抑制、功能性心动过缓、过度房室传导阻滞和心律失常）。

(3) 精神神经系统：可见神经质和情绪激动（约 3%）、精神抑郁（约 1%）和失眠（约 0.5%）。偶见行为改变、幻想或梦魇、烦躁、焦虑、视听幻觉和谵妄。

(4) 皮肤：可见皮疹（约 1%）、瘙痒（约 0.7%）、荨麻疹和血管神经性水肿（约 0.5%）、脱发（约 0.2%）。

（5）消化系统：可见恶心和呕吐（约5%）、畏食（约1%）和胃肠不适（约1%）、轻度的短期肝功检查异常（约1%）；偶见肝炎、腮腺炎、便秘、假梗阻和腹痛。

（6）泌尿生殖系统：可见性欲减弱、阳痿和性欲丧失（约3%）、夜尿症（约1%）、排尿困难（约0.2%）、尿潴留（约1%）。

（7）血液：偶见血小板减少。

（8）代谢/内分泌系统：可见体重增加（约1%）、男性乳房女性化（约0.1%）；偶见血糖或血清肌酸磷酸激酶短期升高。

（9）肌肉骨骼系统：可见肌肉或关节疼痛（约0.6%）及抽搐（约0.3%）。

（10）眼可见眼干、眼灼烧感和视力模糊。

（11）其他偶见鼻黏膜干燥。

【注意事项】

（1）高空作业或驾驶机动车辆的人员不宜应用本药。

（2）禁用于使用单胺氧化酶抑制药（MAOI）的患者。

（3）为保证夜间血压的控制，宜在睡前给予每日末次药量。

（4）静脉注射时，在产生降压作用前可能出现短暂的升压现象。

（5）使用皮肤贴片每次换片时，应更换用药部位以减少局部皮肤刺激。

（6）使用本药滴眼液时，应用手压迫泪囊部位，以减少药物全身吸收。用药15分钟内须避免佩戴角膜接触镜。

（7）长期用药可因液体潴留及血容量扩充出现耐药性，而使降压作用减弱，与利尿药同用可减少耐药性并增强疗效。

（8）突然停药或连续漏服数剂药物，可发生反跳性血压增高，多于停药后12～48小时出现，可持续数日，此时可有5%～20%患者伴有精神紧张、胸痛、头痛、失眠、面红、恶心、呕吐、唾液增多、手指颤动等症状。每日用量超过1.2 mg时突然停药或停用原用的β-受体阻滞药时，反跳性高血压的发生率增加。

（9）为避免本药所致的反跳性血压增高，停药时须在1～2周内逐渐减量，并同时考虑其他降压治疗；血压过高时可给予二氮嗪或

α-受体阻滞药，或再用本药；若因手术必须停服本药时，应在术前4～6小时停药，术中静脉滴注其他降压药，术后再复用本药。

(10) 药物过量征象包括低血压、心动过缓、嗜睡、烦躁、疲乏、反射减弱或丧失、恶心、呕吐和通气不足。过大剂量可有心律失常(如可逆性心脏传导障碍)、短暂高血压。低血压时应平卧，抬高床脚，必要时予静脉滴注多巴胺；高血压时需静脉给予呋塞米、二氮嗪、酚妥拉明或硝普钠对症治疗。

(11) 在本药滴眼液中加入的增稠剂玻璃酸钠，可延长药液在眼球表面停留时间，延迟药液流入鼻腔、口腔的时间，减少药物的全身吸收及其产生的毒副作用。

【药物相互作用】

(1) 与中枢神经抑制药(如巴比妥类或镇静药等)合用可使本药的中枢抑制作用增强。

(2) 与β-受体阻滞药合用后停药，可增加本药的撤药综合征危象的发生率，宜先停用β-受体阻滞药，再停用本药。

(3) 三环类抗抑郁药可减弱本药的降压作用，故合用时本药须加量。

(4) 非甾体类抗炎药可减弱本药的降压作用。

【用法用量】

(1) 口服给药：① 高血压：开始一次0.075～0.1 mg，一日2次，隔2～4日后可按需每日递增0.075～0.2 mg，维持量为一次0.075～0.2 mg，一日2～4次。② 严重高血压需紧急治疗时：开始剂量为0.2 mg，以后每小时0.1 mg，直至舒张压控制或用药总量达0.7 mg时可用维持量。③ 绝经期潮热：一次0.025～0.075 mg，一日2次。④ 严重痛经：一次0.025 mg，一日2次，月经前及月经时服，疗程为14日。⑤ 偏头痛：一次0.025 mg，一日2～4次，最多为一次0.05 mg，一日3次。

(2) 静脉注射：高血压：一次0.15～0.3 mg加入50%葡萄糖注射液20～40 ml中，缓慢注射，10分钟内起效，降压作用在30～60分钟达高峰，持续3～7小时。24小时内总量不宜超过0.75 mg。

(3) 经眼给药：青光眼：单侧一次 1 滴，一日 2～3 次。

(4) 经皮给药：取出贴片，揭去保护层，贴于耳后无发、干燥处皮肤。成年患者首次使用 1 片（2.5 cm^2），然后根据血压下降幅度调整每次贴用面积（减少或增加），如已增至 3 片（7.5 cm^2）仍无效，且不良反应明显，应考虑停药。贴用 3 日后换用新贴片。

【制剂规格】

(1) 盐酸可乐定片：0.075 mg；0.1 mg；0.15 mg。

(2) 盐酸可乐定注射液：1 ml∶0.15 mg。

(3) 可乐定滴眼液：5 ml∶12.5 mg。

(4) 盐酸可乐定贴片：2 mg；2.5 mg。

（三）抗休克药

休克是人体受到各种有害刺激的强烈侵袭时引起的有效循环血量锐减的反应，是组织血液灌注不足所引起的代谢障碍和细胞受损的病理过程，为一种急性循环功能不全综合征，是临床各种严重疾病中常见的并发症。

休克的药物治疗由单纯以血管活性物质改善微循环的方法，发展到联合应用血管内皮保护剂、自由基清除剂、抗血小板药、花生四烯酸代谢物拮抗药，以及细胞能量合剂，稳定细胞膜及基因治疗，并取得一定的疗效，降低了休克的死亡率。

抗休克的药物主要有：作用于自主神经系统的药物，包括扩血管药、缩血管药和正性肌力药物如胰高血糖素、糖皮质激素，以及其他一些与抗休克有关的药物如阿片受体阻断剂、磷酸二酯酶抑制剂、花生四烯酸代谢抑制剂、休克细胞因子拮抗剂、内毒素拮抗剂、抗氧自由基药物、诱生型一氧化氮合酶特异性抑制剂等。目前，仍以作用于自主神经系统的药物最为常用。在用药选择时应充分考虑患者的病因、病理生理、持续时间、并发症和病人体质等情况。在病因治疗的前提下，采取综合治疗的措施。

51. 去甲肾上腺素 Noradrenaline

【药理学】 为α,β受体兴奋药,但以β-受体作用为主,与肾上腺素比较,其收缩血管作用和升高血压作用较强,而兴奋心脏、扩张支气管作用较弱。

【适应证】 用于各种原因引起的休克。

【禁忌证】 高血压、心肌缺血、动脉硬化及孕妇禁用。

【不良反应】 静注外溢可致局部组织坏死;速度过快可致心律失常,如室性、室上性早搏;过多用药可致肾动脉痉挛而引起尿闭。

【注意事项】

(1) 严防药液外漏。

(2) 如有药物外溢或早期坏死,即热敷,亦可选用妥拉唑啉 5~10 mg、玻糖酸酶 300 U、甲磺酸酚妥拉明 2.5~5 mg 中任一种药物溶于 10~20 ml 生理盐水或直接用 1%~2%盐酸普鲁卡因 10~20 ml 作局部浸润注射。

(3) 滴注过程中如发生周围血管痉挛,可于 1 000 ml 输液中加入甲磺酸酚妥拉明 5 mg,以防止局部组织坏死,并增强升压药的疗效。

(4) 亚硝酸类、噻嗪类利尿药可减弱本品作用。

(5) 2 mg 相当于去甲肾上腺素 1 mg。

(6) 遇光即渐变色,如呈淡棕色或有沉淀即不能使用。

(7) 忌与偏碱性药物配伍。

(8) 在碱性情况下,如遇含有铁离子杂质的药物则能变成紫色,并降低升压作用。

【药物相互作用】

(1) 与全麻药如氯仿、环丙烷等同用,可使心肌对拟交感胺类药反应更敏感,容易发生室性心律失常不宜同用,必须同用时减量给药。

(2) 与β-受体阻滞药同用,各自的疗效降低,β-受体阻滞后α-受体作用突出,可发生高血压、心动过缓。

(3) 与降压药同用，降压效应被抵消或减弱，与甲基多巴同用还使本品加压作用增强。

(4) 与洋地黄类同用，易致心律失常，须严密注意心电监测。

(5) 与其他拟交感胺类同用时，心血管作用增强。

(6) 与麦角制剂如麦角胺、麦角新碱或缩宫素同用，促使血管收缩作用加强，引起严重高血压，外周血管的血容量锐减。

(7) 与三环类抗抑郁药合用，由于抑制组织吸收本品或增强肾上腺素受体的敏感性，可加强本品的心血管作用，引起心律失常、心动过速、高血压或高热，如必须合用，则开始本品用量须小，并监测心血管作用。

(8) 与甲状腺激素同用使二者作用均增强。

(9) 与妥拉唑林同用可引起血压下降，继以血压过度反跳上升，故妥拉唑啉逾量时不宜用本品。

【用法用量】

(1) 静滴：临用前稀释，每分钟滴入 4～10 μg，根据病情调整用量。可用 1～2 mg 加入生理盐水或 5%葡萄糖 100 ml 内静滴，根据情况掌握滴注速度，待血压升至所需水平后，减慢滴速，以维持血压于正常范围。如效果不好，应换用其他升压药。对危急病例可用 1～2 mg 稀释到 10～20 ml，徐徐推入静脉，同时根据血压以调节其剂量，待血压回升后，再用滴注法维持。

(2) 口服：治上消化道出血，每次服注射液 1～3 ml(1～3 mg)，1 日 3 次，加入适量冷盐水服下。

【制剂规格】注射液：每支 2 mg(1 ml)(以重酒石酸计)；每支 10 mg(2 ml)(以重酒石酸计)。

(四) 调脂及抗动脉粥样硬化药

动脉粥样硬化是一种全身性血管疾病，可累及心、脑以及外周血管，导致许多器官功能紊乱。美国卒中学会第 28 届国际卒中会议上报告北美每 50 秒就有一人死于脑血管疾病。中国的动脉粥样硬化性疾病发病率虽没有西方国家那么高，但正呈上升趋势。动脉粥样硬化的药物治疗包括控制危险因素（如降压与降糖药物）、干扰动脉粥样硬化形成和发展（如调脂与抗氧化药物）以及预防血栓形成（抗血小板药物）。在此重点介绍他汀类和贝特类调脂药。

52. 非诺贝特 Fenofibrate

【药理学】本品为氯贝丁酸衍生物类血脂调节药，通过抑制极低密度脂蛋白和甘油三酯的生成并同时使其分解代谢增多，降低血低密度脂蛋白、胆固醇和甘油三酯；还使载脂蛋白 A1 和 A11 生成增加，从而增高高密度脂蛋白。本品尚有降低正常人及高尿酸血症患者的血尿酸作用。动物实验表明，非诺贝特具有致畸性和致癌性。

【适应证】高胆固醇血症、高甘油三酯血症及混合型高脂血症。

【禁忌证】孕妇禁服，肝、肾功能不全者慎用。对非诺贝特过敏者禁用；有胆囊疾病史、患胆石症的患者禁用，本品可增加胆固醇向胆汁的排泌，从而引起胆结石。严重肾功能不全、肝功能不全、原发性胆汁性肝硬化或不明原因的肝功能持续异常的患者禁用。

【不良反应】发生率 2%～15%。胃肠道反应包括腹部不适、腹泻、便秘最常见（约 5%）；皮疹（2%）；神经系统不良反应包括乏力、头痛、性欲丧失、阳痿、眩晕、失眠（3%～4%）；本品属氯贝丁酸衍生物，有可能引起肌炎、肌病和横纹肌溶解综合征，导致血肌酸磷酸激酶升高；发生横纹肌溶解，主要表现为肌痛合并血肌酸磷酸激酶升高、肌红蛋白尿、并可导致肾衰竭，但较罕见；在患有肾病综合征及其他肾损害而导致血白蛋白减少的患者或甲状腺功能亢进的患者，发生肌病的危险性增加（约 1%）；有使胆石增加的趋向，可引起胆囊疾病，乃至需要手术；在治疗初期可引起轻度至中度的血液学改变，如血红蛋白、血细胞比积和白细胞降低等偶有血氨基转移酶增高，包括丙氨酸及门冬氨酸氨基转移酶。

【注意事项】

（1）本品对诊断有干扰，服用本品时血小板计数、血尿素氮、氨基转移酶、血钙可能增高；血碱性磷酸酶、γ-谷氨酰转肽酶及胆红素可能降低。用药期间应定期检查：全血象及血小板计数；肝功能试验；血胆固醇、甘油三酯或低密度脂蛋白；血肌酸磷酸激酶。如果临床有可疑的肌病的症状（如肌痛、触痛、乏力等）或血肌酸磷酸激酶显著升高，则应停药。

（2）在治疗高血脂的同时，还需关注和治疗可引起高血脂的各种原发病，如甲状腺功能减退、糖尿病等。某些药物也可引起高血脂，如雌激素、噻嗪类利尿药和β-受体阻滞剂等，停药后，则不再需要相应的抗高血脂治疗。

【药物相互作用】

（1）本品有增强香豆素类抗凝剂疗效的作用，可使凝血酶原时间延长，故合用时应减少口服抗凝药剂量以后再按检查结果调整用量。

（2）与胆汁酸结合树脂，如考来烯胺等合用，则至少应在服用这些药物之前1小时或4～6小时之后再服用非诺贝特。

（3）应慎与HMG-CoA还原酶抑制剂，如普伐他汀、氟伐他汀、辛伐他汀等合用，可引起肌痛、横纹肌溶解、血肌酸磷酸激酶增高等肌病，严重时应停药。

（4）主要经肾排泄，在与免疫抑制剂，如环孢素或其他具肾毒性的药物合用时，可能有导致肾功能恶化的危险，应减量或停药。

（5）与其他高蛋白结合率的药物合用时，可使它们的游离型增加，药效增强，如甲苯磺丁脲及其他磺脲类降糖药、苯妥英、呋塞米等，在降血脂治疗期间服用上述药物，则应调整降糖药及其他药的剂量。

【用法用量】口服：一次100 mg，一日2～3次。维持量：待血脂明显下降后改为一次100 mg，一日1次。

【制剂规格】胶囊（片）剂：每粒（片）100 mg；200 mg；300 mg。

53. 洛伐他汀　Lovastatin

【药理学】本品在体内竞争性地抑制胆固醇合成过程中的限速酶羟甲戊二酰辅酶A还原酶，使胆固醇的合成减少，也使低密度脂蛋白受体合成增加，主要作用部位在肝脏，结果使血胆固醇和低密度脂蛋白胆固醇水平降低，由此对动脉粥样硬化和冠心病的防治产生作用。本品还降低血清甘油三酯水平和增高血高密度脂蛋白水平。

【适应证】用于治疗高胆固醇血症和混合型高脂血症。

【禁忌证】

（1）对洛伐他汀过敏的患者禁用。对其他 HMG-CoA 还原酶抑制剂过敏者慎用。

（2）有活动性肝病或不明原因血氨基转移酶持续升高的患者禁用。

【不良反应】

（1）最常见的不良反应为胃肠道不适、腹泻、胀气，其他还有头痛、皮疹、头晕、视觉模糊和味觉障碍。

（2）偶可引起血氨基转移酶可逆性升高。因此需监测肝功能。

（3）少见的不良反应有阳痿、失眠。

（4）罕见的不良反应有肌炎、肌痛、横纹肌溶解，表现为肌肉疼痛、乏力、发烧，并伴有血肌酸磷酸激酶升高、肌红蛋白尿等，横纹肌溶解可导致肾衰竭，但较罕见。与免疫抑制剂、叶酸衍生物、烟酸、吉非贝齐、红霉素等合用可增加肌病发生的危险。

（5）有报道发生过肝炎、胰腺炎及过敏反应如血管神经性水肿。

【注意事项】

（1）用药期间应定期检查血胆固醇和血肌酸磷酸激酶。应用本品时血氨基转移酶可能增高，有肝病史者服用本品还应定期监测肝功能试验。

（2）在本品治疗过程中如发生血氨基转移酶增高达正常高限的 3 倍，或血肌酸磷酸激酶显著增高或有肌炎、胰腺炎表现时，应停用本品。

（3）应用本品时如有低血压、严重急性感染、创伤、代谢紊乱等情况，须注意可能出现的继发于肌溶解后的肾衰竭。

（4）肾功能不全时，本品剂量应减少。

(5) 本品宜与饮食共进,以利吸收。

(6) 饮食疗法始终是治疗高血脂的首要方法,加上锻炼和减轻体重等方式,都将优于任何形式的药物治疗。

【药物相互作用】

(1) 与口服抗凝药合用可使凝血酶原时间延长,使出血的危险性增加。

(2) 与免疫抑制剂如环孢素、阿奇霉素、克拉霉素、红霉素、达那唑、伊曲康唑、吉非贝齐、烟酸等合用可增加肌溶解和急性肾衰竭发生的危险。

(3) 考来替泊、考来烯胺可使本品的生物利用度降低,故应在服用前者 4 小时后服用本品。

【用法用量】 口服剂量为每日 20 mg,晚餐时顿服。调整剂量需间隔 4 周以上,最大量每日 80 mg,每日 1~2 次,早晚餐服。使用免疫抑制剂的患者,最大量为每日 20 mg,总胆固醇和 LDL 胆固醇降至 140 mg/dl 和 75 mg/dl 以下时可减量。

【制剂规格】

(1) 片剂:每片 10 mg;20 mg;40 mg。

(2) 胶囊:每粒2 mg;4 mg。

(五) 扩张血管药

扩张血管药能直接作用于血管平滑肌或通过肾上腺素受体、钙离子通道而舒张周围血管,临床上广泛应用于心脑血管疾病或周围血管循环障碍的各种疾病。

54. 地尔硫䓬　Diltiazem Hydrochloride

【药理学】 本品为钙离子通道阻滞剂,其作用与心肌和血管平滑肌除极时抑制钙离子内流有关。可以有效地扩张心外膜和心内膜下的冠状动脉,缓解自发性心绞痛或由麦角新诱发冠状动脉痉挛所致心绞痛;通过减慢心率和降低血压,减少心肌需氧量,增加运动耐量并缓解劳力型心绞痛。使血管平滑肌松弛，周围血管阻力下降，血压降低。其降压的幅度与高血压的程度有关，血压正常者仅使血压轻度下降。有负性肌力作用，并可减慢窦房结和房室结的传导。

【适应证】冠状动脉痉挛引起的心绞痛和劳力型心绞痛，轻中度高血压，肥厚性心肌病，室上性心动过速适用。

【禁忌证】病态窦房结综合征未安装起搏器者，Ⅱ度或Ⅲ度房室传导阻滞未安装起搏器者，收缩压低于 12 kPa(90 mmHg)，对本品过敏者，急性心肌梗死或肺充血者禁用。

【不良反应】

(1) 常见：水肿、头痛、恶心、眩晕、皮疹、无力。

(2) 罕见：① 心血管系统：房室传导阻滞、心动过缓、束支传导阻滞、充血性心力衰竭、心电图异常、低血压、心悸、晕厥、心动过速、室性早搏。② 神经系统：多梦、遗忘、抑郁、步态异常、幻觉、失眠、神经质、感觉异常、性格改变、嗜睡、震颤。③ 消化系统：厌食、便秘、腹泻、味觉障碍、消化不良、口渴、呕吐、体重增加、碱性磷酸酶、乳酸脱氢酶、谷草转氨酶、谷丙转氨酶轻度升高。④ 皮肤：淤点、光敏感、瘙痒、荨麻疹。⑤ 其他：弱视、CPK 升高、口干、呼吸困难、鼻出血、易激惹、高血糖、高尿酸血症、阳痿、肌痉挛、鼻充血、多尿、夜尿增多、耳鸣、骨关节痛、脱发、多形性红斑、锥体外系综合征、齿龈增生、溶血性贫血、出血时间延长、白细胞减少、紫癜、视网膜病变、血小板减少、剥脱性皮炎。

【注意事项】

(1) 病窦综合征、严重房室传导阻滞、房颤、房扑伴预激综合征患者及孕妇禁用。

(2) 与其他对心脏有抑制作用药物合用时应谨慎。

【药物相互作用】

(1) 与 β-受体阻滞剂合用耐受性良好，但在左心室功能不全及传导功能障碍患者中资料尚不充分。可增加普萘洛尔生物利用度近 50%，因而在开始或停止两药合用时需调整普萘洛尔剂量。

(2) 与西咪替丁合用时，由于抑制细胞色素 P450 氧化酶影响本品首过代谢，可明显增加血药浓度峰值及药时曲线下面积。雷尼替丁仅使本品血药浓度轻度升高。

(3) 与地高辛合用时，在治疗的初期、或调整和停用时应监测地高辛血药浓度，以免地高辛过量或不足。

(4) 与麻醉药合用，对心肌收缩、传导、自律性都有抑制，并有血管扩张作用，可产生协同作用。因此，两药合用须仔细调整剂量。

【用法用量】 口服，起始剂量每次 30 mg，每日 4 次，餐前及睡前服药。增加剂量需在医师指导下用药，每 1～2 天增加一次剂量，直至获得最佳疗效。平均剂量范围为每天 90～360 mg，一日剂量不超过 360 mg。

【制剂规格】 (盐酸盐)片剂：30 mg。注射剂：5 mg。

55. 非洛地平　Felodipine

【药理学】 本品为选择性钙通道阻滞药，主要抑制小动脉平滑肌细胞外钙的内流，选择性扩张小动脉，对静脉无此作用，不引起体位性低血压；对心肌亦无明显抑制作用。在降低肾血管阻力的同时，不影响肾小球滤过率和肌酐廓清率，肾血流量无变化甚至稍有增加，有促尿钠排泄和利尿作用。可增加输出量和心脏指数，显著降低后负荷，而对心脏收缩功能、前负荷及心率无明显影响。

【适应证】 用于轻、中度原发性高血压的治疗，可单用或与其他抗高血压药联合使用。也用于治疗缺血性心脏病、心力衰竭及心绞痛。

【禁忌证】 对非洛地平过敏者、严重低血压者、主动脉狭窄者禁用。

【不良反应】

(1) 本品和其他钙拮抗药相同，在某些病人身上会导致面色潮红、头痛、头晕、心悸和疲劳，这些反应大部分具有剂量依赖性，而且是在剂量增加后开始的短时间内出现，是暂时的，应用时间延长后消失。

(2) 与其他二氢吡啶类药物相同，可引起与剂量有关的踝肿，牙龈或牙周炎患者用药后可能会引起轻微的牙龈肿大。

(3) 另也可见皮疹、瘙痒。

(4) 在极少数病人中可能会引起显著的低血压伴心动过速，这在易感个体可能会引起心肌缺氧。

【注意事项】

(1) 可引发严重低血压和晕厥，产生反射性心动过速，在敏感人群中可能引发心绞痛，低血压患者慎用。

(2) 慎用于心力衰竭和心功能不全患者，须注意本品的负性肌力作用，特别是在与β-受体阻滞剂合用时。

(3) 慎用于孕妇、哺乳期妇女和儿童。老年人(65 岁以上)或肝功能不全患者宜从低剂量(一次 2.5 mg，一日 1 次)开始治疗，并在调整剂量过程中密切监测血压。

(4) 临床试验表明，剂量超过每日 10 mg 可增加降压作用，但同时增加周围性水肿和其他血管扩张不良事件的发生率。肾功能不全患者一般不需要调整建议剂量。

(5) 本品应空腹口服或食用少量清淡饮食，应整片吞服勿咬碎或咀嚼。保持良好的口腔卫生可减少牙龈增生的发生率和严重性。

【药物相互作用】

(1) 服用本品时，同时加服影响细胞色素 P450 类药物可影响非洛地平的血药浓度。

(2) 酶诱导药(如苯妥英、卡马西平、巴比妥)能引起非洛地平血药浓度的降低。

(3) 酶抑制药(西咪替丁)可引起非洛地平血药浓度升高。虽然非洛地平具有较高程度血浆蛋白结合力，但不影响其他血浆蛋白结合药物(如法华令)的结合程度。

【用法用量】 ① 片剂：一日 5～10 mg。起始剂量为一次2.5 mg，一日 2 次。按个体反应情况调整(用量调整间隔一般应少于 2 周)，最大日剂量为 20 mg。② 缓释片：一次 5～10 mg，一日1 次。起始日剂量为 2.5～5 mg，2 周后调整剂量，最大日剂量为20 mg。

【制剂规格】 非洛地平片：2.5 mg；5 mg；10 mg。非洛地平缓释片：2.5 mg；5 mg；10 mg。

56. 哌唑嗪　Prazosin

【药理学】本药为选择性突触后 α_1受体阻滞药，能拮抗 α_1受体激动药引起的血管收缩和血压升高等反应，对 α_2受体的阻滞作用很弱，与 α_2受体的亲和力约为 α_1受体的 1/1 000。降压时很少引起反射性心动过速，因此对心排血量影响小。不增加肾素的分泌，对肾血流量与肾小球滤过率影响也小。既能扩张容量血管，降低心脏前负荷，又能扩张阻力血管，降低心脏后负荷，从而使左心室舒张末期压下降，心功能改善，故可用于治疗心力衰竭。本药长期服用能改善脂质代谢，降低甘油三酯和低密度脂蛋白，明显升高高密度脂蛋白和高密度脂蛋白/胆固醇比值。此外，还能阻滞前列腺、尿道和膀胱颈的 α_1受体，从而减轻前列腺增生患者的排尿困难症状。

【适应证】

(1) 适用于轻、中度高血压，尤其适用于高血压合并高脂血症，常作为第二线药物，在第一线药物疗效欠佳时采用或与其他降压药合用。嗜铬细胞瘤患者手术前亦可用本药控制血压。

(2) 用于充血性心力衰竭及心肌梗死后心力衰竭，对常规疗法(洋地黄、利尿药)无效或效果不显著的心力衰竭也有效。

(3) 也可用于治疗麦角胺过量。

【禁忌证】

(1) 对本药过敏者禁用。

(2) 严重心脏病、精神病患者慎用。

【不良反应】

(1) 心血管系统：在服首剂后 0.5～2 小时容易出现直立性低血压，加大剂量时也可发生，表现为从卧位或坐位起立时发生眩晕、头昏、甚至晕厥，运动可使反应加重。血容量小或限钠过度者、老年人更易发生。少见心绞痛或使原有心绞痛加重、心悸、心动过速等。

(2) 消化系统：常见口干、恶心、食欲缺乏及胃肠不适等。

(3) 神经系统：偶见头痛，另可有手足麻木、失眠、疲劳、嗜睡、多梦、抑郁、情绪改变、定向力障碍及幻觉等。

(4) 呼吸系统：常见鼻充血。

(5) 泌尿生殖系统：很少见尿频及尿失禁，有报道少数患者发生阳痿，偶见阴茎异常勃起。

(6) 过敏反应：曾有出现急性多发性关节炎、结节性红斑、反复发作性荨麻疹、面部水肿及哮喘的个案报道。

(7) 其他：偶见皮疹，也可引起瘙痒、视物模糊等。

【注意事项】

(1) 服用本药期间，不宜驾车和操作机械。

(2) 剂量必须个体化，以降压反应为准。

(3) 首次给药及以后加大剂量时，均建议在卧床时给药，不做快速起立动作，以免发生直立性低血压反应。

(4) 在治疗心力衰竭时可出现耐药性。早期耐药是由于降压后反射性交感兴奋，后期耐药是由于水钠潴留。前者可暂停给药或增加剂量以克服，后者则宜暂停给药而改用其他血管扩张药。

(5) 药过量引起低血压循环衰竭时，须补充血容量及给予拟交感类药物。

【药物相互作用】

(1) 与β-肾上腺素受体阻断药（如普萘洛尔）或利尿剂合用，降压作用加强而水钠潴留可能减轻，合用时应调整剂量，以选用每种药物的最小有效剂量为宜。

(2) 与钙拮抗药合用，降压作用加强，易致首剂效应，因此剂量须适当调整，与其他降压药合用时也须注意。

(3) 与拟交感类药物合用，降压作用减弱。

(4) 与非甾体类抗炎镇痛药（尤其是吲哚美辛）合用，降压作用减弱。

【用法用量】

(1) 一般用量：一次 0.5～1 mg，一日 2～3 次（首剂为 0.5 mg，睡前服），按疗效逐渐调整为一日 6～15 mg，分 2～3 次服用。日剂量超过 20 mg 后，疗效不进一步增加。

(2) 充血性心力衰竭：开始一次 0.5～1 mg，一日 1.5～3 mg，以后逐渐增至一日 6～15 mg，分次服用。维持量通常为一日 4～20 mg，分次服用。

【制剂规格】片剂：0.5 mg；1 mg；2 mg；5 mg。

57. 地巴唑 Dibazolum

【药理学】对血管平滑肌有直接松弛作用，使血压略有下降。对胃肠平滑肌有解痉作用，对中枢神经系统有轻度兴奋作用。

【适应证】

(1) 用于轻度(Ⅰ期)高血压、脑血管痉挛等。

(2) 用于内脏平滑肌痉挛(胃溃疡、幽门及肠痉挛)。

(3) 用于神经疾患(如脊髓灰质炎的后遗症、外周面神经麻痹)。

【禁忌证】血管硬化者禁用。

【不良反应】多汗、头痛、发热。

【注意事项】不良反应轻微。

【药物相互作用】尚未明确。

【用法用量】

(1) 高血压、胃肠痉挛等：口服，1 次 10～20 mg，每日 3 次；或皮注 10～20 mg。

(2) 神经疾患：1 次服 5～10 mg，每日 3 次。

(3) 脑血管痉挛：1 次静注 10～20 mg，极量：口服 1 日 150 mg。

【制剂规格】

(1) 片剂：每片 10 mg；20 mg。

(2) 注射液：每支 10 mg(1 ml)。

58. 左旋氨氯地平 Levamlodipine Besylate

【药理作用】本品为钙内流阻滞剂，是氨氯地平的左旋体，通过阻滞心肌和血管平滑肌细胞内 Ca^{2+} 经细胞膜的钙离子通道进入细胞。且直接舒张血管平滑肌，发挥抗高血压作用。

【适应证】适用于高血压(单独或与其他药物合并使用),心绞痛,尤其自发性心绞痛(单独或与其他药物合并使用)。

【禁忌证】对二氢吡啶类钙拮抗剂过敏的病人禁用。

【不良反应】

(1) 较少见:头痛、水肿、疲劳、失眠、恶心、腹痛、面红、心悸和头晕。

(2) 极少见:瘙痒、皮疹、呼吸困难、无力、肌肉痉挛和消化不良。

(3) 与其他钙拮抗剂相似,极少有心肌梗死和胸痛的不良反应报道,而且这些不良反应不能与病人本身的基础疾病明确区分。

【注意事项】

(1) 肝功能受损病人的使用,与其他所有钙拮抗剂相同,在肝功能受损时使用本品应十分小心。

(2) 肾衰竭病人的使用,肾功能损害患者可以采用正常剂量。

(3) 本品不被透析。

【药物相互作用】

(1) 与吸入烃类麻醉药合用可引起低血压。

(2) 与非甾体类抗炎药吲哚美辛合用可减弱本品的降压作用。

(3) 与β-受体阻滞剂合用耐受性良好,但可引起过度低血压,罕见加重心力衰竭。

(4) 与雌激素合用可引起体液潴留而增高血压。

(5) 与磺吡酮合用可增加本品的蛋白结合率,产生血药浓度变化。

(6) 与锂合用可引起神经中毒,出现恶心、呕吐、腹泻、共济失调、震颤和/或麻木,需慎重。

(7) 与拟交感胺合用可减弱本品降压作用。

(8) 与舌下硝酸甘油和长效硝酸酯制剂合用可加强抗心绞痛效应。虽未报导有反跳作用,但停药时应在医生指导下逐渐减量。

【用法用量】治疗高血压和心绞痛的初始剂量为2.5 mg,一日1次;根据患者的临床反应,可将剂量增加,最大可增至5 mg,一日1次。本品与噻嗪类利尿剂、β-受体阻滞剂和血管紧张素转换酶抑制剂合用时不需调剂量。

【制剂规格】片剂:2.5 mg。

59. 复方硫酸双肼屈嗪　Compound Dihydralazine Sulfate

【药理学】本品的降压作用主要为扩张小动脉,对静脉作用小,使周围血管阻力降低,心率增快,心每搏量和心排血量增加。长期使用可致肾素分泌增加,醛固酮增加,水钠潴留而降低效果。心力衰竭,本品增加心排血量,降低血管阻力与后负荷。

【适应证】适用于高血压、心力衰竭。

【禁忌证】有主动脉瘤、脑中风及严重肾功能障碍的患者应视为禁忌证。

【不良反应】

(1) 多见的不良反应有腹泻、心悸、心动过速、头痛、呕吐、恶心。

(2) 少见的不良反应有便秘、低血压、面潮红、流泪、鼻塞。

(3) 罕见的不良反应有免疫变态反应所致的皮疹、瘙痒、胸痛、淋巴结肿大、周围神经炎、水肿、系统性红斑性狼疮。

【注意事项】

(1) 对中度原发性高血压,合并利尿药和β-受体阻滞剂应用则可以获得良好疗效。合并冠心病患者因可致心肌缺血,宜慎用。

(2) 长期使用可产生血容量增大、液体潴留、反射性交感兴奋而心率加快、心排血量增加,使本品的降压作用减弱。

(3) 缓慢增加剂量或合用β-受体阻滞剂可使副作用减少。

(4) 停用本品应缓慢减量以免血压突然升高。

(5) 食物可增加其生物利用度,故宜在餐后服用。

【药物相互作用】

(1) 与非甾体类抗炎止痛药同用可使降压作用减弱。

(2) 拟交感胺类与本品同用可使本品的降压作用降低。

(3) 与二氮嗪或其他降压药同用可使降压作用加强。

【用法用量】成人口服常用量,每次 12.5～25 mg,每日 3 次。以后按需要增至每次 50 mg,每日 3 次。

【制剂规格】片剂:12.5 mg; 25 mg。

60. 川芎嗪　Ligustrazine

【药理学】 本品具有抗血小板聚集，并对已聚集的血小板有解聚作用。此外，尚有扩张小动脉、改善微循环和增加脑血流量，从而产生抗血栓和溶血栓的作用。

【适应证】 有抗血小板聚集、扩张小动脉、改善微循环和脑血流的作用。用于闭塞性血管疾病、脑血栓形成、脉管炎、冠心病、心绞痛等。

【禁忌证】 脑出血及有出血倾向的患者忌用。

【不良反应】 本品酸性较强，穴位注射刺激性较强。

【注意事项】 不适于肌内大量注射。静脉滴注速度不宜过快。儿童及老年患者用药应按儿童及老年剂量使用。

【药物相互作用】 盐酸川芎嗪注射液与注射用穿琥宁、注射用头孢哌酮钠不宜配伍，与氨茶碱注射液、注射用青霉素、注射用氨苄西林钠、注射用乳糖酸红霉素应谨慎配伍。

【用法用量】 静脉滴注。缺血性脑血管疾病急性期及其他缺血性血管疾病，以本品注射液 40～80 mg(1～2 支)，稀释于 5%葡萄糖注射液或氯化钠注射液 250～500 ml 中静脉点滴。速度不宜过快，一日 1 次，10 日为一个疗程，一般使用 1～2 个疗程。

【制剂规格】 注射剂：2 ml∶40 mg。

(六) 钙拮抗药

钙拮抗药(calcium antagonist)，又称为钙通道阻滞药(calcium channel blockes)是一类能选择性地减少 Ca^{2+} 内流，干扰细胞内 Ca^{2+} 的浓度而影响细胞功能的药物。

细胞内的 Ca^{2+} 对细胞功能有极重要的作用，它是重要的细胞内第二信使，调节许多细胞反应和活动，参与神经递质释放、肌肉收缩、腺体分泌、血小板激活等，特别是对心血管系统的功能起到重要的作用。钙拮抗药可阻滞 Ca^{2+} 进入细胞内，降低细胞内 Ca^{2+} 浓度，

从而抑制了 Ca^{2+} 调节的细胞功能，其中较重要的为对心脏的负性肌力、负性频率及负性传导作用和对血管平滑肌的舒张作用；对血小板聚集和释放也有一定的抑制作用；在大剂量时还能抑制兴奋-分泌偶联过程而影响一些激素（如胰岛素、促肾上腺皮质激素等）的分泌。

钙拮抗药由于其化学结构不同，对不同组织和器官（如血管、心脏、心肌和传导系统）具有不同的选择作用。钙拮抗药在临床上多用于治疗心脏和血管系统疾病，如心律失常、高血压、心肌缺血性疾病（冠心病、心绞痛）、脑血管性疾病、慢性心功能不全等。

61. 拉西地平　Lacidipine

【药理学】 本品为二氢吡啶类钙离子拮抗剂，具高度选择性，作用于平滑肌的钙通道，主要扩张周围动脉，减少外周阻力，降压作用强而持久。对心脏传导系统和心肌收缩功能无明显影响。并可改善受损肥厚左室的舒张功能，有抗动脉粥样硬化作用。可使肾血流量增加而不影响肾小球滤过率，可产生一过性但不明显的利尿和促尿钠排泄作用，因此能防止移植患者出现环孢素 A 诱发的肾脏灌注不足。其有高度脂溶性，它在脂质部分沉积并在清除阶段不断释放到结合部位。这一特点使本品明显不同于其他钙拮抗药，其他钙拮抗药脂溶性低因而作用时间短。

【适应证】 扩张周围动脉，减少外周血管阻力从而降低血压。拉西地平与其他降压药物如利尿剂、β-受体阻滞剂并用，降血压作用可以加强。作为高血压病的治疗药物，可单独应用或与其他降血压药物合用，如与 β-受体阻滞剂和利尿剂合用。

【禁忌证】 对本药物中任何成分高度过敏者。

【不良反应】

（1）最常见的有头痛，皮肤潮红，水肿，眩晕和心悸。

（2）少见无力，皮疹（包括红斑和瘙痒），胃纳不佳，恶心，多尿。

（3）极少数有胸痛和齿龈增生。

【注意事项】

（1）窦房结和房室结功能异常的患者应慎用。

（2）心脏储备力较低的病人应慎用。

（3）肝功能不良患者应慎用。

【药物相互作用】

（1）与β-受体阻滞剂、利尿药合用，降压作用可加强。

（2）与西咪替丁合用，可使本品血药浓度增高。

（3）与地高辛合用，地高辛峰值水平可增加17%，对24小时平均地高辛水平无影响。

（4）与普萘洛尔合用，可轻度增加两者药时曲线下面积（AUC）。

（5）与华法林、甲苯磺丁脲、双氯芬酸、环孢素、安替比林等无特殊交叉反应。

【用法用量】建议开始用量为每次4 mg，每日1次，应在每天的同一时间服用，在早晨服用较好。饭前、饭后均可。应维持4 mg剂量不少于3～4周，再根据疗效可增加至6 mg。对肝脏病患者拉西地平的生物利用度可能增加，而加强降血压的作用。此时初始剂量应减至2 mg，每日1次。由于拉西地平不经肾脏排泄，故肾病患者无需修改剂量。老年人开始剂量为2 mg，每日1次，必要时可根据上述的方法增至4 mg或6 mg，每日1次。

【制剂规格】片剂：2 mg，4 mg。

62. 氨氯地平　Amlodipine

【药理学】氨氯地平为钙通道阻滞剂（亦即慢通道阻滞剂或钙离子拮抗剂），阻滞钙离子跨膜进入心肌和血管平滑肌细胞。氨氯地平抗高血压作用的机制是直接松弛血管平滑肌。缓解心绞痛主要是它可以通过扩张外周小动脉和冠状动脉，减少总外周血管阻力，解除冠状动脉痉挛，降低心脏的后负荷，减少心脏能量消耗和对氧的需求。

【适应证】

(1) 高血压病:可单独使用本品治疗也可与其他抗高血压药物合用。

(2) 慢性稳定性心绞痛及变异型心绞痛。可单独使用本品治疗也可与其他抗心绞痛药物合用。

【禁忌证】对二氢吡啶类药物或本品中任何成分过敏的病人禁用。

【不良反应】氨氯地平具有较好的耐受性。

(1) 最常见的是:潮红、疲劳、水肿、眩晕、头痛、腹痛,恶心、心悸、嗜睡。

(2) 过敏反应罕见,包括瘙痒症、皮疹、血管源性水肿和多形红斑。

(3) 与其他的钙拮抗剂相似,极少有心肌梗死、心律失常(包括心动过缓、室性心动过速和房颤)和胸痛。

【注意事项】

(1) 警告:极少数患者特别是伴有严重冠状动脉阻塞性疾病的患者,在开始使用钙拮抗剂治疗或增加剂量时,出现心绞痛频率增加、时间延长和(或)程度加重,或发生急性心肌梗死,其作用机制目前尚不清楚。

(2) 因本品的扩血管作用是逐渐产生的,服用本品后发生急性低血压的情况罕有报道。然而在严重的主动脉狭窄患者,当与其他外周血管扩张剂合用时,应引起注意。

(3) 心力衰竭患者的使用:充血性心力衰竭患者使用钙拮抗剂应谨慎。在对非缺血引起心力衰竭的病人(NYHA Ⅲ-Ⅳ级)进行的长期、安慰剂对照研究(PRAISE-2)中,虽然心力衰竭加重的发生率与安慰剂相比无明显差异,但与氨氯地平有关的肺水肿报道有增加。

(4) 肝功能受损患者的使用:与其他所有钙拮抗剂相同,本品的半衰期在肝功能受损时延长。但尚未确定相应的推荐剂量,因此,使用本品应谨慎。

(5) 肾衰竭患者的使用：氨氯地平的血药浓度改变与肾功能损害程度无相关性。因此，可以采用正常剂量。本品不能被透析清除。

【药物相互作用】本品可加强盐酸贝那普利、阿替洛尔或氢氯噻嗪的降压作用。

【用法用量】

(1) 治疗高血压的初始剂量为 5 mg，每日 1 次，最大剂量为 10 mg，每日一次。虚弱或老年患者、伴有肝功能不全患者初始剂量为 2.5 mg，每日一次，此剂量也可为原使用其他抗高血压药物治疗需加用本品治疗的剂量。剂量调整应根据患者个体反应进行。一般的剂量调整应在 7～14 天后开始进行。如临床需要，在对患者进行严密观测后，可更快地开始剂量调整。

(2) 治疗心绞痛的初始剂量为 5～10 mg，每日 1 次，老年及肝功能不全的患者建议使用较低剂量治疗。大多数人的有效剂量为每日10 mg。

【制剂规格】片剂：2.5 mg；5 mg；10 mg。

硝苯地平　Nifedipine

【药理学】本品为二氢吡啶类(DHPs)Ca^{2+}通道阻滞剂，由于它能阻滞细胞膜慢通道，阻止钙离子跨膜流入细胞内，并阻止钙离子从细胞内贮库释放，使细胞处于缺钙状态，故又称为慢通道阻滞剂。在平滑肌，钙拮抗剂能使胞内钙浓度降低，妨碍了钙与调钙素的结合，使钙调素复合物生成减少，激活肌球蛋白轻链的能力降低，导致肌球蛋白轻链磷酸化作用减弱，肌动蛋白与肌球蛋白的相互作用因而减弱，遂使血管平滑肌松弛。

【适应证】

(1) 适用于预防和治疗冠心病心绞痛，特别是变异型心绞痛和冠状动脉痉挛所致心绞痛。

(2) 各种类型的高血压，对顽固性、重度高血压也有较好疗效。

(3) 雷诺征：由于能降低后负荷，对顽固性充血性心力衰竭亦有良好疗效,宜于长期服用。

(4) 适用于患有呼吸道阻塞性疾病的心绞痛病人,其疗效优于β-受体阻滞剂。

【禁忌证】低血压、对二氢吡淀类药物过敏患者禁用。心血管性休克,心肌梗死急性期禁用。

【不良反应】

(1) 头痛,面部和皮肤潮红,燥热,心动过速,心悸,头昏,疲倦。低血压。小腿肿胀,踝部水肿。

(2) 极个别病例中有胃肠道紊乱如恶心、腹泻。

(3) 皮肤反应如瘙痒、荨麻疹、皮疹。

(4) 老年男性患者长期使用可见男子女性乳房。

(5) 长期用药还会出现牙龈增生。

(6) 可能损害驾驶和操作机器的能力。

(7) 剂量过大可引起心动过缓和低血压。个别有舌根麻木、口干、发汗、头痛、恶心、食欲不振等。

【注意事项】

(1) 孕妇慎用。

(2) 首次大剂量使用应监测病人血压、以免发生血压骤降。

(3) 终止治疗时应逐渐减量撤除,不可骤停。

(4) 严重低血压、明显心衰、严重主动脉狭窄、胃肠道严重狭窄及肝功能不全患者慎用。

【药物相互作用】

(1) 与其他降血压药合用可加强降血压效果。

(2) 与β-受体阻滞剂同时使用可能出现严重的低血压。

(3) 与地高辛同时使用时可导致地高辛清除率降低。

(4) 与奎尼丁同时服用时,奎尼丁浓度下降。

(5) 西咪替丁或雷尼替丁可使本药的浓度轻度增加。

【用法用量】① 口服:每次5～20 mg,每天3次;控释片每次20 mg,每天2次。② 舌下含服:紧急时每次10 mg。③ 外用:口腔喷雾,每次1.5～2 mg(揿压3～4次),每天1～2次。

【制剂规格】① 片剂：10 mg；② 缓释片：10 mg；③ 控释片：20 mg；④ 喷雾剂：0.1 g；⑤ 胶囊：20 mg。

（七）β-受体阻滞药

β-受体阻滞药（β-receptor antagonists，β-adrenoceptor blocking drugs）是一类能选择地与β-受体结合，从而拮抗β-受体效应的药物。根据其对β_1和β_2-受体选择性的不同，可将其分为非选择性β_1、β_2-受体阻滞药和β_1-受体阻滞药两类。按照有无内在拟交感活性，可将其分为有内在拟交感活性和无内在拟交感活性药物两类。

美托洛尔　Metoprolol

【药理学】选择性的β_1-受体阻滞剂，有较弱的膜稳定作用，无内在拟交感活性。对心脏有较大的选择性作用，但较大剂量时对血管及支气管平滑肌也有作用。可减慢心率，减少心输出量，降低收缩压；立位及卧位均可降低血压；可减慢房室传导，使窦性心率减少。

【适应证】用于治疗高血压、心绞痛、心肌梗死、肥厚型心肌病、主动脉夹层、心律失常、甲状腺功能亢进、心脏神经官能症等。近年来用于心力衰竭的治疗，此时应在有经验的医师指导下使用。

【禁忌证】低血压、显著心动过缓（心率＜45次/分）、心源性休克、重度或急性心力衰竭、末梢循环灌注不良、Ⅱ度或Ⅲ度房室传导阻滞、病态窦房结综合征、严重的周围血管疾病禁用。

【不良反应】

（1）心血管系统：心率减慢、传导阻滞、血压降低、心衰加重、外周血管痉挛导致的四肢冰冷或脉搏不能触及、雷诺现象。

（2）因脂溶性及较易透入中枢神经系统，故该系统的不良反应较多。疲乏和眩晕占10％，抑郁占5％，其他有头痛、多梦、失眠等。偶见幻觉。

（3）消化系统：恶心、胃痛、便秘＜1％、腹泻占5％，但不严重，很少影响用药。

(4) 其他:气急、关节痛、瘙痒、腹膜后腔纤维变性、耳聋、眼痛等。

【注意事项】

(1) 偶有胃部不适、眩晕、头痛、疲倦、失眠、噩梦等。

(2) 哮喘病人不宜应用大剂量,应用一般剂量时也应分为3～4次服。严重支气管痉挛患者慎用。

(3) 糖尿病及甲亢患者慎用。

(4) Ⅱ、Ⅲ度房室传导阻滞、严重窦性心动过缓、低血压、孕妇及对洋地黄无效的心衰病人忌用。

(5) 肝、肾功能不良者慎用。

(6) 长期使用本品时如中断治疗须逐渐减少剂量,一般于7～10天内撤除。至少也要经过3天,尤其是冠心病患者!

【药物相互作用】

(1) 与西咪替丁合用或预先使用奎尼丁均可增加美托洛尔的血浆浓度。

(2) 与利血平合用可增强本品作用,需注意低血压与心动过速。

【用法用量】

(1) 口服:因个体差异较大,故剂量需个体化。一般情况下,用于高血压病,开始时每日1次100 mg,维持量为每日1次100～200 mg,必要时增至每日400 mg,早晚分服,用于心绞痛,每日100～150 mg,分2～3次服,必要时可增至每日150～300 mg。

(2) 静注:用于心律失常,开始时5 mg(每分钟1～2 mg),隔5分钟重复注射,直至生效,一般总量为10～15 mg。

【制剂规格】① 片剂:50 mg,100 mg。② 胶囊:50 mg。③ 缓释片:100 mg,200 mg。④ 注射液:每支5 mg(5 ml)。

(八) 血管紧张素Ⅱ受体拮抗剂

血管紧张素Ⅱ受体拮抗剂选择性作用于AT_1受体亚型,对血管紧张素转换酶(ACE)没有抑制作用,不引起缓激肽或P物质的潴留,现已较广泛地用于高血压病及其他心肾疾病的防治。

63. 厄贝沙坦 Irbesartan

【药理学】本品为血管紧张素Ⅱ(AngiotensinⅡ,AngⅡ)受体抑制剂,能抑制AngⅠ转化为AngⅡ,能特异性地拮抗血管紧张素转换酶1受体(AT1),对AT1的拮抗作用大于AT2 8500倍,通过选择性地阻断AngⅡ与AT1受体的结合,抑制血管收缩和醛固酮的释放,产生降压作用。

【适应证】原发性高血压病适用。

【禁忌证】对本品过敏者禁用。

【不良反应】常见不良反应为头痛、眩晕、心悸等,偶有咳嗽,一般程度都是轻微的,呈一过性,多数患者继续服药都能耐受。罕有荨麻疹及血管神经性水肿发生。文献报道本品不良反应发生率大于1%的有消化不良、胃灼热感、腹泻、骨骼肌疼痛、疲劳和上呼吸道感染,但与空白对照组比没有显著性差异。大于1%但低于对照组发生率的有腹痛、焦虑、神经质、胸痛、咽炎、恶心、呕吐、皮疹、心动过速等。低血压和直立性低血压发生率约为0.4%。

【注意事项】

(1) 开始治疗前应纠正血容量不足和(或)钠的缺失。

(2) 肾功能不全的患者可能需要减少本品的剂量。并且要注意血尿素氮、血清肌酐和血钾的变化。作为肾素-血管紧张素-醛固酮抑制的结果,个别敏感的患者可能产生肾功能变化。

(3) 肝功能不全、老年患者使用本品时不需调节剂量。

(4) 厄贝沙坦不能通过血液透析被排出体外。

【药物相互作用】

(1) 与利尿剂合用时应注意血容量不足或因低钠可引起低血压。与保钾利尿剂(如氨苯蝶啶等)合用时,应避免血钾升高。

(2) 与华法林之间无明显的相互作用。

(3) 与洋地黄类药如地高辛、β-受体阻滞剂如阿替洛尔、钙拮抗剂如硝苯地平等合用不影响相互的药代动力学。

【用法用量】 口服：推荐起始剂量为 0.15 g，一日 1 次。根据病情可增至 0.3 g，一日 1 次。可单独使用，也可与其他抗高血压药物合用。对重度高血压及药物增量后血压下降仍不满意时，可加用小剂量的利尿药(如噻嗪类)或其他降压药物。

【制剂规格】 片剂：150 mg。

64. 氯沙坦钾　Losartan Potassium

【药理学】 本药是一种血管紧张素Ⅱ受体(AT1)拮抗剂，为新一类型治疗高血压的药物。氯沙坦与 AT1 受体呈竞争性拮抗，其结合特点为：高亲和性、高选择性及高特异性。该药无内源性受体激动作用，而有不抑制血管紧张素转换酶等优点。表现为抗高血压、抗心力衰竭、肾保护及抗心血管重构等方面的作用。

【适应证】 治疗高血压，可单独应用或与其他降压药如利尿药合用；用于治疗心力衰竭，可单独应用或与强心药利尿药等同用。

【禁忌证】 对该药过敏者禁用。

【不良反应】 头痛、直立性低血压。其他的不良反应有：过敏、血管神经性水肿、肝功能异常、胃肠道反应及肌痛等。

【注意事项】

(1) 血容量不足者可出现症状性低血压，故用药前应纠正血容量不足的情况。

(2) 肝功能损害者建议减少药物的剂量。

(3) 双侧肾动脉狭窄或单侧肾动脉狭窄者服药后可能出现可逆性肌酐、尿素氮增高，应定期监测。

(4) 与保钾利尿剂、补钾剂或含钾药物服用时，会使血钾升高，应定期监测血钾水平。

【药物相互作用】 未发现有临床意义的药物相互作用，包括氢氯噻嗪、地高辛、华法林、西咪替丁等；与保钾利尿剂、补钾剂合用，会使血钾升高。

【用法用量】 起始和维持剂量为 50 mg，每天 1 次，治疗 3～6 周达最大降压效应。部分患者每天 100 mg，可产生进一步的降压作用。

【**制剂规格**】片剂：50 mg。

（九）血管紧张素转换酶抑制剂

肾素-血管紧张素-醛固酮系统（RAS）在高血压发生、发展中起重要作用，其中血管紧张素Ⅱ是主要的效应肽。ACEI 抑制血管紧张素Ⅰ转换为血管紧张素Ⅱ，不灭活缓激肽，产生降压效应。机理为抑制循环中 RAS；抑制组织中的 RAS；减少神经末梢去甲肾上腺素的释放；减少内皮细胞形成内皮素；增加缓激肽和扩血管性前列腺素的形成；醛固酮分泌减少和（或）肾血流量增加，以减少钠潴留。

65. 复方卡托普利　Compound Captoprll

【**药理学**】本品为竞争性血管紧张素转换酶抑制剂，使血管紧张素Ⅰ不能转化为血管紧张素Ⅱ，从而降低外周血管阻力，并通过抑制醛固酮分泌，减少水钠潴留。本品还可通过干扰缓激肽的降解扩张外周血管。对心力衰竭患者，本品也可降低肺毛细血管楔压及肺血管阻力，增加心输出量及运动耐受时间。本品可通过乳汁分泌，可以通过胎盘。

【**适应证**】

（1）高血压，可单独应用或与其他降压药合用。

（2）心力衰竭，可单独应用或与强心利尿药合用。

【**禁忌证**】对本品或其他血管紧张素转换酶抑制剂过敏者禁用。

【**不良反应**】

（1）较常见：皮疹，可能伴有瘙痒和发热，常发生于治疗 4 周内，呈斑丘疹或荨麻疹，减量、停药或给抗组胺药后消失，7%～10%伴嗜酸性细胞增多或抗核抗体阳性。心悸，心动过速，胸痛。咳嗽。味觉迟钝。

（2）较少见：蛋白尿，常发生于治疗开始 8 个月内，其中1/4 出现肾病综合征，但蛋白尿在6个月内渐减少，疗程不受影响。眩晕、头痛、昏厥。由低血压引起，尤其在缺钠或血容量不足时。血管性水肿，见于面部及手脚。心率快而不齐。面部潮红或苍白。

(3) 少见：白细胞与粒细胞减少，有发热、寒战，白细胞减少与剂量相关，治疗开始后3～12周出现，以10～30天最显著，停药后持续2周。

【注意事项】

(1) 胃中食物可使本品吸收减少30%～40%，故宜在餐前1小时服药。

(2) 本品可使血尿素氮、肌酐浓度增高，常为暂时性，在有肾病或长期严重高血压而血压迅速下降后易出现，偶有血清肝脏酶增高；可能增高血钾，与保钾利尿剂合用时尤应注意检查血钾。

(3) 下列情况慎用本品：自身免疫性疾病如严重系统性红斑狼疮，此时白细胞或粒细胞减少的机会增多。骨髓抑制。脑动脉或冠状动脉供血不足，可因血压降低而缺血加剧。血钾过高。肾功能障碍而致血钾增高，白细胞及粒细胞减少，并使本品潴留。主动脉瓣狭窄，此时可能使冠状动脉灌注减少。严格饮食限制钠盐或进行透析者，此时首剂本品可能发生突然而严重的低血压。

(4) 用本品期间随访检查：白细胞计数及分类计数，最初3个月每2周1次，此后定期检查，有感染迹象时随即检查。尿蛋白检查每月1次。

(5) 肾功能差者应采用小剂量或减少给药次数，缓慢递增；若须同时用利尿药，建议用呋塞米而不用噻嗪类，血尿素氮和肌酐增高时，将本品减量或同时停用利尿剂。

(6) 用本品时蛋白尿若渐增多，暂停本品或减少用量。

(7) 用本品时若白细胞计数过低，暂停用本品，可以恢复。

(8) 用本品时出现血管神经水肿，应停用本品，迅速皮下注射1∶1 000肾上腺素0.3～0.5 ml。

【药物相互作用】与利尿药同用使降压作用增高，但应避免引起严重低血压，故原用利尿药者宜停药或减量。本品开始用小剂量，逐渐调整剂量。

(1) 与其他扩血管药同用可能致低血压,如拟合用,应从小剂量开始。

(2) 与潴钾利尿药物如螺内酯、氨苯蝶啶、阿米洛利同用可能引起血钾过高。

(3) 与内源性前列腺素合成抑制剂如吲哚美辛同用,将使本品降压作用减弱。

(4) 与其他降压药合用,降压作用加强;与引起肾素释出或影响交感活性的药物呈相加作用;与 β-受体阻滞剂呈小于相加的作用。

【用法用量】视病情或个体差异而定。本品宜在医师指导或监护下服用,给药剂量须遵循个体化原则,按疗效而予以调整。

(1) 成人常用量:① 高血压,口服一次 12.5 mg,每日 2～3 次,按需要 1～2 周内增至 50 mg,每日 2～3 次,疗效仍不满意时可加用其他降压药。② 心力衰竭,开始一次口服 12.5 mg,每日 2～3 次,必要时逐渐增至 50 mg,每日 2～3 次,若需进一步加量,宜观察疗效 2 周后再考虑;对近期大量服用利尿剂,处于低钠/低血容量,而血压正常或偏低的患者,初始剂量宜用 6.25 mg,每日 3 次,以后通过测试逐步增加至常用量。

(2) 小儿常用量:降压与治疗心力衰竭,均开始按体重 0.3 mg/kg,每日 3 次,必要时,每隔 8～24 小时增加 0.3 mg/kg,求得最低有效量。

【制剂规格】片剂:每片含卡托普利 10 mg,含氢氯噻嗪 6 mg。

(十) 其他

66. 三磷酸腺苷　Adenosine Triphosphate

【药理学】本品为一种辅酶。有改善机体代谢的作用,参与体内脂肪、蛋白质、糖、核酸及核苷酸的代谢,同时又是体内能量的主要来源。适用于细胞损伤后细胞酶减退引起的疾病。对心肌细胞的电生理有明显作用,可抑制慢反应细胞的钙离子内流,阻断和延长房室结折返环路的前向传导，大剂量尚可阻断房室旁路的折返性，具有增强迷走神经的作用，可用于室上性心动过速。

【适应证】 适用于室上性心动过速、心力衰竭、心肌炎、心肌梗死、脑动脉硬化、冠状动脉硬化、急性脊髓灰质炎。

【禁忌证】 对本品过敏、脑出血急性期、病窦综合征禁用。

【不良反应】 头痛、头昏、出冷汗、胸闷、低血压等。偶可见关节酸痛、荨麻疹等。

【注意事项】

(1) 静注宜缓慢，以免引起头晕、头胀、胸闷、低血压等。

(2) 治疗快速型室上性心律失常时，首剂常用 20 mg，用葡萄糖液稀释至 5 ml 于 20 秒内快速静滴，若无效则间隔 5 分钟，再注入 30 mg，单剂注入量不超过 40 mg。由于本品在终止室上性发作过程中，可发生多种心律失常和全身反应，尽管是瞬间反应，不需处理，但仍有一定潜在危险，故使用本药时宜连续心电图监测，密切注意病人的全身反应。

(3) 治疗剂量宜小剂量开始，无效时逐渐加量。

(4) 本品对窦房结有明显抑制，故对病窦综合征、窦房结功能不全、老年人慎用或不用。

(5) 部分疗效不确切，应引起注意，切勿滥用。

【药物相互作用】 尚未明确。

【用法用量】 肌注或静注：每次 20 mg，每日 1～3 次。

【制剂规格】 注射剂：2 ml ∶ 20 mg。

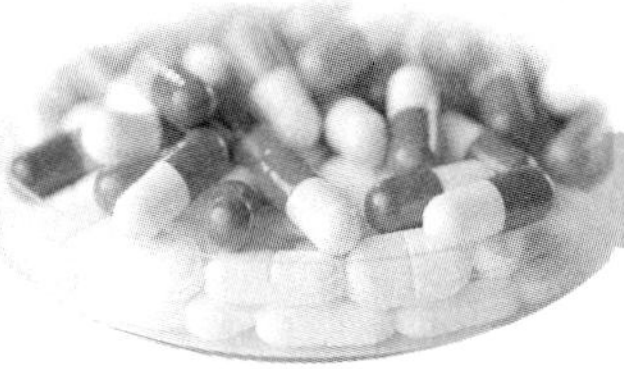

第七章

呼吸系统用药

呼吸系统疾病的治疗牵涉面广，用药种类或数量亦较多，如抗感染药、镇咳药、平喘药、呼吸兴奋剂、抗肿瘤药、抗炎药、免疫抑制剂等。呼吸系统疾病常见的症状是喘息、咳嗽和咳痰，这些症状若不加以控制，长期不愈，会促使病情恶化。随着呼吸系统疾病病因学、自体活性物质对病因学的作用等方面研究的进展，平喘、镇咳、祛痰三类药物，特别是平喘药也在不断地更新，呼吸系统疾病的治疗，除对因治疗外，必须重视对症治疗。有些呼吸系统疾病其病因比较复杂，没有有效的病因治疗方法，此时对症治疗显得特别重要，可以通过控制症状防止病情发展。

（一）祛痰药

祛痰药按其作用机制一般可分为三类：

1. 恶心性祛痰药　代表药有氯化铵、愈创甘油醚等，其特点是祛痰作用温和，对呼吸道急性炎症较好，常用作祛痰合剂的组成成分，如棕铵合剂、菲迪克止咳糖浆、美可、雷登泰（愈麻沙芬）等，但对难以咳出的稠厚黏痰应改用黏痰溶解药。

2. 刺激性祛痰药　多为一些挥发性物质，吸入后通过温和地刺激呼吸道黏膜使痰液变稀，易于咳出。应用时注意药物浓度过高会对呼吸道黏膜产生刺激性损伤。

3. 黏痰溶解药　本类药物通过改变痰中黏性成分，使痰液的黏稠度下降，易于咳出，对慢性阻塞性肺疾患或呼吸衰竭的患者有较大的治疗价值。

67. 羧甲司坦　Carbocisteine

【药理学】本品为黏液稀化剂，可使黏液中黏蛋白的双硫键断裂，使其黏度降低，有利于痰液排出。服药 4 小时见效。

【适应证】用于慢性支气管炎、支气管哮喘等疾病引起的痰液黏稠，咳出困难者。

【禁忌证】对本品过敏者、消化道溃疡活动期患者禁用。

【不良反应】可见恶心、胃部不适、胃肠道出血、腹泻、轻度头晕以及皮疹等。

【注意事项】

(1) 有消化性溃疡史患者、有出血倾向的胃和十二指肠溃疡患者慎用。

(2) 哺乳期妇女不宜使用。

(3) 孕妇用药应权衡利弊。

【药物相互作用】与强镇咳药物同时使用，可能会导致稀化的痰液堵塞气道。

【用法用量】

(1) 口服片剂：成人一次 0.25～0.75 g，一日 3 次。儿童一日 30 mg/kg，分 3 次。

(2) 口服液：成人一次 0.2～0.5 g，一日 3 次；儿童一日 30 mg/kg 或遵医嘱。

(3) 口服泡腾片：用温开水溶解后缓慢服用。成人一次 1 片，每日 1～2 次。儿童一日 30 mg/kg，分 3～4 次。

(4) 口服颗粒剂：成人一次 0.2～0.5 g，一日 3 次。儿童用量：2～3 岁：12～14 kg，0.1 g/次；4～6 岁：16～20 kg，0.2 g/次；7～9 岁：22～26 kg，0.3 g/次；10～12 岁：28～32 kg，0.4 g/次；以上均为一日 3 次。

(5) 口服含片：小儿 2～4 岁：一次 1 片；5～8 岁：一次 2 片，均为一日 3 次。

【制剂规格】

(1) 片剂:每片 0.25 g。

(2) 口服液:每支 0.2 g(10 ml);0.5 g(10 ml)。

(3) 泡腾片:每片 0.5 g。

(4) 颗粒剂:每袋 0.2 g;0.5 g。

(5) 含片:每片 0.1 g。

氨溴索　Ambroxol

【药理学】为黏液溶解剂,能促进呼吸道黏膜浆液腺的液体分泌,减少黏液腺的黏液分泌,从而可使痰中的多糖纤维素裂解和减少,稀化痰液,起到降低痰液黏度的作用;同时可激活肺泡上皮某些细胞合成表面活性物质,降低黏液的附着力,改善黏液在呼吸道的输送,增强支气管纤毛运动,使痰液易于排出。

【适应证】用于急、慢性呼吸系统等疾病引起的痰液黏稠,咳痰困难者的治疗。手术后肺部并发症的预防性治疗。早产儿及新生儿的婴儿呼吸窘迫综合征(IRDS)的治疗。

【禁忌证】对盐酸氨溴索或其配方中任何成分过敏者禁用。

【不良反应】轻微的上消化道不良反应主要为胃部灼热、消化不良,偶见恶心、呕吐等。过敏反应极少出现,主要为皮疹。

【注意事项】

(1) 本品注射液不能与 pH 大于 6.3 的溶液混合,因为 pH 增加会导致产生氨溴索游离碱的沉淀。

(2) 妊娠早期(前 3 个月)慎用。

(3) 出现过敏反应须停药,并根据反应严重程度,必要时对症处理。

【药物相互作用】

(1) 与某些抗菌药物合用(阿莫西林、头孢呋辛、红霉素、多西环素等)可能会增加其药物在肺组织浓度,具有协同作用。

(2) 与强力镇咳药合用,应注意痰液或分泌物可能会有阻塞气道的危险。

【用法用量】

(1) 本品每 15 mg 用 5 ml 无菌注射用水溶解,缓慢静脉注射。亦可与葡萄糖、果糖、0.9%的氯化钠注射液或林格液混合静脉输注。但不宜与 pH 大于 6.3 的溶液混合,因为 pH 值增加会导致产生氨溴索游离碱的沉淀。

(2) 成人或 12 岁以上的儿童:每日 2～3 次,每次 15 mg;严重病例每次可以增至 30 mg;6～12 岁儿童:每天 2～3 次,每次15 mg;2～6 岁儿童:每天 3 次,每次 7.5 mg;2 岁以下儿童:每天 2 次,每次 7.5 mg;均为慢速静脉注射。

(3) 婴儿呼吸窘迫综合征(IRDS)的治疗:每日用药总量按婴儿体重计算:30 mg/kg,分 4 次给药。应使用注射泵给药,静脉注射时间至少 5 分钟。

【制剂规格】

(1) 注射剂:2 ml∶15 mg/支。

(2) 粉针剂:15 mg 或30 mg/支。

68. 糜蛋白酶　Chymotrypsin

【药理学】糜蛋白酶是一种蛋白水解酶,可激活纤维蛋白溶酶迅速分解变性蛋白质,从而表现出抑制血液凝固或抗炎作用。能选择性溶解晶状体悬韧带和影响眼组织的其他蛋白质。能使痰液中纤维蛋白和黏蛋白等水解为多肽或氨基酸,使黏稠痰液液化,便于咳出,对脓性或非脓性痰液均有效。

【适应证】

(1) 用于眼科手术松弛睫状韧带,减轻创伤性虹膜睫状体炎。

(2) 用于创口或局部炎症,减少局部分泌和水肿。

(3) 治疗中耳炎、鼻炎等,喉气管炎排痰困难者。

(4) 用于毒蛇咬伤等。

【禁忌证】

(1) 严重肝病或凝血功能不正常者禁用。

(2) 眼内压高或伴有角膜变性的白内障患者,以及玻璃体有液化倾向者禁用。

(3) 20 岁以下患者，由于晶体囊膜玻璃体韧带相连牢固，眼球较小，巩膜弹性强，应用本品可使玻璃体脱出，故禁用。

【不良反应】

(1) 肌内注射偶可致过敏性休克，用前应先做皮肤过敏试验。

(2) 可引起组胺释放，导致局部注射部位疼痛、肿胀。

(3) 眼科局部用药可引起短期眼压增高，导致眼痛和眼角水肿，青光眼症状可持续一周后消退。

(4) 尚可致角膜线状混浊、玻璃体疝、虹膜色素脱落、葡萄膜炎以及创口开裂或延迟愈合等。

(5) 对视网膜有较强的毒性，应用时勿使药液透入玻璃体，因可造成晶状体损坏。

(6) 鼓室内注射偶有眩晕或耳鸣反应，多为暂时性。

【注意事项】

(1) 本品不可静脉注射。

(2) 本品遇血液迅速失活，因此在用药部位不得有未凝固的血液。

(3) 出现过敏反应立即停药，并用抗组胺药物治疗。

(4) 本品溶解后不稳定，须现配现用。

(5) 超声雾化本品后使效价明显下降，因此超声雾化吸入时间宜控制在 5 分钟内。

【药物相互作用】

(1) 不能与青霉素合用，不能与肾上腺素、过氧化氯配伍。

(2) 对本品引起的青光眼症状，于术后滴入 β-受体阻滞药(如噻吗洛乐)，或口服碳酸酶抵制剂(如乙酰唑胺)，可望得到减轻。

【用法用量】 用前将本品用 0.9%氯化钠注射液适量溶解。

(1) 肌内注射：一次 4 000 U，用氯化钠注射液 5 ml 溶解。

(2) 眼科注入后房：一次 800 U，用 0.9%氯化钠注射液配成 1∶5 000 溶液，从瞳孔注入后房，经 2～3 分钟，在晶体浮动后以 0.9%氯化钠注射液冲洗前后房中遗留的本品。

(3) 雾化吸入：以 0.9%氯化钠注射液配成 0.5 mg/ml 浓度，每次 5 ml。

(4) 处理软组织炎症或创伤：800 U 本品(1 mg)溶于 1 ml 的生理氯化钠溶液的药液局部注于创面。

(5) 毒蛇咬伤：糜蛋白酶 10～20 mg 用注射用水 4 ml 稀释后，以蛇牙痕为中心向周围作浸润注射，并在伤口中心区域注射 2 针，再在肿胀上方 3 cm 作环状封闭 1～2 层，根据不同部位每针 0.3～0.7 ml，至少 10 针，最多 26 针。

(6) 外用：寻常痤疮，局部涂搽本品，一日 2 次；慢性皮肤溃疡，本品(400 μg/ml)水溶液，湿敷创面，每次 1～2 小时。

【制剂规格】注射剂(冻干粉)：每支 4 000 U；800 U。

(二) 镇咳药

咳嗽是一种保护性反射活动，轻度而不频繁的咳嗽，只要痰液或异物排出就可自行缓解，不必应用镇咳药；而需排痰时如单独应用镇咳药则有害无益；对无痰或少痰且咳嗽过于频繁剧烈、影响休息时应适当应用镇咳药。常用镇咳药一般分三类。近年来对炎症介质刺激或敏感咳嗽感受器比较重视，如缓激肽可能介导刺激性咳嗽。心血管患者应用血管紧张素转换酶抑制剂后，部分患者可以发生持续性干咳，这是由于抑制剂抑制激肽代谢的结果。采用激肽拮抗剂可抑制咳嗽反应。

常用镇咳药分类及其制剂

种　类	代表药物	含该成分的制剂
中枢镇咳药	磷酸可待因、氢溴酸右美沙芬	复方磷酸可待因糖浆、联邦小儿止咳露、可愈糖浆、菲迪克止咳糖浆、泰诺、白加黑、丽珠刻乐、美可、雷登泰
外周镇咳药	盐酸那可丁可	诺尔彤胶囊剂
兼具中枢与外周作用的镇咳物	喷托维林、苯丙哌林	喷托维林愈创甘油醚片、喷托维林氯化铵糖浆/片、复方枸橼酸喷托维林颗粒/糖浆、磷酸苯丙哌林分散片/缓释片/胶囊/颗粒/口服液

69. 复方磷酸可待因 Compound Codeine Phosphate

【药理学】本品内含多种有效成分，能消除咳嗽和因伤风感冒所引起的多种症状。马来酸溴苯那敏是一种抗组胺药，可竞争性拮抗组胺 H_1 受体而消除组胺导致的过敏反应，有效舒缓打喷嚏、流鼻涕及泪眼等症状。磷酸可待因是一种阿片受体激动剂，作为镇咳药，能直接作用于延髓咳嗽中枢选择性抑制咳嗽反射。盐酸麻黄碱是一种拟交感神经药，也是一种有效的鼻充血消除剂，能使鼻黏膜血管收缩，迅速解除鼻炎或感冒的鼻塞症状。愈创甘油醚是一种祛痰药，通过扩张支气管及降低支气管分泌物黏度，从而化痰缓咳。

【适应证】用于无痰干咳以及剧烈、频繁的咳嗽。伤风、流感、上呼吸道感染、咽喉及支气管刺激所引起的咳嗽、痰少咳嗽、干咳、敏感性咳；因感冒、花粉症、过敏性鼻炎引起的流涕、流泪、打喷嚏、鼻塞和咽喉发痒。

【禁忌证】

(1) 严重高血压、冠心病或正服用单胺氧化酶抑制剂者禁用；

(2) 对抗组胺药、愈创甘油醚、磷酸可待因或拟交感胺类药物过敏者禁用。

【不良反应】有胃肠不适、腹痛、便秘、恶心、呕吐、口干、嗜睡及头晕等。

【注意事项】

(1) 痰多黏稠不易咳出者不宜使用。

(2) 用药期间不宜驾驶车辆、管理机器及高空作业等。

(3) 2 岁以下儿童不宜服用本品。

(4) 有严重肝肾功能损害者，需调整剂量。

【药物相互作用】不宜与单胺氧化酶抑制剂同时服用，停用单胺氧化酶抑制剂药物 2 周后方可服用本品。

【用法用量】口服。成人及 12 岁以上儿童：一次 10 ml，一日 3 次，睡前服 20 ml；6～12 岁儿童：一次 5 ml，一日 3 次，睡前服 10 ml；2～5 岁儿童：一次 2.5 ml，一日 3 次，睡前服 5 ml；2 岁以下儿童不宜服用。

【制剂规格】口服液：每瓶 60 ml；120 ml；180 ml。其中每1 ml 含马来酸溴苯那敏 0.4 mg，磷酸可待因 0.9 mg、盐酸麻黄碱 1.0 mg，愈创甘油醚 20 mg。

70. 右美沙芬 Dextromethorphan

【药理学】为吗啡类左吗喃甲基醚的左旋异构体，是中枢性镇咳药。它通过抑制延脑咳嗽中枢而发挥中枢性镇咳作用。其镇咳强度与可待因相等或稍强。治疗剂量不抑制呼吸，长期服用无成瘾性和耐受性。

【适应证】用于干咳，包括上呼吸道感染（如感冒和咽炎）、支气管炎等引起的咳嗽。

【禁忌证】

（1）对本药过敏者禁用。

（2）有精神病史者禁用。

（3）正在服用单胺氧化酶抑制剂及停药不满两周的患者禁用。

（4）妊娠早期（前 3 个月）妇女禁用。

【不良反应】可见头晕、头痛、嗜睡、易激动、嗳气、食欲缺乏、便秘、恶心、皮肤过敏等，但不影响疗效。停药后上述反应可自行消失。过量可引起神志不清、支气管痉挛、呼吸抑制。

【注意事项】

（1）用药 7 天，症状未缓解，请咨询医师或药师。

（2）哮喘、痰多患者；心、肺功能不全患者；肝肾功能不全患者均慎用。

（3）糖尿病患者慎用本品的糖浆剂。

（4）本品的缓释片不得掰碎服用。

（5）正在服药的患者应避免驾驶机器、车、船，不得从事高空作业等精密操作。

（6）一旦出现呼吸抑制或过敏症状，应立即停药，并对症处理。

【药物相互作用】

(1) 与单胺氧化酶抑制剂合用时可出现痉挛、反射亢进、异常发热、昏睡等症状。

(2) 与奎尼丁、胺碘酮合用,可提高本品的血药浓度,可能会出现中毒反应。

(3) 与氟西汀、帕罗西汀合用,可加重本药的不良反应。

(4) 与乙醇及其他中枢神经系统抑制药物合用,可增强对中枢的抑制作用。

(5) 与阿片受体拮抗剂合用,可出现戒断综合征。

【用法用量】

(1) 片剂:口服。成人:每次 10～30 mg,3 次/日,最大剂量可用至每日 120 mg;6～12 岁儿童:每次 5～15 mg,3～4 次/日;1～6 岁儿童:每次 2.5～7.5 mg,3～4 次/日。

(2) 缓释片:口服。一次 30 mg,一日 2 次,或遵医嘱。

(3) 咀嚼片:咀嚼服用。成人:每次 15～30 mg,一日 3～4 次;儿童:1 mg/kg,分 3～4 次/日,或遵医嘱。

(4) 分散片剂:口服或用前放入水中崩解后服用,每次 15～30 mg, 3～4 次/日。

(5) 胶囊剂:口服。成人:每次 10～20 mg,3～4 次/日;小儿:2 岁以下未定;2～6 岁:每次 2.5～5 mg,3～4 次/日;6～12 岁:每次 5～10 mg,3～4 次/日。

(6) 口服溶液剂或糖浆剂:口服。12 岁以上儿童及成人:每次 10～20 ml,3～4 次/日。10～12 岁:体重 28～32 kg,每次 5～6 ml,3～4 次/日;7～9 岁:体重 22～27 kg,每次 4～5 ml,3～4 次/日;4～6 岁:体重 16～21 kg,每次 4～5 ml,3～4 次/日;1～3 岁:体重 10～15 kg,每次2～3 ml,3～4 次/日。

(7) 滴丸剂:口服。成人:2 粒/次,3～4 次/日。儿童用量请咨询医师或药师。

(8) 颗粒剂:口服,温水冲服。7～12 岁儿童:0.5 包/次;12 岁以上儿童及成人:1～2 包/次, 3～4 次/日。

【制剂规格】

(1) 片剂:每片 15 mg,10 mg,5 mg。

(2) 缓释片:每片 30 mg。

(3) 咀嚼片:每片 5 mg,15 mg。

(4) 分散片:每片 15 mg。

(5) 胶囊剂:每粒 15 mg。

(6) 口服溶液剂:每瓶 150 mg(100 ml);180 mg(120 ml)。

(7) 糖浆剂:每瓶 15 mg(10 ml);150 mg(100 ml);2 mg(1 ml);360 mg(180 ml)。

(8) 滴丸剂:每丸 7.5 mg。

(9) 颗粒剂:每包 15 mg;7.5 mg。

(三) 平喘药

支气管哮喘的病因和发病机制极为复杂。以往的平喘药多为支气管扩张药,目前对支气管哮喘的发病机制有了新的认识,强调了气道炎症在哮喘发病过程中的关键作用,因此哮喘治疗药至少包括抗炎药、抗过敏药及支气管扩张剂三大类。给药方法由过去的口服或注射给药改为现在大力提倡的吸入给药。

肾上腺素受体激动药

71. 特布他林　Terbutaline

【药理学】本品是选择性 β_2-受体激动剂。可选择性与 β_2-受体结合,使细胞内环磷腺苷(cAMP)升高,从而舒张支气管平滑肌,并抑制内源性致痉挛物质的释放及内源性介质引起的水肿,提高支气管黏膜纤毛上皮廓清能力,也可舒张子宫平滑肌。本药支气管扩张作用与沙丁胺醇相近,对心脏的兴奋作用比沙丁胺醇小 7～10 倍,仅是异丙肾上腺素的 1/100,但在临床应用时,特别是大量或注射给药仍有明显的心血管系统不良反应。一般对哮喘患者,本品 2.5 mg 平喘作用与 25 mg 麻黄碱作用相当。

【适应证】用于支气管哮喘，慢性支气管炎，肺气肿和其他肺部疾病引起的支气管痉挛。

【禁忌证】

(1) 对本品及其他肾上腺素受体激动剂过敏者禁用。

(2) 严重心功能损害者禁用。

【不良反应】偶见震颤、强直性痉挛和心悸，不良反应的程度取决于剂量和给药途径。从小剂量逐渐加至治疗量能减少不良反应。不良反应若出现，大多数在开始用药 1～2 周内自然消失。

【注意事项】

(1) 少数病例有手指震颤、头痛、心悸及胃肠障碍。口服 5 mg 时，手指震颤发生率可达 20%～33%。

(2) 甲状腺功能亢进、冠心病、高血压、糖尿病患者慎用。

(3) 大剂量应用可使有癫痫病史的患者发生酮症酸中毒。

(4) 长期应用可形成耐药，疗效降低。

(5) 气雾剂型不能损坏阀门，避免阳光直接照射和 40℃以上高温。

(6) 对肾上腺素受体激动剂敏感者，应从小量开始，若使用一般剂量无效时请咨询医生。

(7) 本品可舒张子宫平滑肌，在孕妇的分娩期应避免使用。

(8) 5 岁以下儿童不宜使用本药，12 岁以下儿童剂量未确定。

【药物相互作用】

(1) 与其他肾上腺素受体激动剂合用可使疗效增加，但不良反应也可能加重。

(2) 并用茶碱类药可增加疗效，但心悸等不良反应也可能加重。

(3) 非选择性 β-受体阻滞剂可部分或全部抑制该药的作用。

(4) 避免与单胺氧化酶抑制剂及抗抑郁药同时应用。

【用法用量】

(1) 片剂和胶囊剂：口服。成人开始 1～2 周，一次 1.25 mg，一日 2～3 次。以后可加至一次 2.5 mg，一日 3 次。儿童一日 0.065 mg/kg(0.065 mg 约为 1/4 片)，分 3 次口服。

(2) 颗粒剂:成人开始1～2周,每次1.25 mg(1袋),一日2～3次,以后可加至每次2.5 mg(2袋),一日3次。24小时最大剂量不超过15 mg。12岁以上儿童:每次0.065 mg/kg,一日3次。24小时最大剂量不超过7.5 mg。12岁以下儿童剂量尚未确定。

(3) 口服液:成人每次5～10 ml,一日3次。儿童每次0.065 mg(0.20 ml)/kg,一日3次。

(4) 气雾剂:一次1～2喷,一天3～4次,严重病人每次可增至6喷,最大剂量不超过24喷/24小时。如果疗效不显著,请教医生。

使用操作步骤:① 取下保护盖,充分振摇,使其混匀;② 将接口端平放入双唇间,通过接口端平静呼气;③ 在吸气开始的同时,按压气雾剂顶部使之喷药,经口缓慢和深深吸入;④ 尽可能长地屏住呼吸,最好10秒,然后再呼气。

【制剂规格】

(1) 片剂:每片2.5 mg。

(2) 胶囊:每粒1.25 mg。

(3) 颗粒剂:每袋1.25 mg。

(4) 口服液:每袋100 ml∶30 mg。

(5) 气雾剂:每瓶200喷或400喷。每喷含特布他林0.25 mg。

(6) 雾化溶液:每瓶2 ml∶5 mg。

(7) 粉雾剂:每粒0.5 mg。

72. 班布特罗 Bambuterol Hydrochloride

【药理学】本药为支气管扩张药,在体内转化为特布他林,它通过激动肾上腺素β_2-受体,使支气管平滑肌产生松弛作用;并能抑制内源性致痉挛物质的释放,抑制由内源性介质引起的水肿;还可增加支气管纤毛的廓清能力。吸收后经血浆胆碱酯酶水解、氧化,缓慢代谢成活性物质特布他林,原药约1/3在肠壁和肝脏中代谢成为中间代谢物;中间代谢物对肺组织显示有亲和力,在肺组织内也进行盐酸班布特罗-特布他林代谢,因此在肺中活性药物可以达到较高浓度。

【适应证】 用于治疗支气管哮喘、哮喘性支气管炎、阻塞性肺气肿及其他伴有支气管痉挛的肺部疾病。

【禁忌证】 对本品、特布他林及拟交感胺类药过敏者禁用。

【不良反应】 本药的不良反应较其他同类药物轻，可见震颤、头痛、精神紧张、强直性肌肉痉挛及心悸、心动过速等，其严重程度与剂量有关，大部分治疗 1～2 周后会自然消失。极少数患者可能出现氨基转移酶轻度升高及口干、头晕、胃部不适、皮疹、乏力等。

【注意事项】

(1) 对于患有高血压、心脏病、糖尿病或甲状腺功能亢进症的患者，应慎用。伴有糖尿病的哮喘患者使用本药时应加强血糖控制。

(2) 肝硬化或某些肝功能不全患者，不宜用本药。

(3) 患有肾功能不全的患者使用本药，初始剂量应当减少。

(4) 老年用药应慎用，初始剂量应减少。

(5) 小儿剂量尚未确定，婴幼儿应慎用。

【药物相互作用】

(1) 单胺氧化酶抑制药、三环类抗抑郁药、抗组胺药、左甲状腺素等可能增加本药的不良反应。

(2) 与皮质激素、利尿药合用，可加重血钾降低的程度。

(3) 与其他拟交感胺类药合用，作用加强，但毒性增加。

(4) 与其他支气管扩张药合用时，可增加不良反应。

(5) β-受体肾上腺素受体阻断药能拮抗本药的作用，使其疗效降低。

(6) 可能会使血糖升高，从而降低降糖药物作用，因此患有糖尿病者，服用本药时应调整降糖药物剂量。

【用法用量】 成人，推荐起始剂量为 10 mg，每晚睡前服用。根据临床疗效，在 1～2 周后可增至 20 mg。肾功能不全时，肾小球滤过率(GFR)$\leqslant$50 ml/min 的患者，建议初始剂量为 5 mg。老年患者初始剂量应减小。

【制剂规格】

(1) 片剂：10 mg；20 mg。

(2) 口服溶液剂:10 mg(10 ml);0.1 g(100 ml)。

(3) 胶囊剂:10 mg。

(4) 颗粒剂:2 g∶10 mg。

73. 布地奈德　Budesonide

【药理学】为糖皮质激素,与糖皮质激素受体有较强的亲和力,故有较高的局部抗炎作用。因为它能增强内皮细胞、平滑肌细胞和溶酶体膜的稳定性,抑制免疫反应和降低抗体合成,从而使组胺等过敏活性介质的释放减少和活性降低,并能减轻抗原抗体结合时激发的酶促过程,抑制支气管收缩物质的合成和释放而减轻平滑肌的收缩反应。此外,还可有效预防运动型哮喘等的发作。其气道的抗炎强度约为丙酸倍氯米松的2倍,氢化可的松的600倍,地塞米松的20～30倍,其糖皮质激素的作用较强而盐皮质激素的作用较弱。用于持续哮喘的长期治疗可有效减少口服糖皮质激素的用量并减轻其不良反应,用药后肺功能明显改善并降低急性发作率。

【适应证】适用于需使用糖皮质激素维持治疗以控制基础炎症的支气管哮喘患者。也适用于慢性阻塞性肺病患者(COPD),规律地使用本品可减缓COPD患者FEV_1的加速下降。

【禁忌证】对本品中任一成分过敏者禁用。

【不良反应】

(1) 轻度喉部刺激,咳嗽、声嘶。

(2) 口咽部念珠菌感染。

(3) 速发或迟发的过敏反应,包括皮疹、接触性皮炎、荨麻疹、血管性水肿和支气管痉挛。

(4) 精神症状,包括紧张、不安、抑郁和行为障碍等。

(5) 长期大量吸入时(成人:每日超过1 600 μg;儿童:每日超过800 μg),仍可能会产生抑制下丘脑-垂体-肾上腺皮质轴(HPA)作用,导致继发性肾上腺皮质功能不全等不良反应的发生。

【注意事项】

(1) 每次用药后应及时漱口,减少药液残留于口咽喉部或进入胃肠道吸收，避免一些患者出现声音嘶哑和口腔念珠菌感染。

(2) 需连续规律地吸入 2～7 天后方可充分发挥药效。

(3) 肺结核患者，特别是活动性肺结核患者慎用。

(4) 一旦哮喘被控制并且稳定，就应该逐步减少剂量至最小有效剂量。

(5) 不应单独靠吸入本品快速缓解哮喘急性发作，应同时吸入短效支气管扩张剂或增加吸入剂量，若仍无效，则应就诊。

(6) COPD 急性加重时应由医生决定给予附加的治疗。

(7) 由全身给药过渡到吸入给药的患者因 HPA 可能被抑制，患者可表现出肾上腺功能不全的症状和体征。撤药时，一些患者有非特异性的不适感，如肌肉和关节痛等。当吸入治疗替代全身皮质激素用药时不能控制需全身用药才能控制的过敏性疾病，如鼻炎、湿疹。这些过敏性疾病需以全身的抗组胺药和(或)局部制剂控制症状。

(8) CTH 试验显示，吸入推荐剂量的布地奈德，对肾上腺功能的影响明显低于 10 mg 泼尼松。成人一日剂量高达 1 600 μg，儿童一日剂量高达 800 μg，连续使用 3 个月，未发现血浆皮质醇水平以及对 ACTH 刺激的反应发生有临床意义的改变。长达52周的随访证实没有发生 HPA 轴抑制。

【药物相互作用】酮康唑及西咪替丁可影响布地奈德的体内代谢，但吸入的推荐剂量下无明显临床意义。

【用法用量】应根据哮喘等疾病的严重程度分别给予合适的剂量。

(1) 干粉吸入剂：支气管哮喘患者，本品的剂量应个体化。根据患者原先的哮喘治疗状况，推荐使用本品的起始剂量和最高剂量见下表。在重度哮喘和哮喘加重期时，每天剂量分 3～4 次给予可能对某些患者有益。

维持剂量的剂量范围：成人 一日 100～1600 μg，儿童 一日 100～800 μg。一日剂量通常分为 1～2 次给予。成人和患轻至中度哮喘的儿童(6 岁起)，其所需维持剂量为一日 100～400 μg 者，可考虑一日给药1次。对未使用糖皮质激素治疗和使用吸入糖皮质激素能很好地控制住哮喘的患者,起始用药可一日1次。用药时间为早晨或夜间。若哮喘症状恶化,应增加给药次数和每日剂量。

	原有治疗	推荐起始剂量	最高推荐剂量
成人	无激素治疗	每次200～400 μg,1次/日; 或每次100～400 μg,2次/日	每次800 μg,2次/日
	吸入糖皮质激素	每次200～400 μg,1次/日; 或每次100～400 μg,2次/日	每次800 μg,2次/日
	口服糖皮质激素	每次400～800 μg,2次/日	每次800 μg,2次/日
6岁和6岁以上儿童	无激素治疗	每次200～400 μg,1次/日; 或每次100～200 μg,2次/日	每次400 μg,2次/日
	吸入糖皮质激素	每次200～400 μg,1次/日; 或每次100～200 μg,2次/日	每次400 μg,2次/日
	口服糖皮质激素	每次200～400 μg,1次/日	每次400 μg/次,2次/日

注意:当哮喘控制后,所有患者都能减量至最低有效维持剂量。

(2) 雾化溶液:将本药的雾化混悬液经雾化器给药。起始剂量(或严重哮喘期或减少口服糖皮质激素时剂量)为一次0.5～1 mg,一日2次,维持剂量应个体化,推荐剂量为一次0.25～0.5 mg,一日2次。

(3) 气雾剂:严重哮喘和停用或减量使用口服糖皮质激素的患者,剂量应个体化。开始使用的剂量:成人每日200～1 600 μg,分成2～4次使用(较轻微的病例一日200～800 μg,较严重的则是一日800～1 600 μg)。一般一次200 μg,早晚各一次,一日共400 μg;病情严重时,一次200 μg,一日4次,一日共800 μg。2～7岁儿童一日200～400 μg,分成2～4次使用。7岁以上的儿童一日200～800 μg,分成2～4次使用。

【制剂规格】干粉吸入剂:每支100吸、200吸、400吸,其中每吸含量100 μg。混悬液:每支2 ml∶1 mg。气雾剂:100撳/瓶或120撳/瓶。

硫酸沙丁胺醇　Salbutamol Sulfate

【药理学】 为选择性的 β_2-受体激动剂，有较强的支气管扩张作用，作用机制部分是通过激活腺苷酸环化酶，增加细胞内环磷酰苷的合成，从而松弛平滑肌，并可通过抑制肥大细胞等致敏细胞释放过敏介质，解除支气管痉挛。对于哮喘患者，其支气管扩张作用比异丙肾上腺素强约 10 倍。对 β_1-受体的激动作用较弱，故对心率增加的作用仅是异丙肾上腺素 1/10。口服吸收快，平喘作用时间长。

【适应证】 用于防治支气管哮喘或喘息型支气管炎等伴有支气管痉挛的呼吸道疾患。

【禁忌证】 对本品或其他肾上腺素受体激动剂过敏者禁用。

【不良反应】 较常见震颤、恶心、心率增快或心搏异常强烈。少见头晕、目眩、口咽发干。

【注意事项】

(1) 心血管功能不全、高血压、糖尿病、甲状腺功能亢进等患者应慎用。

(2) 长期使用可形成耐药性，不仅疗效降低，且有加重哮喘的危险。

【药物相互作用】

(1) 同时应用其他肾上腺素受体激动剂者，其作用可增加，不良反应也可能加重。

(2) 并用茶碱类药时，可增加松弛支气管平滑肌的作用，也可能增加不良反应。

(3) β-受体阻滞剂能拮抗本药的支气管扩张作用。

【用法用量】

(1) 片剂：口服。成人 1～2 片/次，一日 3 次。

(2) 缓释或控释片剂：口服。不能咀嚼，用水整片吞服。1 片/次，2 次/日。

(3) 口腔崩解片剂：主要是针对儿童开发的剂型。取出本品置于舌面，不需用水，不需咀嚼，本品可迅速崩解，并随唾液吞咽入胃。

儿童推荐剂量 0.6 mg/次,3～4 次/日。放入口腔中崩解后,随唾液咽下,不需饮水,不需咀嚼。也可放于水中分散后再口服饮用,1～2 片/次,3 次/日。成人 1～2 片/次，3 次/日。

(4) 胶囊:口服,成人 1～2 粒/次,3 次/日。

(5) 缓释或控释胶囊:口服,成人推荐剂量为每次 8 mg,2 次/日,不能咀嚼,用水整粒吞服;儿童每次 4 mg,2 次/日,在成人监护下整片吞服,或遵医嘱。

【制剂规格】

(1) 片剂:2.4 mg(相当于沙丁胺醇 2 mg)。

(2) 缓释或控释片剂:每片 8 mg(以沙丁胺醇计);7.2 mg(以硫酸沙丁胺醇计);4 mg(以沙丁胺醇计)。

(3) 口腔崩解片剂:每片 0.6 mg;2.4 mg。

(4) 胶囊剂:每粒 2.4 mg(相当于沙丁胺醇 2 mg)。

(5) 缓释或控释胶囊剂:每粒 9.6 mg(相当于沙丁胺醇 8 mg);8 mg;4 mg。

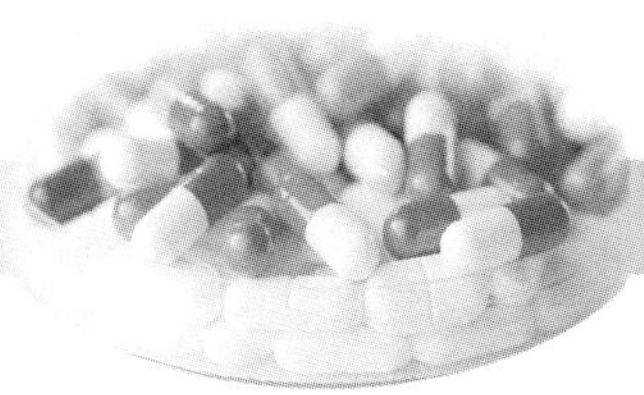

第八章

消化系统用药

本章包括治疗消化系统常见疾病的抗酸药和抗溃疡病药、助消化药、胃肠解痉药和胃动力药、泻药和止泻药、质子泵抑制药及肝胆疾病用药等。

（一）抗酸药及抗溃疡病药

由胃壁细胞分泌的胃酸是诱发消化性溃疡的主要因素，抗酸药可通过各种机制降低胃酸（抗酸药）或抑制 H^+ 的产生和分泌（抑酸药）；胃黏膜保护药可保护胃黏膜免受胃酸的损伤。它们是治疗消化性溃疡的重要药物。

1. 抗酸药为弱碱性药物，主要的药理作用是可以降低胃蛋白酶的活性。口服后可以迅速中和胃酸，减少胃酸和胃蛋白酶对溃疡面的侵蚀消化作用，是有明显的止疼效果，也可促进溃疡的愈合，如大黄碳酸氢钠等。

2. H_2 受体拮抗药（抑酸药）通过选择性抑制 H_2 受体而减少胃酸分泌，抑制胃酸和胃蛋白酶的活性，如西咪替丁等。

3. 胃黏膜保护药进入胃后迅速与胃黏膜结合，尤其是与受损黏膜结合后形成薄膜，覆盖在黏膜表面，使之不再受到各种有害物质（消化液、药物等）的侵袭，起隔离作用。胃黏膜保护剂还促使消化道黏膜细胞分泌黏液等保护性物质，有促进黏膜修复的作用。胃黏膜保护剂适用于治疗所有与消化道黏膜损伤有关的疾病，还具有杀灭幽门螺旋杆菌的作用。如硫糖铝、铝碳酸镁等。

以下包括抗酸药大黄碳酸氢钠(口服常释剂型)、H_2受体拮抗药西咪替丁(口服常释剂型、注射剂)以及胃黏膜保护药硫糖铝(口服常释剂型)和铝碳酸镁(口服常释剂型)。

74. 硫糖铝 Sucralfate

【药理学】本药为蔗糖硫酸酯的碱式铝盐,是一种胃黏膜保护药,具有保护溃疡面,促进溃疡愈合的作用。在治疗消化性溃疡时,本药与H_2受体拮抗药的疗效无显著差异,但前者可降低溃疡病的复发率。另外,两者均可有效地预防上消化道出血的发生,且效果相当。口服后可释放出铝离子和八硫酸蔗糖复合离子,胃肠道吸收仅5%,作用持续时间约5小时。代谢物主要随粪便排出,少量以双糖硫酸盐随尿排出。

【适应证】用于慢性胃炎及缓解胃酸过多引起的胃痛、胃灼热感(烧心)、反酸。

【禁忌证】对本药过敏者、习惯性便秘者禁用。

【不良反应】可见口干、便秘;偶见眩晕、昏睡、腹泻、恶心、胃痛、消化不良、皮疹、瘙痒等,长期及大剂量使用本药可引起低磷血症,可能出现骨软化。

【注意事项】下列患者慎用:肝功能不全者,肾功能不全者。用药前后及用药时应当配合X线或内镜检查观察溃疡愈合情况和血清铝浓度。

【药物相互作用】本药可降低口服抗凝药(如华法林)、地高辛、喹诺酮类药(如环丙沙星、洛美沙星、诺氟沙星、司氟沙星)、苯妥英、布洛芬、吲哚美辛、氨茶碱、甲状腺素和脂溶性维生素(维生素A、维生素D、维生素E和维生素K)等药物的消化道吸收。多酶片的药理作用与本药拮抗,与其合用时二者疗效均降低,不宜合用;本药在酸性环境中起保护胃、十二指肠黏膜的作用,故不宜与碱性药物合用;临床为缓解溃疡疼痛合用硫糖铝与抑酸剂如西咪替丁时,后者须在服用本药半小时或1小时后给予。

【用法用量】口服,一次1 g,一日3~4次,4~6周为1个疗程。

【制剂规格】硫糖铝咀嚼片：0.25 g。

75. 大黄碳酸氢钠　Rhubarb and Sodium Bicarbonate

【药理学】大黄能刺激味觉感受器和胃黏膜，反射性地兴奋下丘脑食物中枢，引起唾液和胃液的分泌亢进，使食欲增加，胃肠轻度充血，吸收功能加强。碳酸氢钠为抗酸药，能中和分泌过多的胃酸。二者合用可起健胃、制酸的作用。

【适应证】用于食欲缺乏、胃酸过多。

【禁忌证】偶见轻度恶心。

【不良反应】尚不明确。

【注意事项】应按推荐剂量服用，过量服用反而抑制胃液分泌，甚至引起恶心、呕吐、腹泻。

【药物相互作用】本品不能与肠溶片同时服用。

【用法用量】口服，一次 1～3 片，一日 3 次。

【制剂规格】大黄碳酸氢钠片：每片含大黄 0.15 g、碳酸氢钠 0.15 g、薄荷油 0.001 ml。

76. 西咪替丁　Cimetidine

【药理学】本药为组胺 H_2受体拮抗药，具有抑制胃酸分泌的作用。组胺通过兴奋 H_2受体激活腺苷酸环化酶，增加胃壁细胞内 cAMP 的生成，cAMP 通过蛋白激酶激活碳酸酐酶，催化 CO_2 和 H_2O 生成 H_2CO_3，并进一步解离而释放出 H^+，使胃酸分泌增加。本药则主要作用于壁细胞上的 H_2受体，能竞争性抑制组胺，从而抑制胃酸分泌。

【适应证】用于治疗十二指肠溃疡、胃溃疡、反流性食管炎、应激性溃疡及卓-艾(Zollinger-Ellison)综合征。

【禁忌证】对本药过敏者、孕妇、哺乳期妇女、急性胰腺炎患者不宜使用。

【不良反应】

(1) 消化系统：较常见的有腹泻、腹胀、口苦、口干、恶心、呕吐、便秘、血清氨基转移酶轻度升高等，偶见严重肝炎、肝坏死、肝脂肪变等。

(2) 血液系统：本药对骨髓有一定的抑制作用，可出现中性粒细胞减少、血小板减少及全血细胞减少等。

(3) 精神神经系统：头晕、头痛、疲乏、嗜睡等较常见；少数患者可出现可逆性的意识混乱、定向力障碍、不安、感觉迟钝、语言含糊不清、局部抽搐或癫痫样发作、谵妄、抑郁、幻觉及锥体外系反应等。在治疗酗酒的胃肠道并发症时，可出现震颤性谵妄，酷似戒酒综合征，应注意区分。本药的神经精神不良反应主要见于肝、肾功能不全者、重症患者、老年患者、幼儿、有精神病史者及有脑部疾病者，大剂量用药时也易发生。另外，假性甲状旁腺功能低下者可能对本药的神经毒作用更敏感。

(4) 心血管系统：可出现心动过缓、面部潮红等。静脉注射时偶见血压骤降、房性期前收缩、心跳呼吸骤停。

(5) 泌尿生殖系统：可引起一过性血肌酸酐水平上升和肌酐清除率下降，其机制为西咪替丁与肌酸酐竞争肾小管分泌。急性间质性肾炎，甚至导致急性肾衰竭，但停药后可恢复。性功能障碍，用药剂量较大(一日在 1.6 g 以上)时可引起阳痿、性欲减退、精子计数减低等，但停药后可恢复正常。接受肾脏异体移植的患者应用本药后可导致急性移植体坏死。

(6) 皮肤：本药可抑制皮脂分泌，诱发剥脱性皮炎、皮肤干燥、脱发等；也可发生过敏反应(如皮疹、荨麻疹等)、史-约综合征及中毒性表皮坏死溶解等。

(7) 肌肉骨骼系统：长期用药后可出现肌痉挛或肌痛。

【注意事项】

(1) 下列患者慎用：严重心脏及呼吸系统疾病患者。系统性红斑狼疮(因本药的骨髓毒性可能增高)。器质性脑病患者。肝、肾功能不全者。

(2) 饮酒会增加胃粘膜刺激；食物可延迟本药吸收。

【药物相互作用】抗酸药减少本药的吸收。本药可增强抗凝剂、苯妥英、茶碱、苯二氮䓬类、β-受体阻滞剂、利多卡因的药效，降低普鲁卡因的清除率，降低酮康唑和伊曲康唑的吸收。

【用法用量】

(1) 成人：① 口服。一般用法，一次 200～400 mg，一日 800～1 600 mg。十二指肠溃疡或病理性高分泌状态，一次 300 mg，一日 4 次，餐后及睡前服(或单次 800 mg，睡前服用)，疗程一般为 4～6 周。预防溃疡复发，单次 400 mg，睡前服用。胃食管反流性疾病，一次 400 mg，一日 2 次，于早晚各服 1 次(或单次 800 mg，睡前服用)。连服 4～6 周，也有用至 6～8 周者。胃泌素瘤，一次 400 mg，一日 4 次，一日用量可达 2 g。② 肌内注射。一次 200 mg，每 6 小时 1 次。③ 粉针剂用 5%葡萄糖注射液、0.9%氯化钠注射液或葡萄糖氯化钠注射液 4 ml 溶解后使用。④ 静脉注射。一次 200 mg，每 6 小时 1 次。用 5%葡萄糖注射液、0.9%氯化钠注射液或葡萄糖氯化钠注射液 20 ml 稀释后静脉注射(不应少于 5 分钟)。⑤ 静脉滴注。一次 200～600 mg，用 5%葡萄糖注射液、0.9%氯化钠注射液或葡萄糖氯化钠注射液稀释至 250～500 ml 静脉滴注，滴速为每小时 1～4 mg/kg。

(2) 肾功能不全时剂量：肾功能不全患者用量应减为一次 200 mg，每 12 小时 1 次。

(3) 老年人剂量：老年患者用药时间间隔延长，用量酌减。

(4) 儿童：口服，一次 5～10 mg/kg，一日 2～4 次，餐后服，重症者睡前加服 1 次。肌内注射剂量同口服给药。静脉注射，1 岁以上患儿，一日 20～25 mg/kg，分 2～3 次给药。1～12 个月婴儿，一日 20 mg/kg，分 2～3 次给药。新生儿，一日 10～15 mg/kg，分 2～3 次给药。静脉滴注剂量同静脉注射。

【制剂规格】

(1) 西咪替丁片：200 mg。

(2) 注射用西咪替丁：200 mg；600 mg。

(3) 西咪替丁注射液：2 ml∶200 mg。

77. 铝碳酸镁　Hydrotalcite

【药理学】本药可中和 99%的胃酸，使 80%的胃蛋白酶失活，且抗酸作用迅速、温和、持久且保护胃黏膜。本药可增加前列腺素 E_2 的合成，增强“胃黏膜屏障”作用。还可促使胃黏膜内表皮生长因子释放，增加黏液下层疏水层内磷脂的含量，防止 H^+ 反渗所引起的胃黏膜损害。本药可吸附和结合胃蛋白酶，直接抑制其活性，有利于溃疡面的修复；还可结合胆汁酸和吸附溶血磷脂酰胆碱，防止这些物质损伤和破坏胃黏膜。

【适应证】慢性胃炎、与胃酸有关的胃部不适症状，如胃痛、胃灼热感(烧心)、酸性嗳气、饱胀等。

【禁忌证】对本药过敏者、高镁血症患者禁用。

【不良反应】本药不良反应少而轻微，仅少数患者有胃肠道不适、消化不良、呕吐、大便次数增多或糊状便；偶有口渴、食欲缺乏、腹泻。

【注意事项】下列患者慎用：严重心、肾功能不全者，胃肠道蠕动功能不良者，高钙血症患者。

【药物相互作用】

(1) 本药可影响或干扰抗凝药、H_2受体阻断药、四环素类、鹅去氧胆酸等的吸收量，故两者合用必须间隔 1～2 小时。

(2) 含铝和镁的抗酸药可能降低阿奇霉素、头孢泊肟匹酯、头孢托仑匹酯、酮康唑、阿扎那韦、喹诺酮类、吩噻嗪类、阿替洛尔、地高辛、氯喹、异烟肼、伊班膦酸等药物的吸收量，与这些药合用时应间隔 1～4 小时服药。抗酸药可增高胃内 pH，阻碍兰索拉唑颗粒溶解，导致其生物利用度下降，故抗酸药的服用时间应早于兰索拉唑至少 1 小时。

含镁的抗酸药可促进格列本脲的吸收，引发低血糖，故不宜合用。含镁的抗酸药与骨化三醇合用，可导致高镁血症，故不宜合用。含铝的抗酸药与维生素 D_3 合用时，可导致铝的吸收增加、血药浓度升高，引起铝中毒，故不宜合用两药(尤其对于肾功能受损者）。

【用法用量】

（1）成人：口服：一次 0.5～1 g，一日 3 次，于两餐之间及睡前服，十二指肠球部溃疡 6 周为 1 个疗程，胃溃疡 8 周为 1 个疗程。

（2）儿童：用量减半，用法同成人。

【制剂规格】铝碳酸镁片：0.5 g。

（二）助消化药

助消化药是促进胃肠道消化过程的药物，大多数消化药本身就是消化液的主要成分。在消化液分泌功能不足时，用它们可以起到代替疗法的作用。另外有些药物能促进消化液的分泌，或制止肠道过度发酵，也用作消化不良的辅助治疗。

本节包括双歧杆菌活菌（口服常释剂型）、多酶（口服常释剂型）及乳酸菌素（口服常释剂型）。

78. 双歧杆菌活菌　Bifidobacterium Viable

【药理学】本药为双歧杆菌活菌制剂，口服后直接寄生于肠道，成为肠道内正常的生理性细菌。可抑制肠道内肠杆菌科多种细菌过量增殖，调整肠道菌群平衡。

【适应证】各种原因所致肠菌群失调疾病，如急慢性肠炎、腹泻、便秘等肠功能紊乱的防治，以及菌群失调所致血内毒素升高，如急慢性肝炎、肝硬化、肝癌等的辅助治疗。

【禁忌证】对本药过敏者。

【不良反应】尚未发现不良反应。

【注意事项】本品为活菌制剂，切勿将本品置于高温处；避免与抗菌药同服。

【药物相互作用】

（1）制酸药、抗菌药可使本药疗效减弱，应与本药分开服用。

（2）铋剂、鞣酸、活性炭、酊剂等能抑制、吸附或杀灭活菌，故不能与本药合用。

【用法用量】① 成人：口服，一次 0.35～0.7 g，早晚餐后各服 1 次。② 儿童：口服剂量酌减。

【制剂规格】双歧杆菌活菌胶囊：0.35 g(含活菌不低于0.35×10^6cfu)。

79. 多酶　Multienzyme

【药理学】胰酶中含有胰脂肪酶、胰淀粉酶、胰蛋白酶。胰脂肪酶能使脂肪分解为甘油及脂肪酸；胰淀粉酶能使淀粉转化为糖；胰蛋白酶能使蛋白质转化为蛋白胨，胃蛋白酶能使蛋白质转化为蛋白胨，二者合用，可促进消化，增进食欲。

【适应证】助消化药。用于胰腺疾病引起的消化障碍和胃蛋白酶缺乏或消化功能减退引起的消化不良症。

【禁忌证】对本品过敏者禁用。

【不良反应】尚不明确。

【注意事项】本品在酸性条件下易破坏，故服用时切勿嚼碎。

【药物相互作用】铝制剂可能影响本品疗效，故不宜合用。

【用法用量】口服，一次 2～3 片，一日 3 次，饭前服用。

【制剂规格】多酶片：每片含胰酶 300 mg、胃蛋白酶 13 mg。

80. 乳酸菌素　Lactobacillin

【药理学】本药为助消化药，系以鲜牛乳为原料经生物发酵后制备而成。口服后在肠内分解糖产生乳酸，使肠内酸度增高，促使主细胞分泌的胃蛋白酶原转变为胃蛋白酶，还能提高胃蛋白酶活性；同时抑制腐败菌的繁殖，防止蛋白质发酵，减少肠内产气，从而调节肠道微生物生态平衡，抑制大肠埃希菌、痢疾杆菌等肠道致病菌，防止大肠内蓄积有害物质，从而有利于延缓机体衰老，促进胃肠蠕动与胃液分泌。

【适应证】用于肠内异常发酵、消化不良、肠炎和小儿腹泻。

【禁忌证】对乳糖、半乳糖及乳制品过敏者禁用。

【不良反应】尚未见不良反应。

【注意事项】对乳制品敏感者慎用。

【药物相互作用】铋剂、鞣酸、药用活性炭、酊剂等能吸附本药，不宜合用。

【用法用量】① 成人：口服：一次 1.2～2.4 g，一日 3 次，必要时可酌情增量。② 儿童：口服：一次 0.4～0.8 g，一日 3 次。

【制剂规格】乳酸菌素片：0.4 g。

（三）胃肠解痉药及胃动力药

81. 莫沙必利　Mosapride

【药理学】本药为选择性 5-羟色胺 4（5-HT_4）受体激动药，能促进乙酰胆碱的释放，刺激胃肠道而发挥促动力作用，从而改善功能性消化不良患者的胃肠道症状，但不影响胃酸的分泌。口服后吸收迅速，在胃肠道及肝、肾局部组织中浓度较高，血浆中次之，脑内几乎没有分布。

【适应证】本品为消化道促动力剂。主要用于功能性消化不良伴有胃灼热、嗳气、恶心、呕吐、早饱、上腹胀等消化道症状；也可用于胃食管反流性疾病、糖尿病性胃轻瘫及部分胃切除患者的胃功能障碍。

【禁忌证】对本药过敏者、胃肠道出血、穿孔及其他刺激胃肠道可能引起危险的疾病患者、肠梗阻患者禁用。

【不良反应】

(1) 心血管系统：可见心悸。此外，尚可出现心电图的异常改变。

(2) 代谢/内分泌系统：可见血清甘油三酯升高。

(3) 精神神经系统：可见眩晕、头晕、头痛。

(4) 肝脏：可见肝功能障碍[丙氨酸氨基转移酶（ALT）、天门冬氨酸氨基转移酶（AST）、碱性磷酸酶（ALP）和 γ-谷氨酰转移酶（γ-GTP）等升高]、黄疸。

(5) 消化系统:可见口干、恶心、呕吐、腹痛、腹泻、腹胀、软便。

(6) 血液:用药后可见嗜酸性粒细胞增多。

(7) 过敏反应:可见水肿、皮疹、荨麻疹。

【注意事项】老年人易出现肝、肾功能不全,应观察患者的情况慎重给药。用药前后及用药治疗过程中应常规作血生化检查,有心血管病史者或联用抗心律失常药的患者应定期作心电图检查。

【药物相互作用】

(1) 与红霉素合用,可使本药血药浓度升高、半衰期延长、曲线下面积增大。

(2) 与可引起低钾血症的药物和可延长 QT 间期的药物(如普鲁卡因、奎尼丁、氟卡尼、索他洛尔、三环类抗抑郁药等)合用,可增加心律失常的危险,应谨慎。

(3) 与抗胆碱药(如硫酸阿托品、溴化丁基东莨菪碱等)合用,可能会减弱本药的作用,因为本药的消化道促进作用取决于胆碱能神经的活化,因此与抗胆碱药并用时应分开间隔使用。

【用法用量】口服,一次 5 mg,一日 3 次,餐前服用。

【制剂规格】枸橼酸莫沙必利片:5 mg。

(四) 泻药和止泻药

82. 复方地芬诺酯 Compound Diphenoxylate

【药理学】本药是盐酸地芬诺酯和硫酸阿托品的复方制剂。地芬诺酯为人工合成的具有止泻作用的阿片生物碱,有较弱的阿片样作用,但无镇痛作用,现已代替阿片制剂成为应用广泛而有效的非特异性止泻药。地芬诺酯口服后 45~60 分钟起效,2 小时后血药浓度达峰值,作用持续 3~4 小时,生物利用度为 90%。

【适应证】用于急、慢性功能性腹泻及慢性肠炎。

【禁忌证】青光眼患者、孕妇、严重溃疡性结肠炎患者、脱水患者、2 岁以下儿童禁用。

【不良反应】服用常规剂量引起的不良反应轻微而少见。偶见口干、恶心、呕吐、头晕、头痛、嗜睡、失眠、抑郁、烦躁、皮疹、腹胀及肠梗阻等，减量或停药后即消失。

【注意事项】下列患者慎用：肝硬化及黄疸患者（可诱发肝性脑病），正在服用成瘾性药物者，腹泻早期及腹胀者。

【药物相互作用】

（1）本药自身具有中枢神经系统抑制作用，因此不宜与巴比妥类、阿片类、水合氯醛、乙醇、格鲁米特或其他中枢抑制药合用。

（2）本药可使呋喃妥因的吸收加倍。

（3）与单胺氧化酶抑制剂合用有发生高血压危象的潜在危险。

【用法用量】

（1）成人：口服，一次 2.5～5 mg，一日 2～3 次，首剂加倍，餐后服。腹泻得到控制时即应减量。

（2）儿童：口服，2～5 岁一次 2.5 mg，一日 2 次；6～8 岁一次 2.5 mg，一日 3 次；8～12 岁一次 2.5 mg，一日 4 次。

【制剂规格】复方地芬诺酯片：每片含盐酸地芬诺酯 2.5 mg、硫酸阿托品 0.025 mg。

（五）肝胆疾病用药

肝胆疾病常用药物主要包括利胆药、降肝酶药等。

利胆药为促进胆汁分泌或促进胆囊排空的药物，能使胆道畅通，起到利胆作用，消除胆汁淤滞。

降肝酶药可降低过高的肝氨基转移酶，为治疗肝炎的辅助用药。

本节包括利胆药曲匹布通（口服常释剂型），降肝酶药甘草酸二铵（口服常释剂型、注射剂）、谷氨酸钠（注射剂）、门冬氨酸钾镁（注射剂），其他肝胆疾病辅助用药柳氮磺吡啶（口服常释剂型）。

83. 曲匹布通　Trepibutone

【药理学】本药为非抗胆碱作用的胆道平滑肌松弛剂，具有促进胆汁分泌及较强的解痉、镇痛作用。口服后迅速自胃肠道吸收，主要分布于肠、肝、肾、胆囊、胰腺。在肝脏代谢，主要代谢物为葡萄糖醛酸结合物及脱烷基酚。其血浆半衰期为1.5～2小时。

【适应证】适用于胆石症、胆囊炎、胆道运动障碍、胆囊术后综合征及慢性胰腺炎等。

【禁忌证】有本药过敏史者，严重肝、肾功能不全者，孕妇禁用。

【不良反应】

(1) 消化系统：偶见恶心、呕吐、食欲缺乏、唾液分泌过多、胃部不适、腹胀、腹泻和便秘等症状。

(2) 过敏：偶见皮疹、瘙痒等。

(3) 其他：偶见眩晕、头重感、倦怠。

【注意事项】下列患者慎用：完全性胆道梗阻者。急性胰腺炎患者。

【药物相互作用】尚不明确。

【用法用量】成人：口服，一次40 mg，一日3次，餐后服用。疗程为2～4周。

【制剂规格】曲匹布通片：40 mg。

84. 甘草酸二铵　Diammonium Glycyrrhizinate

【药理学】本药系中药甘草有效成分的第三代提取物，是一种药理活性较强的治疗慢性肝炎药。具有较强的抗炎、保护肝细胞膜及改善肝功能的作用，对多种肝毒剂所致肝脏损伤有防治作用，并呈剂量依赖性。本药口服吸收不完全，其生物利用度不受食物影响。

【适应证】本品适用于伴有丙氨酸氨基转移酶升高的急、慢性病毒性肝炎的治疗。

【禁忌证】严重低钾血症患者，高钠血症患者，高血压患者，心功能衰竭者，肾衰竭者，孕妇，哺乳期妇女禁用。

【不良反应】严重者可出现休克、假性醛固酮增多症(低钾血症、高钠血症和高血压)等不良反应。少数患者可出现以下不良反应，一般症状较轻，无需停药：消化系统可出现纳差、恶心、呕吐、腹胀及食欲增加,有引起腹泻的个案报道。心脑血管系统可出现头痛、头晕、胸闷、心悸和血压增高等。其他可出现皮肤瘙痒、荨麻疹、口干和水肿等。

【注意事项】

(1) 药物对老人的影响:高龄患者的低钾血症等不良反应发生率较高,应慎重用药。

(2) 用药前后及用药时应当检查或监测:治疗过程中应定期检测血压及血清钾、钠浓度。

【药物相互作用】与利尿药(如依他尼酸、呋塞米、乙噻嗪、三氯甲噻嗪等)合用时,其利尿作用可增强本药的排钾作用,导致血清钾下降。应注意观察血清钾值的测定。

【用法用量】成人:口服,一次 150 mg,一日 3 次。静脉滴注,一次 150 mg,一日 1 次。

【制剂规格】

(1) 甘草酸二铵胶囊:50 mg。

(2) 甘草酸二铵注射液:10 ml∶50 mg。

(3) 甘草酸二铵氯化钠注射液:250 ml(甘草酸二铵 0.15 g、氯化钠 2.25 g)。

85. 谷氨酸钠 Sodium Glutamate

【药理学】本药为谷氨酸与氢氧化钠形成的碱性盐,其作用机制如下:重症肝炎或肝功能不全时,肝脏中由氨转化为尿素的环节发生障碍,导致血氨增高,出现脑病症状。滴注后,能与血中过多的氨结合,形成无害的谷氨酰胺从尿中排出,降低血氨,因而减轻肝性脑病症状。能参与脑内蛋白质和糖的代谢,促进氧化过程,改善中枢神经系统功能。为碱性物质,可用于酸血症。含有钠离子,可与谷氨酸钾合用,维持体内电解质的平衡。可与抗癫痫药合用,治疗癫痫小发作。且尚有促进红细胞生成的作用。

【适应证】用于血氨过多所致的肝性脑病、肝性昏迷及其他精神症状。

【禁忌证】少尿、无尿及肾衰竭者碱中毒患者禁用。

【不良反应】过敏的先兆有面部潮红、头痛与胸闷等症状；小儿可有震颤；合并焦虑状态的患者用药后可出现流泪、恶心、心动过速及晕厥等反应；若静脉滴注过快，可见流涎、颜面潮红与呕吐等症状。

【注意事项】下列患者慎用：肾功能不全者；大量腹水者。用药期间应进行血气分析及钾、钠、氯含量测定。

【药物相互作用】尚不明确。

【用法用量】成人：静脉滴注，一次 11.5 g，用 5%葡萄糖注射液 750～1 000 ml(或 10%葡萄糖注射液 250～500 ml)稀释后缓慢滴注，于 1～4 小时内滴完。必要时可于 8～12 小时后重复给药，一日剂量不宜超过 23 g。

【制剂规格】谷氨酸钠注射液：20 ml∶5.75 g。

86. 门冬氨酸钾镁　Aspartate Potassium Magnesium

【药理学】本药为 L-门冬氨酸与氧化镁、氢氧化钾形成的钾镁盐，可提高细胞内钾离子浓度。钾离子可改善心肌代谢，促进细胞除极化，维持心肌收缩张力，从而改善心肌收缩功能并降低耗氧量；镁离子是多种酶的辅助因子，是生成糖原及高能磷酸酯不可缺少的物质，可增强钾盐的作用。

【适应证】本品为电解质补充药。适用于低血钾症，改善洋地黄中毒引起的心律失常、恶心、呕吐等中毒症状，用于心肌炎后遗症，慢性心功能不全等各种心脏病，亦可用于急、慢性肝炎，肝硬化，胆汁分泌不足和肝性脑病等辅助治疗。

【禁忌证】高钾血症患者，急、慢性肾衰竭患者，艾迪生病患者，Ⅲ度房室传导阻滞者，心源性休克者[收缩压低于 12 kPa (90 mmHg)]禁用。

【不良反应】

(1) 本药注射液静脉滴注速度过快时，可引起高钾血症和高镁血症，出现恶心、呕吐、面部潮红、胸闷、血压下降等，偶见血管刺激性疼痛。极少数患者出现心率稍减慢，停药后可恢复正常。

(2) 口服给药偶见恶心，停药后可恢复正常。

(3) 大剂量用药可致腹泻。

【注意事项】

(1) 下列患者慎用：房室传导阻滞者(除洋地黄中毒所致)；肾功能损害。

(2) 药物对老人的影响：老年人肾脏清除钾、镁能力下降，应慎用本药。

(3) 用药前后及用药时应当检查或监测：对电解质紊乱者，需常规性检查血镁、血钾浓度。

【药物相互作用】保钾利尿药与血管紧张素转换酶抑制药(ACEI)合用可能发生高钾血症。本药可抑制四环素、铁盐、氟化钠的吸收，合用时应间隔 3 小时以上。

【用法用量】成人：静脉滴注注射液，一次 10～20 ml；注射用门冬氨酸钾镁，一次 1～2 瓶。使用时应于 5% 葡萄糖注射液 250 ml 或 500 ml 中稀释后缓慢静脉滴注，一日 1 次。对重症黄疸及低血钾患者，根据具体情况可酌情增加剂量。

【制剂规格】

(1) 门冬氨酸钾镁注射液：10 ml(L-门冬氨酸 850 mg、钾 114 mg、镁 42 mg)；10 ml：(无水门冬氨酸镁 0.4 g、无水门冬氨酸钾 452 mg)。

(2) 注射用门冬氨酸钾镁：每瓶含 L-门冬氨酸 850 mg、钾 114 mg、镁 42 mg；2.0 g：门冬氨酸钾 1 g 与门冬氨酸镁 1 g。

87. 柳氮磺吡啶　Sulfasalazine

【药理学】本药是水杨酸与磺胺吡啶(SP)的偶氮化合物，具有抗菌、抗风湿和免疫抑制作用。口服后部分在胃肠道吸收，通过胆汁可重新进入肠道(肠肝循环)。未被吸收部分被回肠末段和结肠的细菌分解为 5-ASA 和 SP，残留部分自粪便排出，也可透过胎盘及经乳汁排泄。

【适应证】主要用于炎症性肠病，即 Crohn 病和溃疡性结肠炎。

【禁忌证】对本药及磺胺类药物或水杨酸盐过敏者、肠梗阻患者、泌尿系统梗阻者、急性间歇性卟啉病患者、孕妇、哺乳期妇女、2岁以下小儿禁用。

【不良反应】不良反应较多，常见于用药的前 2～3 个月。其不良反应分为两类，一类是与剂量相关的：由于磺胺吡啶在血液中过度积聚所致，主要有恶心、呕吐、食欲减退、头痛、脱发、叶酸吸收不良等，多发生在口服剂量每日超过 4 g 时，当剂量减少至每日 2～3 g 时，不良反应多可改善；另一类为特异性变态反应，与剂量无关，主要有皮疹、溶血性贫血、支气管痉挛、粒细胞缺乏症、肝炎、纤维性肺泡炎、肺嗜酸性粒细胞增多症等，需在用药过程中密切监测，尤其需要定期复查血常规和肝功能，一旦出现此类不良反应须改用其他药物。

【注意事项】片剂应与饭同时服用，应用肠溶片能降低胃肠道副作用的发生率。禁用于磺胺及水杨酸过敏者，对呋塞米、噻嗪类利尿剂、碳酸苷酶抑制剂过敏者，对本品也会过敏。应慎用于血小板或粒细胞减少、肠道或尿路阻塞、6-磷酸葡萄糖脱氢酶缺乏、血紫质病、肝肾功能不全者。治疗过程中还应注意：治疗前作全血检查，以后每月复查一次；尿液检查，观察有无磺胺结晶，长期服用可出现尿路结石。

【药物相互作用】

(1) 与尿碱化药合用可增强碱性尿中的溶解度，使其排泄增多，毒副反应减少。

(2) 与抗凝药、苯妥英钠、口服降糖药、硫喷妥类、甲氨蝶呤等合用，可取代这些药物的蛋白结合部位，使其作用延长，毒性增加，需注意调整剂量。

(3) 与洋地黄类或叶酸合用时，后者的吸收减少，血药浓度降低，因此需随时观察洋地黄类的作用与疗效。

(4) 与丙磺舒合用，会降低肾小管磺胺排泄量，致血中磺胺浓度上升，作用延长，容易中毒。

【用法用量】

（1）成人口服：① 炎性肠病（主要为溃疡性结肠炎），一日 3～4 g，分次口服，用药间隔不宜超过 8 小时，为防止胃肠道不耐受，初始以一日 1～2 g 的小剂量开始，如果一日超过 4 g，应警惕毒性增加。缓解期：建议给予维持剂量以防症状重现，一般一次 1 g，一日 2～3 次。轻度及中度发作：一次 1 g，一日 3～4 次。严重发作：一次 1～2 g，一日 3～4 次，可与类固醇药物合用，组成强化治疗方案。防止复发：按一日 0.02～0.03 g/kg 的剂量，分 3～6 次服用。② 类风湿关节炎，一次 1 g，一日 2 次，并按下表逐渐增加日剂量。若治疗 2 个月后未出现反应，可将剂量增至一日 3 g。当日剂量超过 2 g 时，应进行监测。肾功能不全时剂量：肾功能损害者应减小剂量。

类风湿关节炎患者日剂量增加表

	第 1 周	第 2 周	第 3 周	第 4 周及以后
早晨	0	0.25 g	0.25 g	0.5 g
晚上	0.25 g	0.25 g	0.5 g	0.5 g

（2）儿童口服：① 炎性肠病（主要为溃疡性结肠炎），一日 0.04～0.06 g/kg，分 3～6 次服用。防止复发时，一日 0.02～0.03 g/kg，分 3～6 次服用。② 类风湿关节炎，目前不主张对青少年慢性关节炎使用柳氮磺吡啶肠溶片。必须使用时参照如下用法用量：6 岁以上一日 0.03～0.05 g/kg，分 2 次服用，最大剂量为一日 2 g。

【制剂规格】柳氮磺吡啶肠溶片：0.25 g。

（六）质子泵抑制剂

奥美拉唑　Omeprazole

【药理学】本药为具有脂溶性的质子泵抑制药，呈弱碱性，易浓集于酸性环境中，能特异性地作用于胃壁细胞质子泵所在部位，并转化为亚磺酰胺的活性形式，然后通过二硫键与质子泵的巯基呈不可逆结合，生成亚磺酰胺与质子泵（H^+-K^+・ATP 酶）的复合物，从而抑制该酶活性，使壁细胞内的 H^+ 不能转运到胃腔中，阻断了胃酸分泌的最后步骤，可使胃液中的胃酸量大为减少。本药口服经小肠迅速吸收，1 小时内起效，食物可延迟其吸收，但不影响吸收总量。

【适应证】 用于十二指肠溃疡、胃溃疡、反流性食管炎及 Zollinger-Ellison 综合征。

【禁忌证】 对本药过敏者、严重肾功能不全者、婴幼儿、孕妇禁用。

【不良反应】 本药的耐受性良好，不良反应多为轻度和可逆。常见的不良反应有头痛、腹痛、腹泻、便秘等。罕见口炎、味觉失常、胃肠道念珠菌感染。有患者服用本药 14 日后胃内活菌浓度明显增多的报道(停药后 3 日恢复正常)。长期应用本药患者，有报道出现萎缩性胃炎。可见溶血性贫血。罕见白细胞减少、血小板减少、粒细胞缺乏症和各类血细胞减少。可见皮肤潮红、干燥。罕见光敏性、多形性红斑、史-约综合征、毒性上皮坏死溶解、脱发。可见发热、皮疹、荨麻疹、瘙痒、紫斑、淤斑、血管神经性水肿、支气管痉挛、过敏性休克。

【注意事项】 下列患者慎用：肝、肾功能不全者。用药前后及用药时应当检查或进行监测。① 疗效监测：治疗消化性溃疡时，应进行内镜检查了解溃疡是否愈合；治疗 Hp 相关的消化性溃疡时，可在治疗完成后 4～6 周进行尿素呼吸试验，以了解 Hp 是否已被根除；治疗胃泌素瘤时，应检测基础胃酸分泌值是否小于 10 mmol/h(即治疗目标)。② 毒性监测：应定期检查肝功能；长期服用者，应定期检查胃黏膜有无肿瘤样增生，用药超过 3 年者还应监测血清维生素 B_{12} 水平。

【药物相互作用】

(1) 甲硝唑、对 Hp 敏感的药物(如阿莫西林等)与本药联用有协同作用，可提高清除 Hp 的疗效。

(2) 与克拉霉素合用时，两者的血药浓度都上升，可增加中枢神经系统及胃肠道不良反应的发生率。

(3) 本药可提高胰酶的生物利用度，增强其疗效；两者合用对胰腺囊性纤维化引起的顽固性脂肪泻及小肠广泛切除术后功能性腹泻有较好疗效。

(4) 本药在肝脏中通过 CYP 2C19 代谢，会延长其他酶解物如地西泮、华法林(R-华法林)、苯妥英、双香豆素、硝苯地平、安替比林、双硫仑等的清除。

(5) 本药可造成低酸环境，使地高辛较少转化为活性物，减弱其疗效。使用本药期间及停药后短时间内应调整地高辛剂量。

(6) 与三唑仑、劳拉西泮或氟西泮合用，可致步态紊乱，停用一种药即可恢复正常。

(7) 本药可抑制泼尼松转化为活性形式，减弱其药效。

(8) 本药的抑酸作用可影响铁盐的吸收。

(9) 本药可使四环素、氨苄西林、酮康唑、伊曲康唑等吸收减少，血药浓度降低，这与本药造成的胃内碱性环境有关。

(10) 本药抑制胃酸使胃内细菌总数增加，致使亚硝酸盐转化为致癌性亚硝酸；联用维生素 C 或维生素 E，可能限制亚硝酸化合物形成。

(11) 本药与其他抗酸药合用无相互作用，但不宜同时服用。

(12) 本药可影响环孢素的血药浓度(升高或降低)，机制不明。

(13) 本药与下列酶底物无代谢性相互作用，如 CYP 1A2(咖啡因、非那西丁、茶碱)、CYP 2C9(S-华法林、吡罗昔康、双氯芬酸和萘普生)、CYP 2D6(美托洛尔、普萘洛尔)、CYP 2E1(乙醇)和 CYP 3A(利多卡因、奎尼丁、雌二醇、红霉素、布地奈德)。

【用法用量】

(1) 成人：① 静脉注射：通常一次 40 mg，一日 1～2 次。消化性溃疡出血，一次 40 mg，每 12 小时 1 次，连用 3 日。胃泌素瘤，初始剂量为一次 60 mg，一日 1 次。一日剂量可更高，剂量应个体化。当一日剂量超过 60 mg 时，分 2 次给药。② 静脉滴注：胃、十二指肠溃疡，一次 40 mg，一日 1 次。反流性食管炎，一次 40 mg，一日 1 次。胃泌素瘤，初始剂量为一次 60 mg，一日 1 次。剂量应个体化，可酌情增量。日剂量高于 60 mg 时分 2 次给药。出血量大时首剂可给予 80 mg,之后给予每小时 8 mg 的维持剂量,至出血停止。

(2) 肾功能不全时:无需调整剂量。

(3) 肝功能不全时:必要时剂量减半,日剂量不超过 20 mg。

(4) 老年人:无需调整剂量。

【制剂规格】 注射用奥美拉唑钠:20 mg;40 mg。

(七) 肝胆辅助用药

88. 硫普罗宁 Tiopronin

【药理学】 本药是一种与青霉胺性质相似的含巯基类药物,具有保护肝脏组织及细胞的作用,对重金属和药物的解毒作用,防治放、化疗引起的外周血白细胞减少,防治老年性早期白内障。本药口服后在肠道易吸收,生物利用度为 85%~90%。

【适应证】 用于改善各类急、慢性肝炎的肝功能。用于脂肪肝、酒精肝、药物性肝损伤的治疗及重金属的解毒。可降低放、化疗的毒副反应,并可预防放、化疗所致的外周白细胞减少和二次肿瘤的发生。对老年性早期白内障和玻璃体浑浊有显著的治疗作用。

【禁忌证】 对本药有过敏史者,重症肝炎并伴有高度黄疸、顽固性腹水、消化道出血等并发症的肝病患者,肾功能不全合并糖尿病者,孕妇,哺乳妇女,儿童,急性重症铅、汞中毒患者禁用。

【不良反应】

(1) 泌尿生殖系统:长期、大量服用本药罕见蛋白尿或肾病综合征。

(2) 免疫系统:罕见胰岛素性自体免疫综合征。

(3) 胃肠道:偶有食欲减退、恶心、呕吐、腹痛、腹泻等胃肠道反应,罕见味觉异常。

(4) 过敏反应:偶有皮肤瘙痒、皮疹、皮肤发红等,还可能引起过敏性休克,严重者可导致死亡。

(5) 其他:可见疲劳感、手足麻木、发热、寒战。

【注意事项】

(1) 偶可出现皮疹、皮肤瘙痒、发热等过敏或胃肠道反应。重症肝炎或伴有高度黄疸、顽固性腹水、消化道出血、合并糖尿病或肾功能不全的患者应在医师指导下服用。

(2) 长期大剂量用药罕见蛋白尿或肾病综合征，此时应减量或停药。罕见胰岛素自体免疫综合征、疲劳感和肢体麻木，如发现应及时停药。

(3) 孕妇、哺乳期妇女及儿童患者禁用。急性重症铅、汞中毒患者禁用。

【药物相互作用】本药不应与具有氧化作用的药物合用。

【用法用量】成人口服：肝病患者，一次 100～200 mg，一日 3 次，餐后服，连服 12 周，停药 3 个月后继续下个疗程。急性病毒性肝炎患者，一次 200～400 mg，一日 3 次，连用 1～3 周。放、化疗后的白细胞减少者，化疗前一周开始服用，一次 200～400 mg，一日 2 次，餐后服，连服 3 周。重金属中毒者，一次 100～200 mg，一日 2 次。

【制剂规格】硫普罗宁肠溶胶囊：100 mg；200 mg。

(八) 其他

89. 复方地奥司明　Compound Diosmin

【药理学】地奥司明为黄酮类衍生物，其对微循环、水肿形成、淋巴功能及毛细血管滤过性、脆性和通透性具有调节作用，能降低毛细血管通透性和增加毛细血管阻力。本药口服吸收良好，其微粒化制剂与小肠的接触面积较非微粒化制剂增加 20 倍，吸收能力增加 4 倍，临床疗效增加 30%以上。消除半衰期为 11 小时。

【适应证】治疗静脉淋巴功能不全相关的各种症状(腿部沉重、疼痛、晨起酸胀不适感)及急性痔发作有关的各种症状。

【禁忌证】对地奥司明过敏者。

【不良反应】患者对地奥司明的耐受性良好，不良反应包括消化道反应和自主神经功能紊乱症状，如恶心、呕吐、腹痛、消化不良、腹泻、失眠、头晕、头痛、嗜睡及焦虑等,但无需停药。

【注意事项】本药用于治疗妊娠后期痔疮时,具有明显的疗效和可靠的安全性,不会影响怀孕、胎儿发育及新生儿的形态学改变。

【药物相互作用】尚不明确。

【用法用量】成人口服。慢性静脉功能不全:一次0.5 g,一日 2 次。痔疮:一次 0.5 g,一日 2 次;急性发作前 4 日一日3 g,后 3 日一日 2 g,然后以一日 1 g 维持至症状消失;妊娠后期痔疮:前 4 日一日 3 g,后 3 日一日 2 g,维持剂量为一日 1 g,至产后 30 日。

【制剂规格】地奥司明片:0.5 g(以总黄酮苷计);0.45 g(以地奥司明计)。

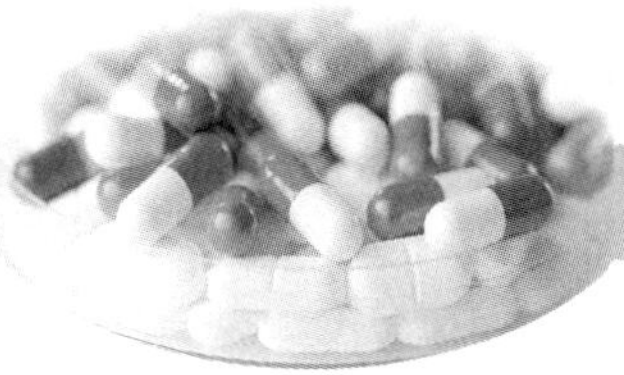

第九章

泌尿系统用药

本章包括利尿药、脱水药、良性前列腺增生用药及前列腺疾病用药。

(一) 利尿药及脱水药

利尿药是直接抑制肾小管对水、钠的重吸收,并促进它们排泄,使尿量增加的药物。利尿药常用于治疗各种类型的水肿、高血压以及药物中毒等急需加速排泄的情况。根据其作用机制,利尿药可分为:

1. 高效能利尿药　主要为髓袢升支髓质部,抑制 Cl^- 主动重吸收,随之抑制了 Na^+ 的重吸收,且在利尿的同时扩张全身小动脉,降低外周血管阻力,增加肾血流量而不降低肾小球滤过率,主要影响的电解质有 Na^+、Cl^-、K^+,是目前作用最强的利尿药。常用的有托拉塞米。

2. 中效能利尿药　主要抑制近端和远端小管前段钠的重吸收,有较强的利尿作用。

3. 低效能利尿药　主要作用于远曲小管和集合管的利尿药,常用的有阿米洛利。

本节包括临床常用的高效能利尿药托拉塞米(口服常释剂型,注射剂)及复方阿米洛利(口服常释剂型)。

90. 托拉塞米　Torasemide

【药理学】 本药为磺酰脲吡啶衍生物,系袢利尿药。主要用于髓袢升支粗段，抑制 Na^{+}-K^{+}-$2Cl^{-}$ 转运系统，可增加钠、氯和水在尿中的排泄量，利尿作用与药物在尿中排泄速率的关联程度高于在血液中的浓度。此外，本药对肾小球滤过率、肾血流量、体内酸碱平衡无显著影响，可加速毒物和药物的排泄、保护肾脏功能。

【适应证】用于原发性高血压，因充血性心力衰竭引起的水肿。

【禁忌证】对磺酰脲类过敏者、肾衰竭伴无尿、肝性脑病和前驱昏迷、低血压、心律失常、妊娠和哺乳期妇女禁用。

【不良反应】电解质紊乱如低钾血症，脱水，口干，头痛，头晕，低血压，无力，嗜睡，意识混乱，食欲丧失，腹痛，血清尿酸、血糖、血脂、尿素、肌酐、肝酶升高，代谢性碱中毒，耳鸣和听力减退。

【注意事项】有发生高尿酸血症风险的患者，痛风和糖尿病患者慎用。用药前纠正电解质紊乱和排尿异常。定期监测血电解质，血糖、尿酸、肌酐和血脂。影响驾车和机械操作能力。

【药物相互作用】与两性霉素 B、皮质类固醇激素等可导致低钾血症的药物合用，增加发生严重低钾血症的风险，增加锂剂中毒的风险。与肾毒性或耳毒性药物如氨基糖苷类合用，增加发生耳毒性和肾毒性的可能性。与高剂量水杨酸类合用，增加发生水杨酸类中毒的风险。与地高辛合用，发生副作用的风险增加。与非甾体类抗炎药合用，利尿作用降低。与抗高血压药合用，发生低血压的风险增加。

【用法用量】

(1) 成人口服：充血性心力衰竭所致水肿，起始剂量一次10 mg，一日 1 次，根据需要可将剂量增至一次 20 mg，一日 1 次。肝硬化所致水肿，起始剂量一次 5～10 mg，一日 1 次，后可逐渐增量，但不超过一日 40 mg。急性或慢性肾衰竭所致水肿，起始剂量5 mg，单剂 20 mg 时可产生明显效果。原发性高血压，起始剂量一次 5 mg，一日 1 次。若用药 4～6 周内疗效不佳，剂量可增至一次10 mg，一日 1 次。若一日 10 mg 的剂量仍未取得足够的降压作用，可考虑合用其他降压药。

(2) 静脉给药：充血性心力衰竭及肝硬化所致水肿，初始剂量一次 5 mg 或 10 mg，一日 1 次，缓慢静脉注射，也可用 5%葡萄糖注射液或生理盐水稀释后静脉输注；如疗效不佳剂量可增至一次20 mg，一日 1 次，一日最大剂量为 40 mg，疗程不超过一周。肾脏疾病所致水肿，初始剂量一次 20 mg，一日 1 次，以后根据需要可逐渐增至最大剂量一日 100 mg，疗程不超过一周。

【制剂规格】

(1) 托拉塞米片：10 mg。

(2) 托拉塞米注射液：1 ml∶10 mg。

(3) 注射用托拉塞米：10 mg。

91. 复方阿米洛利 Compound Amiloride

【药理学】阿米洛利系保钾利尿药，作用于肾远曲小管，阻断钠-钾交换机制，促使钠、氯排泄而减少钾、氢离子分泌。其作用不依赖于醛固酮，本身促尿钠排泄和抗高血压活性较弱，但与噻嗪类（氢氯噻嗪）或髓袢类利尿剂合用有协同作用。

本复方制剂具有保钾利尿和抗高血压等协调作用，兼用阿米洛利和氢氯噻嗪两药作用特点，对肾小管远端和近端同时具有排钠利尿作用，故本品既能保钾又能利尿，并可避免单用氢氯噻嗪引起低钾和阿米洛利利尿能力较弱的缺陷。

【适应证】用于高血压病、心力衰竭、肝硬化等病所致水肿和腹水。

【禁忌证】高钾血症、严重肾功能减退患者禁用。

【不良反应】可有口干，恶心、腹胀、头昏、胸闷等副作用，一般不需停药。

【注意事项】长期服用本品，应定期查血钾、钠、氯水平。

【药物相互作用】不宜与其他保钾利尿药或钾盐合用。

【用法用量】口服，一次 1～2 片，一日 1 次，必要时一日 2 次，早晚各一次或遵医嘱，与食物同服。

【制剂规格】复方阿米洛利片：每片含盐酸阿米洛利 2.5 mg，氢氯噻嗪 25 mg。

(二) 良性前列腺增生用药

92. 非那雄胺 Finasteride

【药理学】本药属4-氮甾体激素类化合物,为特异性的Ⅱ型5α-还原酶抑制药,能抑制外周睾酮转化为二氢睾酮,降低血液、前列腺和皮肤等组织中二氢睾酮水平。本品对雄激素受体无亲和力。血浆药物浓度与血浆二氢睾酮浓度无直接相关关系。

【适应证】本品适用于治疗和控制良性前列腺增生(BPH)以及预防泌尿系统事件:降低发生急性尿潴留的危险性;降低需进行经尿道切除前列腺(TURP)和前列腺切除术的危险性。本品可使肥大的前列腺缩小,改善尿流及改善前列腺增生有关的症状。前列腺肥大患者适用于本品治疗。

【禁忌证】对本药过敏者、孕妇和可能怀孕的妇女、怀疑前列腺癌者不宜使用。

【不良反应】本药具有良好的耐受性,不良反应多轻微、短暂。泌尿生殖系统:可引起性欲减退、阳痿、射精障碍、射精量减少等。此外,还有睾丸疼痛的报道。过敏反应:如瘙痒、风疹、皮疹、荨麻疹及口唇肿胀等。其他:可见乳腺增大、乳腺疼痛。

【注意事项】肝功能不全者慎用。本药治疗前及治疗一段时间之后定期做前列腺检查,如直肠指诊和其他前列腺癌相关检查。

【药物相互作用】本药对细胞色素P450相关的药物代谢酶系统无明显影响。与特拉唑嗪合用,可使本品的血浆药物浓度的峰值和AUC增加。

【用法用量】成人口服。BPH:一次5 mg,一日1次。男性雄激素性秃发:推荐剂量为一次1 mg,一日1次。肾功能不全时剂量:肾功能不全但未做透析者无需调整剂量。老年人剂量:70岁以上患者,消除半衰期略延长,清除率减低,但无实际临床意义,故老年人不必减量用药。

【制剂规格】① 非那雄胺片:5 mg。② 非那雄胺胶囊:5 mg。

(三) 前列腺疾病用药

93. 普适泰　Prostat

【药理学】 本品通过阻断 5α-二氢睾酮与前列腺雄激素受体的结合,阻断受体作为转录因子发挥作用,从而起到抑制前列腺增生、使已增生的前列腺组织萎缩的作用。通过抑制环加氧酶,阻断白三烯、花生四烯酸代谢途径,从而起到抗炎作用。

【适应证】 良性前列腺增生,慢性、非细菌性前列腺炎。

【禁忌证】 对本药过敏者、儿童禁用。

【不良反应】 绝大多数患者对本药高度耐受,仅极少数人有轻微的腹胀、胃灼热和恶心,停药后症状即会消失。

【注意事项】 前列腺感染、尿道狭窄、前列腺结石、膀胱颈硬化、前列腺癌症和其他前列腺疾病都会引起类似的 BPH 症状,所以在使用本品治疗之前应对上述疾病作出正确判断。

【药物相互作用】 尚不明确。

【用法用量】 成人口服:一次 1 片,一日 2 次,疗程 3～6 个月。用药 6 个月可收到最佳疗效,如有必要可以继续服用。

【制剂规格】 普适泰片:每片含水溶性花粉提取物 P5 70 mg,脂溶性花粉提取物 EA-10 4 mg。

第十章

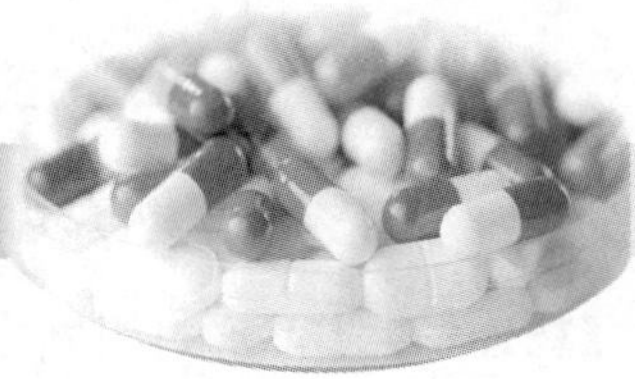

血液系统用药

血液系统用药包括影响血细胞生成或功能的药物(抗贫血药和抗血小板药)、影响血液凝固活性的药物(促凝血药、抗凝血药及溶栓药)、促进白细胞增生的药物、影响血容量的药物(血容量扩充剂)。

(一) 抗贫血药

贫血是指血液中红细胞数及血红蛋白低于正常值的一种病理现象,分为缺铁性贫血、巨幼红细胞贫血和再生障碍性贫血等类型。临床根据贫血产生的原因不同而选择不同种类的抗贫血药,如缺铁性贫血应补充铁剂。本节包括治疗缺铁性贫血的琥珀酸亚铁(口服常释剂型)和富马酸亚铁(口服常释剂型)。

94. 琥珀酸亚铁 Ferrous Succinate

【药理学】为口服补铁药。作为一种结合铁蛋白的有机络合物,本药含铁量达35%,在水溶液中可高度溶解。在pH值<4的环境中为沉淀物,而在pH值较高时又重新变为可溶性物质。口服给药后,主要吸收部位为十二指肠和空肠,吸收平稳,没有很高的吸收峰,较其他补铁药有更高的吸收率,生物利用度高。

【适应证】用于缺铁性贫血的预防和治疗。

【禁忌证】对铁过敏者,血色病或含铁血黄素沉着症患者,非缺铁性贫血患者,肝、肾功能严重损害者禁用。

【不良反应】本药对胃肠道黏膜的刺激性明显轻于硫酸亚铁,但服药后部分患者仍可出现胃肠道反应(如腹泻、恶心、上腹部不适等),减量或停药后可消失。

【注意事项】下列患者慎用:酒精中毒者,肝炎患者,急性感染者,肠道炎症(如肠炎、结肠炎、憩室炎等)患者,胰腺炎患者,消化性溃疡患者。用药前后及用药时应当检查或监测血红蛋白、网织红细胞计数、血清铁蛋白及血清铁。

【药物相互作用】

(1) 与维生素C合用,有利于本品吸收。

(2) 与磷酸盐类、四环素类及鞣酸等合用,可妨碍铁的吸收。

(3) 本品可减少左旋多巴、卡比多巴、甲基多巴及喹诺酮类药物的吸收。

【用法用量】

(1) 成人口服:预防缺铁性贫血,成人一次0.1 g,一日1次;孕妇一次0.1 g,一日1～2次。治疗缺铁性贫血,一次0.1～0.2 g,一日3次;血红蛋白正常后仍需继续服用1～2个月。

(2) 儿童口服:片剂,预防缺铁性贫血,一次0.03 g,一日1～2次;治疗缺铁性贫血,一次0.05～0.1 g,一日1～2次。具体为:小于6个月,宜通过母乳补充;6～12个月,一次0.015 g,一日2～3次;1～3岁,一次0.015 g,一日2～4次;4～7岁,一次0.03 g,一日2～4次;8～12岁,一次0.06 g,一日2～4次。

【制剂规格】琥珀酸亚铁片:0.1 g。

95. 富马酸亚铁　Ferrous Fumarate

【药理学】本药为抗贫血药。铁为血红蛋白及肌红蛋白的主要组成成分,本药的亚铁离子在血中被铜蓝蛋白氧化为三价铁离子后,再与血浆中的转铁蛋白结合,被运送到体内各组织,通过转铁蛋白受体以胞饮作用的形式进入细胞内,在线粒体上与原卟啉及珠蛋白结合,形成血红蛋白。

【适应证】用于治疗缺铁性贫血。

【禁忌证】对铁剂过敏者、非缺铁性贫血(如地中海性贫血)患者、肝肾功能严重损害者，尤其是伴有未经治疗的尿路感染者、胃十二指肠溃疡患者、溃疡性结肠炎患者、含铁血黄素沉着症患者、血友病患者禁用。

【不良反应】本药具有收敛性，口服后可出现胃肠道不良反应，如恶心、呕吐、食欲缺乏、胃痛、上腹疼痛、腹泻、便秘、黑便。

【注意事项】下列患者慎用：酒精中毒者；肝炎患者；急性感染患者；肠道炎症（如肠炎、结肠炎、憩室炎等）患者；胰腺炎患者。药物对老人的影响：老年患者因胃液分泌减少，胃酸缺乏，铁自肠黏膜吸收减少，必要时可适当增加口服铁剂的剂量。用药前后及用药时应当检查或监测、血红蛋白、网织红细胞计数、血清铁蛋白及血清铁。

【药物相互作用】

（1）与维生素C合用，可促进本药的吸收，但也易致胃肠道反应。

（2）与稀盐酸合用，有助于铁剂的吸收，因后者可促进三价铁离子转为亚铁离子，对胃酸缺乏患者尤适用。

（3）与西咪替丁、去铁胺、二巯丙醇、胰酶、胰脂酶等合用，可影响铁的吸收。

（4）与制酸药（如碳酸氢钠）、磷酸盐类及含鞣酸的药合用，易产生沉淀，从而影响铁的吸收。

（5）与多巴类（如左旋多巴、卡比多巴、甲基多巴等）、氟喹诺酮类、四环素类药及青霉胺、锌制剂合用，可使这些药物的吸收减少。

【用法用量】

（1）成人口服：预防缺铁性贫血，一日200 mg。治疗缺铁性贫血，一次200～400 mg，一日3次。

（2）儿童口服：1岁以下，一次35 mg，一日3次；1～5岁，一次70 mg，一日3次；6～12岁，一次140 mg，一日3次。

【制剂规格】富马酸亚铁胶囊：200 mg。

（二）抗血小板药

血小板与异常或损伤的血管内皮接触后，可导致黏附、聚集和释放反应，对血栓形成有重要作用。抗血小板药具有抑制血小板黏附、聚集和释放功能，从而防止血栓形成、延长已活化的血小板生存期，并且在治疗剂量范围内，不会导致出血等不良反应。

以下介绍增加血小板内 cAMP 含量药西洛他唑（口服常释剂型）、抑制血小板释放和聚集药曲克芦丁（口服常释剂型、注射剂）及藻酸双酯钠（口服常释剂型）。

96. 西洛他唑　Cilostazol

【药理学】本药为抗血小板药。本药及其代谢产物是环磷腺苷（cAMP）磷酸二酯酶Ⅲ抑制药，可通过抑制磷酸二酯酶活性而减少 cAMP 的降解，升高血小板和血管内 cAMP 水平，从而发挥抑制血小板聚集和舒张血管的作用。

【适应证】

（1）本品具有血管扩张作用及抗血小板功能作用，可用于治疗由动脉粥样硬化、大动脉炎、血栓闭塞性脉管炎、糖尿病所致的慢性动脉闭塞症。

（2）本品能改善肢体缺血所引起的慢性溃疡、疼痛、发冷及间歇跛行，并可用作上述疾病的外科治疗（如血管成形术、血管移植术、交感神经切除术）后的补充治疗以协助缓解症状，改善循环及抑制移植血管内血栓形成。

【禁忌证】对本药过敏者、充血性心力衰竭患者、孕妇或计划怀孕的妇女、哺乳妇女禁用。

【不良反应】

（1）血液：可见消化道出血、鼻出血、皮下出血、眼底出血、血尿、白细胞减少、血小板减少等。

（2）心血管系统：可见低血压、心悸、脉频、血压偏高、发热。

（3）神经系统：可见头痛、头晕、眩晕、眼花、失眠、发麻，偶见困倦、乏力等。

（4）胃肠道：可见恶心、呕吐、食欲缺乏、胃部不适、腹胀、腹痛、腹泻、软便。

(5) 泌尿生殖系统:可见尿频,血尿素氮、肌酸酐、尿酸值升高。

(6) 过敏反应:可见皮疹、荨麻疹、瘙痒等。

【注意事项】下列患者慎用:过敏体质、对多种药物过敏或近期有过敏性疾病者,严重肝、肾功能不全者,有严重并发症(如恶性肿瘤)的患者,白细胞减少者,月经期妇女。长期用药者需监测用药前后及用药时的血小板聚集功能和白细胞计数。

【药物相互作用】

(1) 与前列地尔合用有协同作用,能增加细胞内环磷腺苷的浓度,增强本药疗效。

(2) 与细胞色素 P450(CYP) 3A4 抑制药(地尔硫䓬、酮康唑、伊曲康唑、红霉素)或 CYP 2C19 抑制药(奥美拉唑等)合用,可使本药的血药浓度升高,不良反应增加,故合用时本药剂量需减半(通常片剂 50 mg,一日 2 次)。

【用法用量】口服,一次 100 mg,一日 2 次,可根据年龄、症状适当增减剂量。老年患者用药须减量。

【制剂规格】

(1) 西洛他唑片:50 mg。

(2) 西洛他唑胶囊:50 mg。

97. 曲克芦丁 Troxerutin

【药理学】本药是芦丁经羟乙基化半合成水溶性黄酮类化合物,对闭塞性血管病具有较好的疗效。口服吸收良好,给药后 1～6 小时达血药浓度峰值。消除半衰期为 10～25 小时。

【适应证】适用于慢性静脉功能不全所致的静脉曲张。

【禁忌证】对本品过敏者禁用。

【不良反应】偶见胃肠道反应(如恶心、便秘等)、过敏反应(如潮红、头痛等)。

【注意事项】有过敏史者禁用。

【药物相互作用】尚不明确。

【用法用量】成人:口服,一次 300 mg,一日 2～3 次,或一次

200～300 mg，一日 3 次。肌内注射，一次 100～200 mg，一日 2 次，20 日为一疗程，可用 1～3 个疗程，每疗程间隔 3～7 日。静脉滴注，曲克芦丁注射液、注射用曲克芦丁，一次 240～480 mg，一日 1 次，于 5％(或 10％)葡萄糖注射液或低分子右旋糖酐注射液中稀释后滴注，20 日为一疗程，可用 1～3 个疗程，每疗程间隔 3～7 日。曲克芦丁氯化钠注射液，一次 240～480 mg，一日 1 次，20 日为一疗程。

【制剂规格】

(1) 曲克芦丁片：60 mg。

(2) 曲克芦丁注射液：2 ml∶60 mg。

(3) 注射用曲克芦丁：480 mg。

(4) 曲克芦丁氯化钠注射液：250 ml(曲克芦丁 480 mg、氯化钠 2.25 g)。

98. 藻酸双酯钠　Alginic Sodium Diester

【药理学】本药是从天然海藻中提取的多糖硫酸酯类药物。具有强分散乳化性能，有抗血栓、降低血黏度、缓解微动静脉痉挛、促进红细胞及血小板解聚等前列腺环素(PGI_2)样作用；有明显的降血脂作用。

【适应证】主要用于缺血性脑血管病如脑血栓、脑栓塞、短暂性脑缺血发作及心血管疾病如高血压、高脂蛋白血症、冠心病、心绞痛等疾病的防治。也可用于治疗弥散性血管内凝血、慢性肾小球肾炎及出血热等。

【禁忌证】对本药过敏者、出血性疾病(如脑出血、消化道出血、咯血、血友病等)或有出血倾向者、严重肝、肾功能不全者禁用。

【不良反应】

(1) 心血管系统：主要表现为心悸、心绞痛、低血压及心电图异常。

(2) 血液：有白细胞、血小板减少，牙龈、子宫或眼结合膜下出血，也有引起脑出血和上消化道出血并休克的报道。

(3) 消化系统：主要表现为口干、恶心、呕吐、腹泻、腹痛、便秘及纳差等；有时出现肝脏异常，表现为丙氨酸氨基转移酶(ALT)升高。

(4) 过敏反应：有皮肤发红、瘙痒、皮疹、环形红斑、剥脱性皮炎、肢端静脉扩张、四肢末梢神经性水肿、急性喉头水肿和过敏性休克等。

【注意事项】 下列患者慎用：轻、中度肝肾功能不全者；低血压、低血容量者；过敏性体质者；血小板减少者；非高黏滞血症、非血小板聚集亢进者。用药前后及用药时应当检查或监测：用药前应检查血液黏度、血小板功能、凝血酶原时间等。

【药物相互作用】

(1) 与多柔比星合用，对多柔比星肾病有显著保护作用。可显著降低肾病尿蛋白排泄，纠正脂质代谢紊乱，保护肾小球电荷屏障，延缓肾病发展。

(2) 与硝苯地平合用可引起牙龈增生或口唇肿胀。

【用法用量】 成人口服：一次 50～100 mg，一日 2～3 次。

【制剂规格】 藻酸双酯钠片：50 mg。

(三) 促凝血药

促凝血药又称止血药，指能加速血液凝固或降低毛细血管通透性，促使出血停止的药物。促凝血药系影响某些凝血因子，加速血液的凝固，使出血现象停止。

本节包括促进凝血因子活性的促凝血药酚磺乙胺(注射剂)、抗纤维蛋白溶解的促凝血药氨基己酸(口服常释剂型、注射剂)和氨甲苯酸(注射剂)。

99. 氨基己酸　Aminocaproic Acid

【药理学】 本药是特异性的抗纤维蛋白溶解药，能抑制纤维蛋白溶酶原的激活因子，使纤维蛋白溶酶原不能激活为纤维蛋白溶酶，从而抑制纤维蛋白的溶解，产生止血作用。本药口服或静脉给药后 1～72 小时起效，给予负荷剂量后起效时间相应缩短，而用于局部止血 5 分钟起效。口服生物利用度为 80%～100%。

【适应证】 适用于预防及治疗血纤维蛋白溶解亢进引起的各种

出血。

（1）前列腺、尿道、肺、肝、胰、脑、子宫、肾上腺、甲状腺等富有纤溶酶原激活物脏器的外伤或手术出血，组织纤溶酶原激活物（t-PA）、链激酶或尿激酶过量引起的出血。

（2）可作为血友病患者拔牙或口腔手术后出血或月经过多的辅助治疗。

（3）可用于上消化道出血、咯血、原发性血小板减少性紫癜和白血病等各种出血的对症治疗，对一般慢性渗血效果显著；对凝血功能异常引起的出血疗效差；对严重出血、伤口大量出血及癌肿出血等无止血作用。

【禁忌证】弥散性血管内凝血（DIC）的高凝期患者、有血栓形成倾向或有血管栓塞性疾病史者禁用。

【不良反应】

（1）常见恶心、呕吐、腹泻，其次为头晕、眩晕、耳鸣、皮疹、瘙痒、红斑、全身不适、射精障碍、鼻塞。

（2）大剂量或长期（疗程超过 4 周）给药后，可出现肌痛、软弱、疲劳、肌红蛋白尿，甚至肾衰竭等，停药后可缓解恢复。

（3）静脉给药过快可出现低血压、心律失常（心动过速等）。少数人可出现惊厥、心脏或肝脏损害。

【注意事项】

（1）下列患者慎用：泌尿道术后出血的患者。

（2）本品对儿童的影响：本药注射用制剂含有苯甲醇，早产儿禁止使用。

（3）对妊娠的影响：本药可迅速进入胎盘。孕妇慎用本药。

【药物相互作用】

（1）与避孕药或雌激素同用，可增加血栓形成的可能。

（2）与高度激活的凝血酶原复合物和抗纤维蛋白溶解药同用，有增加血栓形成的危险。

（3）本药可拮抗链激酶、尿激酶的作用，故后两者过量时可给予本药对抗。

【用法用量】

(1) 成人:静脉滴注,初始剂量为4～6 g,15～30分内滴完;维持量为每小时1 g,维持时间依病情而定,一日量不超过20 g,可连用3～4日。氨基己酸注射液使用前应先用5%～10%葡萄糖注射液或生理盐水100 ml稀释。口服给药,一次2 g,一日3～4次,依病情服用7～10日或更久。

(2) 儿童:口服。一次0.1 g/kg,一日3～4次,依病情服用7～10日或更久。

【制剂规格】

(1) 氨基己酸片:0.5 g。

(2) 氨基己酸注射液:10 ml∶2 g。

100. 酚磺乙胺　Etamsylate

【药理学】本药可降低毛细血管通透性,使血管收缩,出血时间缩短。还能增强血小板的聚集性和黏附性,促进血小板释放凝血活性物质,缩短凝血时间。本药易从胃肠道吸收,口服1小时起效。静脉给药1小时后达峰浓度,作用持续4～6小时,血浆蛋白结合率为90%。

【适应证】用于防治各种手术前后的出血,也可用于血小板功能不良、血管脆性增加而引起的出血。

【禁忌证】对本药过敏者。

【不良反应】本药毒性低,可有恶心、头痛、皮疹、暂时性低血压、血栓形成等。偶有静脉注射后发生过敏性休克的报道。

【注意事项】下列患者慎用:血栓栓塞性疾病(如缺血性卒中、肺栓塞、深静脉血栓形成)或有此病史者、肾功能不全者。

【药物相互作用】本药与其他类型止血药(如氨甲苯酸、维生素K等)合用,可增强止血效果。与右旋糖酐合用,可拮抗本药疗效,因前者可抑制血小板聚集,从而延长出血时间。如两者必须联用,应间隔用药(尽量先使用本药)。

【用法用量】

(1) 成人肌内注射、静脉注射预防手术出血,术前15～30分钟给药 0.25～0.5 g,必要时 2 小时后再注射 0.25 g,一日总量 0.5～1.5 g。治疗出血,一次 0.25～0.5 g,一日总量 0.5～1.5 g。

(2) 成人静脉注射:预防手术出血,治疗出血,参见"肌内注射"条。

(3) 成人静脉滴注:预防手术出血,参见"肌内注射"条。治疗出血,一次 0.25～0.75 g,一日 2～3 次,用 5%葡萄糖注射液或 0.9%氯化钠注射液稀释后滴注。

【制剂规格】酚磺乙胺注射液:2 ml∶0.25 g;2 ml∶0.5 g。

101. 氨甲苯酸　Aminomethylbenzoic Acid

【药理学】氨甲苯酸能竞争性阻抑纤溶酶原吸附在纤维蛋白网上,从而防止其激活,保护纤维蛋白不被纤溶酶降解而达到止血作用。服药后 3 小时血药浓度即达峰值。

【适应证】本品为止血药。主要用于因原发性纤维蛋白溶解过度所引起的出血,包括急性和慢性、局限性或全身性的纤溶亢进性出血,后者常见于癌肿、白血病、妇产科意外、严重肝病出血等。

【禁忌证】对本药过敏者禁用。

【不良反应】本药不良反应极少见,长期应用未见血栓形成,偶有头昏、头痛、腹部不适。

【注意事项】下列患者慎用:有血栓形成倾向者(如急性心肌梗死患者);有血栓栓塞病史者;血友病患者;肾盂实质病变发生大量血尿的患者。药物对老人的影响:老人多伴有血黏滞性增加、血脂偏高、血管硬化等,如大剂量用药,可促进血液凝固,使血流缓慢,从而易形成脑血栓,故应慎用本药。

【药物相互作用】与青霉素或尿激酶等溶栓剂有配伍禁忌。口服避孕药、雌激素或凝血酶原复合物浓缩剂与本品合用,有增加血栓形成的危险。

【用法用量】

(1) 成人:静脉注射,一次 100～300 mg,用 5%葡萄糖注射液或 0.9%氯化钠注射液 10～20 ml 稀释后缓慢注射,一日最大用量

600 mg。静脉滴注，一次 100～300 mg，一日不超过 600 mg，粉针剂溶解于 100 ml 氯化钠注射液或 5%葡萄糖注射液中滴注。

（2）儿童：静脉注射，一次 100 mg，用 5%葡萄糖注射液或0.9%氯化钠注射液 10～20 ml 稀释后缓慢注射。

【制剂规格】 氨甲苯酸注射液：10 ml∶100 mg。

（四）抗凝血药及溶栓药

抗凝血药影响纤维蛋白的生成，能降低机体的凝血功能，防止血栓的形成，阻止已形成的血栓的进一步发展。常用于静脉血栓栓塞性疾病。常用药如低分子量肝素钠、低分子量肝素钙、血凝酶。

纤维蛋白溶解药能激活体内纤溶系统，生成纤溶酶，降解血栓中的纤维蛋白原，使之成为可溶的降解产物。本药是预防或治疗血栓性疾病的常用药物，如尿激酶。

以下介绍抗凝血药低分子量肝素钠（注射剂）、低分子量肝素钙（注射剂）及血凝酶（注射剂）；溶栓药尿激酶（注射剂）。

102. 低分子量肝素　Low-molecular-weight Heparin

【药理学】 低分子量肝素钠具有抗凝血酶Ⅲ（ATⅢ）依赖性抗Xa 因子活性，药效学研究表明低分子量肝素钠对体内、外血栓，动、静脉血栓的形成有抑制作用，本品能刺激内皮细胞释放组织因子凝血途径抑制物和纤溶酶原活化物，相对分子质量＞6 000D 制剂影响凝血功能，APTT 略延长，本品不作为溶栓药，但对溶栓药有间接协同作用。产生抗栓作用时，出血可能性小。

【适应证】 本品主要用于血液透析时预防血凝块形成，也可用于预防深部静脉血栓形成。易栓症或已有静脉血栓塞症的妊娠妇女为本品适应证。

【禁忌证】 对本品过敏者，急性细菌性心内膜炎、血小板减少症、事故性脑血管出血者禁用。

【不良反应】 偶见轻微出血，血小板减少，过敏反应，注射部位轻度血肿和坏死。

【注意事项】

(1) 不能用于肌内注射(肌注可致局部血肿)。硬膜外麻醉方式者术前 2～4 小时慎用。

(2) 下列情况慎用:有过敏史者;有出血倾向及凝血机制障碍者包括胃、十二指肠溃疡,中风,严重肝、肾疾病,严重高血压,视网膜血管性病变。本品不宜用为体外循环术中抗凝剂。

(3) 注意定期血小板计数及必要时监测血浆抗Ⅹa 因子活性测定。

(4) 妊娠及哺乳期妇女:妊娠初 3 个月妇女或产后妇女使用本品可能增加母体出血危险,须慎用。

(5) 老年患者:由于 60 岁以上老年人(特别是女性)对肝素较敏感,故使用本品期间可能易出血,须注意。

【药物相互作用】本品与非甾体类抗炎药,水杨酸类药,口服抗凝药,影响血小板功能的药物和血浆增容剂(右旋糖酐)等药物分别同时使用时,应注意观察,因这些药物能增加出血危险性。

【用法用量】本品给药途径为腹壁皮下注射或遵医嘱。

(1) 血透时预防血凝块形成。应根据患者情况和血透技术条件选用最佳剂量。一般情况下每次透析开始时,应从血管通道动脉端注入 5 000 U 本品,透析中不再增加剂量或遵医嘱。

(2) 预防深部静脉血栓形成。手术前 1～2 小时注射2 500 U,手术后每天皮下注射 2 500 U,术后连续用药 5 天。

【制剂规格】

(1) 注射用低分子量肝素钠:0.4 ml∶5 000 U;0.5 ml∶5 000 U。

(2) 低分子肝素量钙注射液:0.4 ml∶4 100AXaIU。

103. 尿激酶　Urokinase

【药理学】本药为酶类溶血栓药,其本身不与纤维蛋白结合,而是直接作用于血块表面的纤溶酶原,使纤溶酶原分子中的精氨酸560-缬氨酸 561 键断裂,产生纤溶酶,从而使纤维蛋白凝块、凝血因子Ⅰ、Ⅴ和Ⅷ降解，并分解与凝血有关的纤维蛋白堆积物。体内半衰期约为20分钟。肝功能受损者其半衰期有所延长。

【适应证】本品主要用于血栓栓塞性疾病的溶栓治疗。包括急性广泛性肺栓塞、胸痛6～12小时内的冠状动脉栓塞和心肌梗死、症状短于3～6小时的急性期脑血管栓塞、视网膜动脉栓塞和其他外周动脉栓塞症状严重的髂-股静脉血栓形成者。也用于人工心瓣手术后预防血栓形成，保持血管插管和胸腔及心包腔引流管的通畅等。溶栓疗效需后继的肝素抗凝加以维持。

【禁忌证】

(1) 近期(14日内)有活动性出血(如胃十二指肠溃疡、咯血、痔疮出血等)、手术、活体组织检查、心肺复苏(如体外心脏按压、心内注射、气管插管)、不能实施压迫的血管穿刺及外伤者。

(2) 出血性疾病或有出血倾向、进展性疾病患者。

(3) 有出血性脑卒中(包括一过性缺血发作)病史者。

(4) 细菌性心内膜炎、左房室瓣病变伴房颤且高度怀疑左心腔内有血栓者。

(5) 有难以控制的高血压[血压大于21.3/14.7 kPa(160/110 mmHg)]或不能排除主动脉夹层动脉瘤者。

(6) 对扩容和血管加压药无反应的休克患者。

(7) 糖尿病合并视网膜病变。

(8) 低纤维蛋白原血症患者。

(9) 意识障碍者。

(10) 严重的肝肾功能障碍者。

【不良反应】

(1) 可引起出血：使用较大剂量时，少数患者有出血现象。轻度出血可见皮肤、黏膜、肉眼及显微镜下血尿、血痰、小量咯血、呕血等；严重出血可见大量咯血、消化道大出血、腹膜后出血及颅内、脊髓、纵隔内、心包出血等。

(2) 可见头痛、恶心、呕吐、食欲缺乏、疲倦、丙氨酸氨基转移酶(ALT)升高、血细胞比容中度降低等。

(3) 少见发热、未完全溶解的栓子脱落、过敏反应(如支气管痉挛、皮疹等)。偶见过敏性休克。

(4) 其他:冠状动脉血栓在快速溶栓时可产生再灌注综合征或室性心律失常。已溶栓部位可再出现血栓。

【注意事项】凝血障碍者慎用本药。用药前后及用药时应当检查或监测:用药前应测定优球蛋白溶解时间(ELT)、部分凝血活酶时间(APTT)、凝血酶时间(TT)、凝血酶原时间(PT)、出血时间(BT)、血小板计数、血红蛋白、血细胞比容等。用药期间需监测凝血及溶栓情况。

【药物相互作用】

(1) 与肝素合用,可抑制本药的活性,如需联用,两者应间隔2～3小时。

(2) 本药大剂量与口服抗凝药合用,可能加重出血的危险,故两者不宜联用。

【用法用量】

(1) 成人静脉注射:急性脑血栓和脑栓塞、外周动静脉血栓,一日2万～4万U,溶于20～40 ml氯化钠注射液中,分1～2次给药,7～10日为一疗程,剂量可根据病情增减。眼科,一日0.5万～2万U,7～10日为一疗程,可根据病情增减剂量。

(2) 成人静脉滴注:急性脑血栓和脑栓塞、外周动静脉血栓:一日2万～4万U,溶于5%葡萄糖氯化钠注射液或低分子右旋糖酐注射液500 ml中,分1～2次给药,7～10日为一疗程,可根据病情增减剂量。急性心肌梗死:一日50万～150万U,溶于0.9%氯化钠注射液或5%葡萄糖注射液50～100 ml中,于30～60分钟内均匀滴入,可依患者体重及体质情况调整剂量。肺栓塞:首剂4 000 U/kg,于30～45分钟滴注完,继以4 000 U/(kg·h)静脉泵入(也有用100万～150万U的用法),持续24～48小时。近年来对大块肺栓塞伴血流动力学紊乱的患者,主张大剂量滴注60～120分钟,以迅速改善血流动力学指标,之后维持溶栓24～36小时。重症肺栓塞在血管造影后通过导管溶栓也有成功报道。深静脉血栓、急性大块血栓无溶栓禁忌者：应尽早应用本药溶栓治疗。首剂 4 000 U/kg，于30～45 分钟滴入，继以 4 000 U/(kg・h)(也有用 80 万～120 万 U 的用法，剂量还可酌减为 60 万～80 万 U)维持溶栓 48～72 小时。患者若能耐受，必要时可滴注 5～7 日。若血栓仍不能溶解，可用肝素抗凝治疗。眼科：一日 0.5 万～2 万 U，7～10 日为一疗程，可根据病情增减剂量。防治人工心瓣替换手术后血栓形成：本药 4 400 U/kg，用生理盐水稀释后静脉滴注 10～15 分钟，维持量 4 400 U/(kg・h)，直至瓣膜功能正常，如用药 24 小时仍无效或发生严重出血倾向应停药。

(3) 经眼给药：结膜下或球后注射，常用量 150～500 U，疗程为 7～10 日，可根据病情增减剂量。

(4) 冠状动脉滴注：急性心肌梗死：20 万～100 万 U，溶于0.9%氯化钠注射液或 5%葡萄糖注射液 20～60 ml 中，按 1 万～2 万 U/min 的速度滴入。可依患者体重、体质情况及溶栓效果等调整剂量。

(5) 导管插入：动脉血栓，先以 4 000 U/min 给药，直到出现顺行性血流后可减量为 2 000 U/min，1 小时后再减至 1 000 U/min，直至动脉血流正常。

(6) 胸腔注射：胸腔引流，本药 1 万～25 万 U，用灭菌注射用水按 5 000 U/ml 稀释后注入胸腔。

(7) 心包腔注射：心包腔引流，本药 1 万～5 万 U，用灭菌注射用水按 5 000 U/ml 稀释后注入心包腔。

【制剂规格】注射用尿激酶：1 万 U；10 万 U。

104. 血凝酶　Hemocoagulase

【药理学】蛇毒血凝酶是从巴西矛头蝮蛇(Brothrops atrox)的毒液中分离、精制而得的一种酶类止血药，不含神经毒素及其他毒素。本药可口服、局部应用，静脉注射、肌内注射、皮下及腹腔给药也可吸收。静脉注射后 5～10 分钟起效，止血效应持续 24 小时；肌内或皮下注射后 20 分钟起效，药效持续 48 小时。

【适应证】本品可用于需减少流血或止血的各种医疗情况，如：

外科、内科、妇产科、眼科、耳鼻喉科、口腔科等临床科室的出血及出血性疾病；也可用来预防出血，如手术前用药，可避免或减少手术部位及手术后出血。

【禁忌证】对本药或同类药物过敏者，有血栓史者，DIC 及血液病所致的出血患者不宜使用。

【不良反应】不良反应发生率较低，偶见过敏样反应，有过敏致心搏骤停的个案报道。

【注意事项】下列患者慎用：血栓高危人群（高龄、肥胖、高血脂、心脏病、糖尿病、肿瘤患者）。血管病介入治疗、心脏病手术者。术后需较长期制动的手术（如下肢骨、关节手术）患者（易诱发深静脉血栓）。用药前后及用药时应当检查或监测：用药期间应注意监测患者的出、凝血时间。

【药物相互作用】尚不明确。

【用法用量】

（1）成人：① 静脉注射：一般出血：1～2 U。紧急出血：立即静脉注射 0.25～0.5 U，同时肌内注射 1 U。各类外科手术：手术前晚肌内注射 1 U，术前 1 小时肌内注射 1 U，术前 15 分钟静脉注射 1 U，术后 3 日一日肌内注射 1 U。咯血：每 12 小时皮下注射1 U，必要时，开始时再加静脉注射 1 U，最好加入 0.9%氯化钠注射液 10 ml 中混合注射。② 肌内注射：一般出血：同静脉注射项。紧急出血：同静脉注射项。各类外科手术：同静脉注射项。异常出血：间隔 6 小时肌内注射1 U，至出血完全停止。③ 皮下注射：一般出血：同静脉注射项。咯血：同静脉注射项。

（2）儿童：静脉注射，一般出血：0.3～0.5 U。肌内注射，同静脉注射项。皮下注射，同静脉注射项。

【制剂规格】注射用血凝酶：1 U。

（五）升白细胞药

疾病与药物都有可能引起白细胞数量的减少，当外周血中白细胞数少于 4 000/mm^3，称为白细胞减少症。由于白细胞减少症的发病机制不同，治疗时应针对发病机制选用不同的药物。

本节介绍传统的升白细胞药物维生素 B_4（口服常释剂型）、鲨肝醇（口服常释剂型）、肌苷（口服常释剂型、注射剂）、利血生（口服常释剂型）及辅酶 A（注射剂）。

105. 维生素 B_4　Vitamin B_4

【药理学】 本药是核酸的活性成分，也是合成核酸的前体。参与辅酶和核酸的组成，是实现生物体内代谢功能的必要成分。在体内参与 DNA、RNA 的合成，对细胞（特别是白细胞）生长，具有促进作用。

【适应证】 用于防治各种原因引起的白细胞减少症，急性粒细胞减少症，尤其是对肿瘤化学和放射治疗以及苯中毒等引起的白细胞减少症。

【禁忌证】 尚不明确。

【不良反应】 口服推荐剂量未见明显不良反应。

【注意事项】 下列患者慎用：孕妇及哺乳期妇女。

【药物相互作用】 尚不明确。

【用法用量】

(1) 成人：口服，一次 10～20 mg，一日 3 次。肌内注射，一日 20～30 mg。静脉注射，一日 20～30 mg。

(2) 儿童：口服，一次 5～10 mg，一日 2 次。

【制剂规格】

(1) 磷酸腺嘌呤片：10 mg；25 mg。

(2) 注射用腺嘌呤：20 mg（附 2 ml 磷酸二氢钠缓冲液）。

106. 鲨肝醇　Batilol

【药理学】 本品即 α-正十八碳甘油醚，为动物体内固有物质，在骨髓造血组织中含量较多，可能是体内造血因子之一。有促进白细胞增生及抗放射线的作用，还可对抗由于苯中毒和细胞毒类药物引起的造血系统抑制。

【适应证】用于治疗各种原因引起的白细胞减少症，如放射性、抗肿瘤药物等所致的白细胞减少症；用于治疗不明原因所致的白细胞减少症。

【禁忌证】对本品过敏者禁用。

【不良反应】治疗剂量偶见口干、肠鸣亢进。

【注意事项】

(1) 临床疗效与剂量相关，过大或过小均影响效果，故应寻找最佳剂量。

(2) 对病程较短、病情较轻及骨髓功能尚好者，本品疗效较好。

(3) 用药期间应经常检查外周血常规。

【药物相互作用】尚不明确。

【用法用量】

(1) 成人：口服，一日 50～150 mg，分 3 次服，4～6 周为一疗程。

(2) 儿童：口服一次 1～2 mg/kg，一日 3 次。

【制剂规格】鲨肝醇片：20 mg。

107. 肌苷 Inosine

【药理学】肌苷为人体的正常成分，能直接透过细胞膜进入人体细胞，参与体内核酸代谢、能量代谢和蛋白质合成。本药能活化丙酮酸氧化酶系，提高辅酶 A 的活性，活化肝功能，并使处于低能缺氧状态下的组织细胞继续进行代谢，有助于受损肝细胞功能的恢复。此外，本药还可刺激机体产生抗体，并提高肠道对铁的吸收。

【适应证】用于白细胞或血小板减少症，各种急、慢性肝脏疾患、肺源性心脏病等心脏疾患；中心性视网膜炎、视神经萎缩等疾患。

【禁忌证】对本品过敏者。

【不良反应】口服本药可见胃肠道不良反应(如胃部不适、轻度腹痛、腹泻)。偶见颜面潮红、恶心及胸部灼热感等。

【注意事项】

(1) 下列患者慎用：需要限钠者慎用本药粉针剂；儿童。

(2) 用药前后及用药时应当检查或监测:应定期检查肝功能。

(3) 连续使用6个月,应复查血清尿酸量。

【药物相互作用】本药与微量酚磺乙胺配伍时,可引起热源样反应。

【用法用量】

(1) 成人:口服,一次0.2~0.6 g,一日3次,必要时(如肝病)剂量可加倍。静脉注射,一次0.2~0.6 g,一日1~2次。静脉滴注,用量同静脉注射。使用本药粉针剂时,将其加入100 ml生理盐水或5%葡萄糖注射液中进行滴注。肌内注射,一次0.1~0.2 g,一日1~2次。眼球后注射,一次0.04 g,每8日1次,5次为一疗程。

(2) 老年人:老年人无需调整剂量。

(3) 儿童:口服,一次0.1~0.2 g,一日3次,必要时(如肝病)剂量可加倍。静脉注射,一次0.1~0.2 g,一日1~2次。静脉滴注,同静脉注射。

【制剂规格】

(1) 肌苷片:0.2 g。

(2) 注射用肌苷:0.2 g;0.6 g。

(3) 肌苷注射液:2 ml∶0.1 g。

(4) 肌苷葡萄糖注射液:100 ml∶0.6 g∶5.0 g

(5) 肌苷葡萄糖注射液:250 ml∶0.4 g~10 g。

108. 利血生　Leucogen

【药理学】利血生片是以稳定的四氢噻唑型给药,可将易于氧化的半胱氨酸的巯基保护。因水中难溶,服用后在十二指肠中处于碱性条件下与蛋白结合形成可溶的物质迅速被肠所吸收,同时在酶的作用下利血生的巯基在细胞中游离出来而起解毒作用。

【适应证】预防和治疗由于放射线照射,化学药物所引起的白细胞减少症;治疗血小板减少症,再生障碍性贫血等。特别是与放射线疗法或抗癌药物并用,则有优越的临床效果。

【禁忌证】对本品过敏者禁用。

【不良反应】尚未发现有关不良反应报道。

【注意事项】急、慢性髓细胞白血病患者慎用。

【相互作用】尚不明确。

【用法用量】口服，一次 20 mg(1 片)，一日 3 次；或遵医嘱。

【制剂规格】利血生片：20 mg。

109. 辅酶 A　Coenzyme A

【药理学】本药系自鲜酵母中提取而得，为体内乙酰反应的辅酶，可与乙酸盐结合成为乙酰辅酶 A，进入氧化过程，对糖、蛋白质及脂肪的代谢有重要作用；体内三羧酸循环、乙酰胆碱的合成、肝糖原的储存、胆固醇量的降低及血浆脂肪含量的调节等，均与本药有密切关系。

【适应证】用于白细胞减少症、原发性血小板减少性紫癜及功能性低热的辅助治疗。

【禁忌证】对本药过敏者、急性心肌梗死患者禁用。

【不良反应】尚无本药发生不良反应的报道。

【注意事项】慎用人群尚不明确。

【药物相互作用】本药与三磷酸腺苷、细胞色素 C 等合用可增加疗效。

【用法用量】成人：静脉滴注，一次 50～200 U，一日 50～400 U。用 5%葡萄糖注射液 500 ml 溶解后静脉滴注。肌内注射，一次 50～200 U，一日 50～400 U。用 0.9%氯化钠注射液 2 ml 溶解后肌内注射。

【制剂规格】注射用辅酶 A：100 U。

(六) 血容量扩充剂

110. 羟乙基淀粉　Hydroxyethyl Starch

【药理学】羟乙基淀粉溶液具有容量扩充效应和血液稀释效应，其疗效取决于相对分子质量大小、取代级、取代方式和药物浓度，以及给药剂量和速度。快速输注羟乙基淀粉 10%后第 1、4、10 小时，其容量扩充效应分别为输注量的 145%、100%、75%。至少在 3～4 小时内，血容量、血流动力学及组织氧供将得到改善，同时，由于血液稀释，红细胞聚集减少，血细胞压积和血液黏稠度下降，血液流变学指标得到改善。从而改善循环及微循环系统。

【适应证】治疗和预防与下列情况有关的循环血量不足或休克(容量替代治疗)：手术(失血性休克)、创伤(创伤性休克)、感染(感染性休克)、烧伤(烧伤性休克)、治疗性血液稀释。

【禁忌证】严重充血性心力衰竭(心功能不全)、肾衰竭(血清肌酐>2 mg/dl 或>177 μmol/L)、严重凝血障碍(但危及生命的急症病例仍可考虑使用)、液体负荷过重(水分过多)或液体严重缺乏(脱水)、脑出血、淀粉过敏者禁用。

【不良反应】极个别病例可能发生过敏样反应，如果反应不能耐受(见表)，立即停止输注并采取常规急救措施：

<table>
<tr><th>临床症状及严重程度</th><th colspan="3">紧急措施</th></tr>
<tr><td>Ⅰ. 皮肤反应</td><td rowspan="2">停止输注</td><td colspan="2">抗组胺药</td></tr>
<tr><td>Ⅱ. 心动过速
血压下降
眩晕
恶心
呕吐</td><td>正确体位</td><td>(1) 抗组胺药
(2) 皮质类固醇，例如：泼尼松龙 120 mg，静注</td></tr>
<tr><td>Ⅲ. 休克
支气管痉挛
Ⅳ. 呼吸及心跳停止</td><td>警惕</td><td>正确体位
复苏</td><td>(1) 肾上腺素 0.05～0.1 mg，静注
(2) 皮质类固醇，例如泼尼松龙 1.0～2.0 g，静注
(3) 输液，例如白蛋白 5%</td></tr>
</table>

长期的中、高剂量输注 10%羟乙基淀粉，患者常出现一种难治性瘙痒，即使停药数周后，仍可能发生该症状，并可能持续数月，导致患者情绪紧张。极个别病例可能出现肾区疼痛，一旦出现该症状，应立即停药，并补充足够的液体，密切监测血清肌酐值。较高剂量使用时，由于血液稀释可能出现出血时间延长，但不会引起临床

出血。应监测血球压积的下降和血浆蛋白的稀释。

【注意事项】

(1) 在治疗早期应监测血清肌酐水平。

(2) 代偿期肾功能不全(血清肌酐值为 1.2～2.0 mg/dl 或 106～177 μmol/L)时，应每日监测液体平衡。

(3) 应监测液体平衡 1～2 次，并确保补充足够的液体(每日 2～3 L)。

(4) 使用羟乙基淀粉后，血清淀粉酶浓度可能会升高(干扰胰腺炎的诊断)，应定期检查血清电解质水平及液体出入量平衡。

(5) 必须与其他药物混合时，首先应确保它们相容，并保证 100%无菌和完全混匀。

【药物相互作用】目前尚未发现与其他药物的相互作用。

【用法用量】用于静脉输液，开始的 10～20 ml，应缓慢输入，并密切观察病人(因可能发生过敏样反应)。每日用量和输液速度取决于失血量、血液浓缩程度及其血液稀释效应。心、肺功能正常的患者使用胶体扩容剂时，血细胞压积应不低于 30%。必须避免因输液过快和用量过大导致的循环超负荷。

(1) 治疗和预防循环血容量不足或休克(容量替代治疗)的推荐剂量(除非医生根据容量需要，另有要求)

每日最大剂量：33 ml/(kg・d)[≌2 500 ml/75(kg・d)][≌2.0 g 羟乙基淀粉(kg・d)]。

最大输液速度：20 ml/(kg・h)[≌1 500 ml/75(kg・h)][≌1.2 g 羟乙基淀粉(kg・h)]。

(2) 治疗性血液稀释的推荐剂量：治疗性血液稀释的目的是降低血球压积，其可分为等容血液稀释(放血)和高容血液稀释(不放血)，按给药剂量可分为低(250 ml)、中(500 ml)、高(2×500 ml)三种。

每日剂量：250 ml/d(低)，500 ml/d(中)，2×500 ml/d(高)。

输注速度：0.5～2 小时内 250 ml，4～6 小时内 500 ml，8～24 小时内2×500 ml。

(3) 使用时间：治疗和预防循环血容量不足或休克，尚无药理学及临床学的证据表明本品不能重复使用。治疗的时间和剂量取决于低血容量的时间和程度。治疗性血液稀释时，建议治疗10天。

【制剂规格】羟乙基淀粉40氯化钠注射液：500 ml∶30 g羟乙基淀粉40与氯化钠4.5 g。

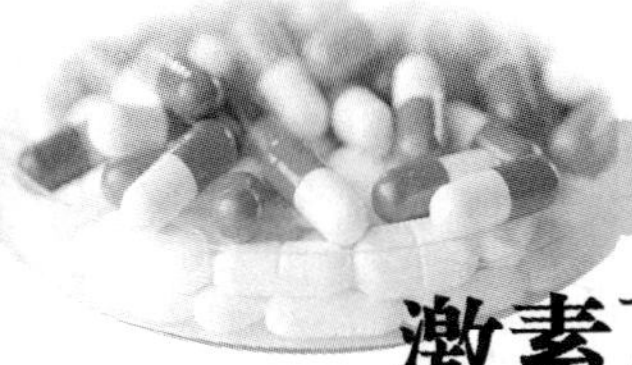

第十一章

激素及调节内分泌功能药

内分泌系统的内分泌腺体和细胞释放的激素，通过体液传送至其器官或细胞，对这些器官或细胞的功能发挥兴奋或抑制的调节作用。而这些内分泌腺体又通过下丘脑的级链方式进行反馈性调节。

该类药物一般包括：下丘脑垂体激素及其类似物、肾上腺皮质激素类药物、胰岛素及口服降糖药、甲状腺激素及抗甲状腺药、雄激素及同化激素、雌激素及孕激素，此外还有钙代谢调节药等。

（一）下丘脑垂体激素及其类似物

111. 尿促性素　Menotrophin

【药理学】本品是促性腺激素类药。主要具有促卵泡生成素(FSH)的作用，促进卵巢中卵泡发育成熟和睾丸生成并分泌甾体性激素。使女性子宫内膜增生，男性促进曲细精管发育、造精细胞分裂和精子成熟。

【适应证】与绒促性素合用，用于促性腺激素分泌不足所致的原发性或继发性闭经、无排卵性稀发月经所致的不孕症等。

【禁忌证】

(1) 有原因不明的异常阴道出血、子宫肌瘤、卵巢囊肿，卵巢增大、肾上腺功能不全、甲状腺功能不全及原发性卵巢功能衰竭患者禁用。

(2) 孕妇禁用。

【不良反应】

（1）主要为卵巢过度刺激综合征，表现为下腹不适或胀感、腹痛、恶心、呕吐、卵巢增大。严重可致胸闷、气急、尿量减少、胸水、腹水，甚至卵泡囊肿破裂出血等。

（2）若刺激后卵巢突然增大，多个卵泡的发育，可有卵巢扭转或卵巢囊肿破裂，甚至有腹腔内积血。一般可能在注射 HCG 促使排卵后 3～10 天症状加重。

（3）使用本品常可增加发生动脉栓塞的危险性。

（4）尚有多胎妊娠和早产等。

【注意事项】

（1）应在有经验的妇科内分泌医生指导下用药。用药期间应注意监测：

① 全面进行盆腔检查，以了解卵巢的大小，特别是雌激素浓度开始上升后，要每天检查，直到加用绒促性后至少 2 周。

② 每天测量基础体温，有助于了解卵巢排卵。

③ 雌激素排泄测定，从用本品一周后，每天留尿或抽血测雌激素。仅在雌激素高峰后 24 小时开始用促绒性素。如雌激素值过高，则不宜给大量 HCG，以免引起对卵巢的过度刺激。

④ 宫颈黏液检查有助于了解卵泡成熟程度或有否排卵。

⑤ 查 β-HCG 检测早孕。

⑥ 对 LH 值高的患者，如多囊卵巢综合征，应使用仅含 FSH 75U 的促性腺激素。

（2）运动员慎用。

（3）如出现重度卵巢过度刺激综合征，应立即停药。

（4）哮喘、心脏病、癫痫、肾功能不全、垂体肿瘤或肥大、甲状腺或肾上腺皮质功能减退患者慎用。

（5）使用本品与绒促性素合并治疗后的妊娠有产生死胎、先天性畸形报道，但未证明与本品直接有关系。

（6）在本品治疗中，以超声波检查卵泡成熟时卵泡直径达 20 mm 以上，雌激素含量 24 小时达 100～150 μg，可注射促性素，如超过以上指标者，出现卵巢过度刺激症状，应当停药。

(7) 废弃药品包装不应随意丢弃。

【药物相互作用】尚不明确。

【用法用量】溶于1～2 ml氯化钠注射液，肌内注射。起始(或周期第5天起)1次75 U，一日1次。7日后根据患者雌激素水平和卵泡发育情况调节剂量。若卵巢无反应，则自第二周起每隔七日增加75 U，但每次剂量最多不超过225 U。直至卵泡成熟后改用绒促性素(HCG)10 000 U，一次肌内注射诱导排卵。对注射3周后卵巢无反应者，则停止用药。

【制剂规格】冻干粉针：75 U(以尿促卵泡素效价计)。

(二) 肾上腺皮质激素类药

112. 泼尼松龙　Prednisolone

【药理学】肾上腺皮质激素类药具有抗炎作用、免疫抑制作用、抗毒及抗休克作用。极易由消化道吸收，其本身以活性形式存在，无须经肝脏转化即发挥其生物效应。口服后约1～2小时血浆血药浓度达峰值，$t_{1/2}$为2～3小时。在血中大部分能与血浆蛋白结合(但结合率低于氢化可的松)，游离型和结合型代谢物自尿中排出，部分以原形排出，小部分可经乳汁排出。

【适应证】主要用于过敏性与自身免疫性炎症性疾病，结缔组织病，如风湿病、类风湿性关节炎、红斑狼疮、严重支气管哮喘、肾病综合征、血小板减少性紫癜、粒细胞减少症、急性淋巴性白血病、各种肾上腺皮质功能不足症、剥脱性皮炎、天疱疮、神经性皮炎、湿疹等。

【禁忌证】

(1) 对本品及其他甾体激素过敏者禁用。

(2) 下列疾病患者一般不宜使用，特殊情况应权衡利弊使用，但应注意病情恶化可能：严重的精神病(过去或现在)和癫痫，活动性消化性溃疡病，新近胃肠吻合手术，骨折，创伤修复期，角膜溃疡，肾上腺皮质功能亢进症，高血压，糖尿病，孕妇，抗菌药物不能控制的感染如水痘、麻疹、霉菌感染、较重的骨质疏松症等。

【不良反应】

(1) 长期使用可引起以下副作用:医源性库欣综合征面容和体态、体重增加、下肢水肿、紫纹、易出血倾向、创口愈合不良、痤疮、月经紊乱、肱或股骨头缺血性坏死、骨质疏松及骨折(包括脊椎压缩性骨折、长骨病理性骨折)、肌无力、肌萎缩、低血钾综合征、胃肠道刺激(恶心、呕吐)、胰腺炎、消化性溃疡或穿孔,儿童生长受到抑制、青光眼、白内障、良性颅内压升高综合征、糖耐量减退和糖尿病加重。

(2) 患者可出现精神症状:欣快感、激动、谵妄、不安、定向力障碍,也可表现为抑制。精神症状由易发生与患慢性消耗性疾病的人及以往有过精神不正常者。

(3) 并发感染为肾上腺皮质激素的主要不良反应。以真菌、结核菌、葡萄球菌、变形杆菌、绿脓杆菌和各种疱疹病毒为主。

(4) 糖皮质激素停药综合征。有时患者在停药后出现头晕、昏厥倾向、腹痛或背痛、低热、食欲减退、恶心、呕吐、肌肉或关节疼痛、头疼、乏力、软弱,经仔细检查如能排除肾上腺皮质功能减退和原来疾病的复燃,则可考虑为对糖皮质激素的依赖综合征。

【注意事项】

(1) 诱发感染:最常见者为结核感染复发。在某些感染时应用激素可减轻组织的破坏、减少渗出、减轻感染中毒症状,但必须同时用有效的抗生素治疗、密切观察病情变化,在短期用药后,即应迅速减量、停药。

(2) 对诊断的干扰

① 糖皮质激素可使血糖、血胆固醇和血脂肪酸、血钠水平升高、使血钙、血钾下降。

② 对外周血象的影响为淋巴细胞、真核细胞及嗜酸、嗜碱性细胞数下降,多核白细胞和血小板增加,后者也可下降。

③ 长期大剂量服用糖皮质激素可使皮肤试验结果呈假阴性,如结核菌素试验、组织胞浆菌素试验和过敏反应皮试等。

(3) 下列情况应慎用:心脏病或急性心力衰竭、糖尿病、憩室炎、情绪不稳定和有精神病倾向、全身性真菌感染、青光眼、肝功能损害、眼单纯性疱疹、高脂蛋白血症、高血压、甲减(此时糖皮质激素作用增强)、重症肌无力、骨质疏松、胃溃疡、胃炎或食管炎、肾功能损害或结石、结核病等。

(4) 孕妇及哺乳期妇女用药

① 妊娠期用药:糖皮质激素可通过胎盘。可增加胎盘功能不全、新生儿体重减少或死胎的发生率。孕妇禁用。

② 哺乳期用药:由于糖皮质激素可由乳汁中排泄,对婴儿造成不良影响,如生长受抑制、肾上腺皮质功能抑制等。不建议哺乳期使用。

(5) 儿童用药:小儿如长期使用肾上腺皮质激素,须十分慎重。

(6) 老年用药:老年患者用药易发生高血压及糖尿病。尤其是更年期后的老年女性患者使用易加重骨质疏松。

【药物相互作用】

(1) 非甾体类消炎药可加强其致溃疡作用。

(2) 可增强对乙酰氨基酚的肝毒性。

(3) 与两性霉素 B 或碳酸酐酶抑制剂合用,可加重低钾血症,长期与碳酸酐酶抑制剂合用,易发生低血钙和骨质疏松。

(4) 与蛋白质同化激素合用,可增加水肿的发生率,使痤疮加重。

(5) 与抗胆碱能药(如阿托品)长期合用,可致眼压增高。

(6) 三环类抗抑郁药可使其引起的精神症状加重。

(7) 与降糖药如胰岛素合用时,因可使糖尿病患者血糖升高,应适当调整降糖药剂量。

(8) 甲状腺激素可使其代谢清除率增加,应适当调整后者的剂量。

(9) 与避孕药或雌激素制剂合用,可加强其治疗作用和不良反应。

(10) 与强心苷合用,可增加洋地黄毒性及心律失常的发生。

(11) 与排钾利尿药合用,可致严重低血钾,并由于水钠潴留而减弱利尿药的排钠利尿效应。

(12) 与麻黄碱合用,可增强其代谢清除。

(13) 与免疫抑制剂合用,可增加感染的危险性,并可能诱发淋巴瘤或其他淋巴细胞增生性疾病。

(14) 可增加异烟肼在肝脏代谢和排泄,降低异烟肼的血药浓度和疗效。

(15) 可促进美西律在体内代谢,降低血药浓度。

(16) 与水杨酸盐合用,可减少血浆水杨酸盐的浓度。

(17) 与生长激素合用,可抑制后者的促生长作用。

【用法用量】

用于治疗过敏性、炎症性疾病,成人开始每日量按病情轻重缓急 15～40 mg,需要时可用到 60 mg,或每日 0.5～1 mg/kg,发热患者分三次服用,体温正常者每日晨起一次顿服。病情稳定后应逐渐减量,维持量 5～10 mg,视病情而定。

【制剂规格】注射液:5 ml∶125 mg。

113. 倍他米松　Betamethasone

【药理学】糖皮质激素类药物。具有抗炎、抗过敏和抑制免疫等多种药理作用。极易由消化道吸收,其血浆 $t_{1/2}$ 为 190 分钟,组织 $t_{1/2}$ 为 3 日。血浆蛋白结合率较其他皮质激素类药物为低。

【适应证】主要用于过敏性与自身免疫性炎症性疾病。现多用于活动性风湿病、类风湿性关节炎、红斑狼疮、严重支气管哮喘、严重皮炎、急性白血病等,也用于某些感染的综合治疗。

【禁忌证】

(1) 对本品及其他甾体激素过敏者禁用。

(2) 下列疾病患者一般不宜使用,特殊情况应权衡利弊使用,但应注意病情恶化可能:严重的精神病(过去或现在)和癫痫,活动性消化性溃疡病,新近胃肠吻合手术,骨折,创伤修复期,角膜溃疡,肾上腺皮质功能亢进症,高血压,糖尿病,孕妇,抗菌药物不能控制的感染如水痘、麻疹、霉菌感染、较重的骨质疏松症等。

【不良反应】糖皮质激素在应用生理剂量替代治疗时无明显不良反应，不良反应多发生在应用药理剂量时，而且与疗程、剂量、用药种类、用法及给药途径等有密切关系。常见不良反应有以下几类：

（1）长期使用可引起以下副作用：医源性库欣综合征面容和体态、体重增加、下肢水肿、紫纹、易出血倾向、创口愈合不良、痤疮、月经紊乱、肱或股骨头缺血性坏死、骨质疏松及骨折（包括脊椎压缩性骨折、长骨病理性骨折）、肌无力、肌萎缩、低血钾综合征、胃肠道刺激（恶心、呕吐）、胰腺炎、消化性溃疡或穿孔，儿童生长受到抑制、青光眼、白内障、良性颅内压升高综合征、糖耐量减退和糖尿病加重。

（2）患者可出现精神症状。欣快感、激动、谵妄、不安、定向力障碍，也可表现为抑制。精神症状有易发生与患慢性消耗性疾病的人及以往有过精神不正常者。

（3）并发感染为肾上腺皮质激素的主要不良反应。以真菌、结核菌、葡萄球菌、变形杆菌、绿脓杆菌和各种疱疹病毒为主。

（4）皮质激素停药综合征：有时患者在停药后出现头晕、昏厥倾向、腹痛或背痛、低热、食欲减退、恶心、呕吐、肌肉或关节疼痛、头疼、乏力、软弱，经仔细检查如能排除肾上腺皮质功能减退和原来疾病的复燃，则可考虑为对糖皮质激素的依赖综合征。

【注意事项】

（1）诱发感染：在激素作用下，原来已被控制的感染可活动起来，最常见者为结核感染复发。在某些感染时应用激素可减轻组织的破坏、减少渗出、减轻感染中毒症状，但必须同时用有效的抗生素治疗、密切观察病情变化，在短期用药后，即应迅速减量、停药。

（2）对诊断的干扰

① 糖皮质激素可使血糖、血胆固醇和血脂肪酸、血钠水平升高、使血钙、血钾下降。

② 对外周血象的影响为淋巴细胞、真核细胞及嗜酸、嗜碱细胞数下降，多核白细胞和血小板增加，后者也可下降。

③ 长期大剂量服用糖皮质激素可使皮肤试验结果呈假阴性，如

结核菌素试验、组织胞浆菌素试验和过敏反应皮试等。

(3) 下列情况应慎用：心脏病或急性心力衰竭、糖尿病、憩室炎、情绪不稳定和有精神病倾向、全身性真菌感染、青光眼、肝功能损害、眼单纯性疱疹、高脂蛋白血症、高血压、甲减(此时糖皮质激素作用增强)、重症肌无力、骨质疏松、胃溃疡、胃炎或食管炎、肾功能损害或结石、结核病等。

(4) 随访检查：长期应用糖皮质激素者，应定期检查以下项目。

① 血糖、尿糖或糖耐量试验，尤其是糖尿病或糖尿病倾向者。

② 小儿应定期检测生长和发育情况。

③ 眼科检查，注意白内障、青光眼或眼部感染的发生。

④ 血清电解质和大便隐血。

⑤ 高血压和骨质疏松的检查，尤以老年人为然。

(5) 孕妇及哺乳期妇女用药

① 妊娠期用药；糖皮质激素可通过胎盘。人类使用药理剂量的糖皮质激素可增加胎盘功能不全、新生儿体重减少或死胎的发生率。

② 哺乳期用药：由于糖皮质激素可由乳汁中排泄，对婴儿造成不良影响，如生长受抑制、肾上腺皮质功能抑制等。

孕妇及哺乳期妇女在权衡利弊情况下，尽可能避免使用。

(6) 儿童用药：小儿如长期使用肾上腺皮质激素，须十分慎重。

(7) 老年用药：老年患者用糖皮质激素易发生高血压、糖尿病。老年患者尤其是更年期后的女性应用糖皮质激素易加重骨质疏松。

【药物相互作用】

(1) 非甾体消炎镇痛药可加强其致溃疡作用。

(2) 可增强对乙酰氨基酚的肝毒性。

(3) 与两性霉素 B 或碳酸酐酶抑制剂合用，可加重低钾血症，长期与碳酸酐酶抑制剂合用，易发生低血钙和骨质疏松。

(4) 与蛋白质同化激素合用，可增加水肿的发生率，使痤疮加重。

(5) 与抗胆碱能药(如阿托品)长期合用，可致眼压增高。

(6) 三环类抗抑郁药可使其引起的精神症状加重。

(7) 与降糖药如胰岛素合用时,因可使糖尿病患者血糖升高,应适当调整降糖药剂量。

(8) 甲状腺激素可使其代谢清除率增加,故甲状腺激素或抗甲状腺药与其合用,应适当调整后者的剂量。

(9) 与避孕药或雌激素制剂合用,可加强其治疗作用和不良反应。

(10) 与强心苷合用,可增加洋地黄毒性及心律失常的发生。

(11) 与排钾利尿药合用,可致严重低血钾,并由于水钠潴留而减弱利尿药的排钠利尿效应。

(12) 与麻黄碱合用,可增强其代谢清除。

(13) 与免疫抑制剂合用,可增加感染的危险性,并可能诱发淋巴瘤或其他淋巴细胞增生性疾病。

(14) 可增加异烟肼在肝脏代谢和排泄,降低异烟肼的血药浓度和疗效。

(15) 可促进美西律在体内代谢,降低血药浓度。

(16) 与水杨酸盐合用,可减少血浆水杨酸盐的浓度。

(17) 与生长激素合用,可抑制后者的促生长作用。

【用法用量】 口服起始剂量每日 1～4 mg,分次给予。维持量为每日 0.5～1 mg。

【制剂规格】 片剂:0.5mg。

114. 曲安奈德 Triamcinolone Acetonide

【药理学】 曲安奈德为长效糖皮质激素,具有强而持久的抗炎、抗过敏作用。水钠潴留作用较强。用于氢化可的松无效的病例。

一次肌内注射 60～100 mg 后,于 24～48 小时内肾上腺受抑制,一般在 30～40 天内逐渐恢复正常。在肝脏、血浆、脑脊液、胸水、腹水中均有分布,由尿中排出。

【适应证】 外用于过敏性皮炎、神经性皮炎、脂溢性皮炎、瘙痒症。眼科用于虹膜睫状体炎、角膜炎、上巩膜炎、结膜炎等。

【禁忌证】各种经特殊治疗未控制的细菌性或真菌性感染；一些进行性病毒感染：疱疹、水痘、眼部带状疱疹、痛风、进行性胃十二指肠溃疡、酒精中毒性肝硬化伴腹水、甲型、乙型、非甲非乙型急性病毒性肝炎，对本品过敏者。

【不良反应】

(1) 有肾上腺皮质激素类药可能产生的不良反应：肥胖、高血压、低血钾、多毛、水肿等。

(2) 在注射部位可能出现滞后性皮肤发白、轻度肌肉萎缩。

(3) 少数病例在用药部位发痒、发红。

(4) 请遵守药品说明书的内容以减少药物的不良反应。如有任何不良反应应及时通知医生或药师。

【注意事项】

(1) 诱发感染：在激素作用下，原来已被控制的感染可活动起来，最常见者为结核感染复发。在某些感染时应用激素可减轻组织的破坏、减少渗出、减轻感染中毒症状，但必须同时用有效的抗生素治疗、密切观察病情变化，在短期用药后，即应迅速减量、停药。

(2) 对诊断的干扰

① 可使血糖、血胆固醇和血脂肪酸、血钠水平升高、使血钙、血钾下降。

② 对外周血象的影响为淋巴细胞、真核细胞及嗜酸、嗜碱细胞数下降，多核白细胞和血小板增加，后者也可下降。

③ 长期大剂量服用，可使皮肤试验结果呈假阴性，如结核菌素试验、组织胞浆菌素试验和过敏反应皮试等。

④ 可使甲状腺^{131}I摄取率下降，减弱促甲状腺激素(TSH)对TSH释放素(TRH)刺激的反应，使TRH兴奋实验结果呈假阳性。干扰促黄体生成素释放激素(LHRH)兴奋试验的结果。

⑤ 使同位素脑和骨显像减弱或稀疏。

(3) 下列情况应慎用：心脏病或急性心力衰竭、糖尿病、憩室炎、情绪不稳定和有精神病倾向、全身性真菌感染、青光眼、肝功能损害、眼单纯性疱疹、高脂蛋白血症、高血压、甲减(此时糖皮质激素作用增强）、重症肌无力、骨质疏松、胃溃疡、胃炎或食管炎、肾功能损害或结石、结核病等。

（4）孕妇及哺乳期妇女用药：孕妇不宜使用。哺乳妇女不宜哺乳（药物通过乳汁排出）。

【药物相互作用】

（1）非甾体类消炎镇痛药可加强其致溃疡作用。

（2）可增强对乙酰氨基酚的肝毒性。

（3）与两性霉素 B 或碳酸酐酶抑制剂合用，可加重低钾血症，长期与碳酸酐酶抑制剂合用，易发生低血钙和骨质疏松。

（4）与抗胆碱能药（如阿托品）长期合用，可致眼压增高。

（5）三环类抗抑郁药可使其引起的精神症状加重。

（6）与降糖药如胰岛素合用时，因可使糖尿病患者血糖升高，应适当调整降糖药剂量。

（7）甲状腺激素可使其代谢清除率增加，故甲状腺激素或抗甲状腺药与其合用，应适当调整后者的剂量。

（8）与强心苷合用，可增加洋地黄毒性及心律失常的发生。

（9）与麻黄碱合用，可增强其代谢清除。

（10）可增加异烟肼在肝脏代谢和排泄，降低异烟肼的血药浓度和疗效。

（11）可促进美西律在体内代谢，降低血药浓度。

【用法用量】

（1）肌注：一周 1 次，一次 20～100 mg。

（2）关节腔或皮下注射：一般一次 2.5～5 mg。

【制剂规格】 1 ml：40 mg；2 ml：80 mg。

（三）胰岛素及口服降血糖药

胰岛素

115. 重组人胰岛素　Recombinant Human Insulin

【药理学】本品为利用重组DNA技术生产的人胰岛素，与天然胰岛素有相同的结构和功能。可调节糖代谢，促进肝脏、骨骼和脂肪组织对葡萄糖的摄取和利用，促进葡萄糖转变为糖原贮存于肌肉和肝脏内，并抑制糖原异生，从而降低血糖。

皮下注射因个体差异，药物的起效和持续时间差异较大，一般注射后30分钟起效，1～3小时达高峰，持续的4～8小时。

【适应证】1型或2型糖尿病。

【禁忌证】有胰岛素过敏史者禁用。

【不良反应】偶有注射局部红肿、瘙痒等过敏反应及局部皮下脂质增生。全身过敏反应（全身皮疹、呼吸短促、气喘、血压下降、脉搏加快、多汗、严重病例可危及生命）罕有报道。

（1）脂质营养不良：皮下注射胰岛素很少引起脂质萎缩或脂质增生。如发生上述情况，必须告知医生，改变注射技巧可能对此有所改善。

（2）胰岛素过敏

① 局部过敏反应：患者偶有注射部位红肿、瘙痒现象称为局部过敏，通常在几天或几周内消失。

② 全身过敏反应：这种机会发生较少，一旦发生则病情严重，是对胰岛素的全身过敏，症状包括：全身皮疹、呼吸短促、气喘、血压下降、脉搏加快、多汗、严重病例可危及生命。

【注意事项】

（1）糖尿病病人应定期检查血糖或尿糖，如果血糖检查持续高于或低于正常值或尿糖持续阳性，表示糖尿病未得到适当控制，必须通知医生。

(2) 胰岛素应用中的任何改变都必须小心，应在医生指导下进行。每次使用胰岛素之前都应仔细检查胰岛素的纯度、效价、注册商标、类型、种属（牛、猪、人）、生产方法（重组人胰岛素、动物提纯胰岛素）是否是医生所建议的，任何以上的改变都会导致剂量的改变。

(3) 以往使用动物胰岛素的病人在换用本品时必须在医生指导下调整剂量。

(4) 取药前应仔细检查瓶盖是否完好，并仔细查看瓶签上的名称、字母标志，以确认所取的药品与医生所开的处方一致。

(5) 抽取药液前要先检查瓶内内容物的外观，常规重组人胰岛素注射液应为均匀的无色透明溶液，如果出现轻度着色、云雾状浑浊、悬浮的颗粒切勿使用，如果发现任何异常或需要改变胰岛素剂量时，必须立即向医生咨询。

(6) 在混合使用两种剂型的胰岛素时，必须在医生指导下进行。注意不同厂家出品的注射器与针头可能不相匹配。注意不要改变抽取胰岛素的顺序，不要任意更换医生推荐的注射器和针头的型号。

(7) 胰岛素应贮藏于冰箱中，2～8℃保存，切勿冷冻或接近冰格，冰冻过的胰岛素不可使用，一定不要使用超过有效期的胰岛素，若所买的药品，保护盖不严，一定要退回药房。

(8) 一次性使用的注射器不得重复使用，针头和注射器不得与他人共用，可重复使用的注射器用前必须经过消毒（平常一般可用煮沸法消毒，外出旅行时用 91％的异丙醇消毒比较方便）。

【药物相互作用】

(1) 口服避孕药、肾上腺皮质激素、甲状腺激素替代治疗等会引起血糖增高，同时应用时应增加胰岛素的剂量。

(2) 口服降糖药、水杨酸制剂、磺胺类药物和某些抗抑郁药会引起血糖下降。同时应用应减少胰岛素的剂量。避免饮用含酒精的饮料。

【用法用量】

(1) 本品为白色悬浮液，于早晚餐前 1 小时左右皮下注射，具体时间由医生根据病情决定。

(2) 使用胰岛素的方法:应在医生、护师或药师的指导下,学会自我注射的方法与注意事项。

(3) 注射部位的选择:选择皮肤较松的部位,如上臂、大腿、臀部及腹部等,注射部位要轮流交替,两周内同一部位不能连续注射两次,每次注射部位应与上次注射部位间隔 1 cm 左右。

使用剂量:因每位患者的具体情况不同,使用胰岛素的剂型、剂量、注射时间也不同,另外胰岛素的用量也受食物、从事的工作或进食量的影响,所以必须在医生的指导下用药。患者有恶心、呕吐等疾病时或在运动中或运动后、准备旅行时,都必须与医生联系,讨论调整胰岛素的剂量和用法。

【制剂规格】 10 ml∶400 U。

116. 精蛋白生物合成人胰岛素　Biosynthetic Human Insulin

【药理学】 本品为利用重组 DNA 技术生产的人胰岛素,与天然胰岛素有相同的结构和功能。可调节糖代谢,促进肝脏、骨骼和脂肪组织对葡萄糖的摄取和利用,促进葡萄糖转变为糖原贮存于肌肉和肝脏内,并抑制糖原异生,从而降低血糖。

本品皮下注射因个体差异,药物的起效和持续时间差异较大,一般注射后起效缓慢,6～9 小时达高峰,持续约 24 小时。

【适应证】 1 型或 2 型糖尿病。

【禁忌证】 有胰岛素过敏史者禁用。

【不良反应】 偶有注射局部红肿、瘙痒等过敏么应及局部皮下脂质增生。全身过敏反应(全身皮疹、呼吸短促、气喘、血压下降、脉搏加快、多汗,严重病例可危及生命)罕有报道。

(1) 脂质营养不良:皮下注射胰岛素很少引起脂质萎缩或脂质增生。如发生上述情况,必须告知医生。改变注射技巧可能对此有所改善。

(2) 胰岛素过敏

① 局部过敏反应:患者偶有注射部位红肿、瘙痒现象称为局部

过敏，通常在几天或几周内消失，某些情况下，也可能由其他原因引起而与注射胰岛素无关。如皮肤消毒剂的刺激、注射技术不佳等，如有局部反应发生，立即告知医生。

② 全身过敏反应：这种机会发生较少，一旦发生则病情严重，是对胰岛素的全身过敏，症状包括：全身皮疹、呼吸短促、气喘、血压下降、脉搏加快、多汗、严重病例可危及生命。

【注意事项】

(1) 糖尿病病人应定期检查血糖或尿糖，如果血糖检查持续高于或低于正常值或尿糖持续阳性，表示糖尿病未得到适当控制，必须通知医生，经常保持足够的胰岛素，以及注射器和针头，经常佩带糖尿病病人识别证件以确保离家发生并发症时能得到适当的治疗。

(2) 胰岛素应用中的任何改变都必须小心，应在医生指导下进行。每次使用胰岛素之前都应仔细检查胰岛素的纯度、效价、注册商标、类型、种属（牛、猪、人）、生产方法（重组人胰岛素、动物提纯胰岛素）是否是医生所建议的，任何以上项的改变都会导致剂量的改变。

(3) 以往使用动物胰岛素的病人在换用本品时必须在医生指导下调整剂量。

(4) 取药前应仔细检查瓶盖是否完好，并仔细查看瓶签上的名称、字母标志，以确认所取的药品与医生所开的处方一致。

(5) 抽取药液前要先检查瓶内内容物的外观，精蛋白重组人胰岛素注射液应为白色或类白色的悬浮液，如果振摇后瓶底仍有沉淀，或团块状漂浮物切勿使用，如果发现任何异常或需要改变胰岛素剂量时，必须立即向医生咨询。

(6) 在混合使用两种剂型的胰岛素时，必须在医生指导下进行。注意不同厂家出品的注射器与针头可能不相匹配。注意不要改变抽取胰岛素的顺序，不要任意更换医生向您推荐的注射器和针头的型号。

(7) 胰岛素应贮藏于冰箱中，2～8℃保存，切勿冷冻或接近冰格，冰冻过的胰岛素不可使用，一定不要使用超过有效期的胰岛素，若所买的药品，保护盖不严，一定要退回药房。

(8) 一次性使用的注射器不得重复使用，针头和注射器不得与他人共用，可重复使用的注射器用前必须经过消毒(平常一般可用煮沸法消毒，外出旅行时用91%的异丙醇消毒比较方便)。

(9) 孕妇及哺乳期妇女用药：怀孕可使糖尿病更不易控制，因此计划怀孕及怀孕或哺乳期的育龄女患者，都必须向医生咨询。

(10) 儿童用药：儿童使用本药时应注意运动量、饮食，以便于更好的控制血糖。使用时应按医生调节的剂量由家长或医生进行注射操作。

(11) 老年用药：老年患者的各组织、器官结构功能发生变化。生理生化储备能力下降，调节功能和适应能力下降，在使用本品时更需注意。

① 肾上腺、垂体、甲状腺等病变或肝肾疾病恶化等易造成低血糖。

② 忘记或推迟进餐易造成低血糖。

③ 必要时可由专人控制每次的剂量和注射操作。

【药物相互作用】口服避孕药、肾上腺皮质激素、甲状腺激素替代治疗等会引起血糖增高，同时应用时应增加胰岛素的剂量。口服降糖药、水杨酸制剂、磺胺类药物和某些抗抑郁药会引起血糖下降。同时应用应减少胰岛素的剂量。避免饮用含酒精的饮料。

【用法用量】

(1) 使用方法

① 本品为白色悬浮液，于早、晚餐前1小时左右皮下注射，具体时间由医生根据病情决定。

② 准备胰岛素的方法：应在医生、护师或药师的指导下，学会自我注射的方法与注意事项。

③ 注射部位的选择：选择皮肤较松的部位，如上臂、大腿、臀部及腹部等，注射部位要轮流交替，两周内同一部位不能连续注射两次，每次注射部位应与上次注射部位间隔1 cm左右。

(2) 使用剂量：因每位患者的具体情况不同，使用胰岛素的剂型、剂量、注射时间也不同，另外胰岛素的用量也受食物、从事的工作或运动量的影响，所以必须在医生的指导下用药。患者有恶心、呕吐等疾病时或在运动中或运动后、准备旅行时，都必须与医生联系，讨论调整胰岛素的剂量和用法。

【制剂规格】注射剂：10 ml∶400 U。

117. 精蛋白锌重组人胰岛素
Protamine Zinc Recombinant Human Insulin

【药理学】胰岛素是调整血糖的代谢，在许多不同的组织器官中有合成代谢和抗分解代谢的作用。在肌肉组织中，有增加糖原、脂肪酸、甘油和蛋白质的合成和氨基酸的吸收，降低糖原分解、糖异生、酮生成、脂肪分解、蛋白质代谢和氨基酸的输出等作用。

【适应证】适用于需要采用胰岛素来维持血糖水平的糖尿病患者。也适用于早期糖尿病患者的早期治疗以及妊娠期间糖尿病患者的治疗。

【禁忌证】低血糖及对本品组成成分过敏者。

【不良反应】

(1) 低血糖(血中葡萄糖浓度太低)是胰岛素使用者最常发生的不良反应，严重的低血糖会导致出现诸如神志不清，甚至死亡。

(2) 患者的注射部位会出现红肿或者疼痛等局部过敏反应。

(3) 全身性过敏是由于患者对胰岛素过敏所致的，可导致全身皮疹、呼吸急促、喘鸣、血压下降、脉搏急促和多汗等。严重的全身性过敏会导致出现生命危险。

(4) 在注射部位会出现脂质营养不良(皮肤下陷)或脂肪肥大(组织变大或变厚)。

【注意事项】

(1) 对于有些先前使用动物来源胰岛素的患者，在使用人胰岛素时，使用剂量需要进行适当调整。

(2) 肾上腺、脑垂体和甲状腺疾病以及肝功能、肾功能损伤等均可导致胰岛素的需求量发生剧烈的变化。

(3) 在处于疾病期以及情绪不稳定的状态时,胰岛素的需求量会相应的增加。

(4) 如果患者的运动量以及日常的饮食发生变化时,胰岛素的给药剂量也应相应的进行调整。

(5) 对于那些无征兆低血糖发作以及经常性低血糖发作的患者,使用药物后避免驾车和操作机器。

(6) 运动员慎用。

(7) 孕妇及哺乳期妇女用药

① 对于处于妊娠期的胰岛素依赖型或妊娠糖尿病的患者,采用胰岛素进行治疗以维持良好的血糖水平是非常重要的。通常情况下,在妊娠的前 3 个月内,胰岛素的需求量是降低的,而在第二个和第三个 3 个月内,胰岛素的需求量是增加的。对于患有糖尿病的患者而言,一旦怀孕或打算怀孕时,都应该告知医生,并向医生进行咨询。仔细检查血糖的水平。

② 哺乳期的糖尿病患者,可以适当调整胰岛素的给药剂量或者饮食量。

(8) 儿童用药:无特殊说明。

(9) 老年用药:无特殊说明。

【药物相互作用】

(1) 与以下药物同时使用,会使血糖升高,应该增加胰岛素的给药量。例如,口服避孕药、皮质类固醇、甲状腺代替治疗、达那唑、β_2-受体激动剂(利托君、沙丁胺醇、特布他林)等。

(2) 与以下药物同时使用,会使血糖降低,应该降低胰岛素的给药量。口服低血糖药物、水杨酸盐(例如:阿司匹林)、磺基抗生素、一定的抗抑郁剂(例如:单胺氧化酶抑制剂)、血管紧张素转化酶抑制剂(卡托普利、依拉普利)、β-受体阻滞剂、奥曲肽、酒精等。

【用法用量】临床医生根据患者的实际需求量,确定给予患者胰岛素的治疗剂量。

(1) 应该采用皮下注射的方式给药。不可以采用静脉注射方式给药。

皮下注射给药的部位应选择上臂、大腿、臀部或腹部。同时应该注意对注射部位轮换使用，对于同一部位每月注射的次数不能超过一次。

(2) 在注射时，应该小心谨慎，确保未刺穿血管。当注射完成后，不能对注射部位进行揉搓。患者应当掌握使用正确的注射给药方法。

在使用前应在手中翻转 10 次、180°翻转 10 次，以确保在注射时该胰岛素制剂呈现出均匀的浑浊或乳状状态。否则，重复上述操作过程直至药物混合均匀为止。

(3) 针头严禁重复使用。使用过的针头应该进行负责任的处理。针头和笔式注射器严禁与他人合用。

(4) 胰岛素的混合：短效胰岛素制剂首先应抽入注射器中，这是为了防止由于长时间的制备而引起对给药器和装有药物的小瓶的污染。同时建议混合后立即注射。如果，注射时间需要延迟的话，药品的保存必须遵守有关规定。

【制剂规格】 注射剂：每瓶 10 ml ∶ 400 U。

118. 门冬胰岛素 Insulin Aspart

【药理学】 本品是速效胰岛素类似物。是通过门冬胰岛素分子与肌肉和脂肪细胞上的胰岛素受体结合后，促进葡萄糖吸收，同时抑制肝糖元释放来实现的。

门冬胰岛素达到最高血药浓度的平均时间为可溶性人胰岛素的 50%。1 型糖尿病患者达峰时间约为皮下注射后 40 分钟。

注射后 4～5 小时药物浓度回到基值。

吸收很快。但最高血药浓度有年龄组间差异，强调个体化治疗非常重要。

【适应证】 用于治疗糖尿病。

【禁忌证】 低血糖或对门冬胰岛素或制剂中其他成分过敏者禁用。

【不良反应】

（1）低血糖是胰岛素治疗中最频繁发生的不良反应。低血糖症状常突然出现。

（2）常见不良反应：有可能发生水肿和视功能调节异常，但这些症状多为短暂的。

（3）胰岛素治疗过程中还可能发生局部过敏反应（注射部位皮肤发红，水肿和瘙痒）。但通常为短暂的，继续治疗可以消失。

全身性过敏反应很少发生，但可能危及生命。

（4）若未能轮换注射部位，有可能在注射部位发生脂肪营养不良。

【注意事项】

（1）本品的注射时间应与进餐时间紧密相连，即紧邻餐前。它起效迅速，所以必须同时考虑患者的合并症及合并用药是否延迟食物的吸收。

（2）患者转用其他类型或品牌的胰岛素时，应有严密的监测。胰岛素浓度、品牌、类型、种类（动物胰岛素、人胰岛素、人胰岛素类似物）和（或）制作工艺的变化将导致使用剂量的改变。患者从应用其他胰岛素转用本品后可能会增加每日注射次数或改变剂量。

（3）如发生低血糖，胰岛素类似物起效迅速的药效学特征，使得门冬胰岛素注射后低血糖的发生时间比可溶性人胰岛素早。

低血糖可能损伤患者的注意力及反应能力。因此，在患者进行特别重要的活动（如驾驶汽车或操作机械）时，可能会有危险。

（4）应建议患者在驾驶时注意防止低血糖的发生，尤其对于低血糖先兆症状已减少或降低和频繁发生低血糖的患者。在这种情况下应考虑患者是否可以继续驾驶。

（5）孕妇及哺乳期妇女用药：本品尚无用于妊娠妇女的系统研究结果。哺乳期妇女应用本品不受限制。哺乳母亲应用胰岛素不会对婴儿产生危害。但门冬胰岛素剂量可能需要调整。

（6）儿童用药：儿童只有在与可溶性胰岛素相比快速起效更有利的情况下使用本品。如注射时间与进餐时间相关时。

(7) 药物过量会出现低血糖症状，包括冷汗，面色苍白，疲倦，神经质或震颤，焦虑，异常疲乏或虚弱，精神紊乱，精力无法集中，嗜睡，异常饥饿，视觉改变，头疼，恶心和心悸。严重低血糖可致昏迷和(或)痉挛，暂时或永久性大脑功能损伤甚至死亡。可通过肌内或皮下注射给予胰高血糖素，或由静脉给予葡萄糖。如果患者在 10～15 分钟内未对胰高血糖素产生反应，也应静脉给予葡萄糖。

【药物相互作用】

(1) 与以下药物同时使用，会使血糖降低，应该降低胰岛素的给药量。口服降糖药、奥曲肽、单胺氧化酶抑制剂、非选择性 β-肾上腺素阻滞剂、血管紧张素转换酶抑制剂、水杨酸盐、乙醇、合成代谢类固醇和硫胺类制剂。

(2) 与以下药物同时使用，会使血糖升高，应该降低胰岛素的给药量。口服避孕药、噻嗪类利尿剂、糖皮质激素、甲状腺激素、交感神经兴奋剂和丹那唑。β-受体阻滞剂可能掩盖低血糖症状。

(3) 乙醇可以加剧和延长胰岛素导致的低血糖作用。

【用法用量】

本品比可溶性人胰岛素起效更快，持续作用时间更短，由于快速起效，所以一般须紧邻餐前注射。如有必要，可于餐后立即给药。

剂量需个体化，由医生根据患者的病情决定。但一般应与中效或长效胰岛素合并使用，至少每日 1 次。

胰岛素需求量通常为每千克体重每日 0.5～1.0 U。其中 2/3 用量是餐时胰岛素，另 1/3 用量是基础胰岛素。

经皮下注射，部位可选择腹壁、大腿、三角肌区域和臀肌区域，或在腹壁连续输注。注射位置应在同一区域内轮换。

皮下注射后，10～20 分钟内起效，因此注射后 10 分钟内需进食含有碳水化合物的食物。

最大作用时间为注射后 1～3 小时，降糖作用可持续 3～5 小时。

【制剂规格】 注射剂：3 ml ∶ 300 U(笔芯)。

119. 瑞格列奈　Repaglinide

【药理学】为短效胰岛素促泌剂。通过促进胰腺释放胰岛素来降低血糖水平。此作用依赖于胰岛中有功能的β-细胞。通过与β-细胞上的受体结合以关闭β-细胞膜中ATP-依赖性钾通道,使β-细胞去极化,打开钙通道,使钙的流入增加。诱导β-细胞分泌胰岛素。

2型糖尿病患者口服,餐后30分钟内出现促胰岛素分泌反应。会引起进餐时血糖降低。

【适应证】用于饮食控制及运动锻炼不能有效控制高血糖的2型糖尿病(非胰岛素依赖性)患者。

【禁忌证】

(1) 已知对瑞格列奈或本品中的任何赋型剂过敏的患者。

(2) 1型糖尿病患者(胰岛素依赖型,IDDM)。

(3) 伴随或不伴昏迷的糖尿病酮症酸中毒患者。

(4) 妊娠或哺乳妇女。

(5) 8岁以下儿童。

(6) 严重肾功能或肝功能不全的患者。

(7) 与CYP3A4抑制剂或诱导剂合并治疗时。

【不良反应】

(1) 低血糖反应通常较轻微,通过给予碳水化合物较易纠正。若较严重,可输入葡萄糖。

(2) 视觉异常:已知血糖水平的改变可导致暂时性视觉异常,尤其是在治疗开始时。

(3) 胃肠道反应:如腹痛、腹泻、恶心、呕吐和便秘。同其他口服降血糖药物相比,这些症状出现的频率以及严重程度均无差别。

(4) 治疗期间肝功酶指标升高。多数患者为轻度和暂时性,因酶指标升高而停止治疗的病人极少。

(5) 可发生皮肤过敏反应,如瘙痒、发红、荨麻疹。

【注意事项】

(1) 肾功能不良患者慎用,营养不良患者应调整剂量。

(2) 同其他大多数口服促胰岛素分泌降血糖药物一样,瑞格列奈片也可致低血糖。

(3) 与二甲双胍合用会增加发生低血糖的危险性。如果合并用药后仍发生持续高血糖,则不宜继续用口服降糖药控制血糖,而需改用胰岛素治疗。

(4) 在发生应激反应时,如发热、外伤、感染或手术,可能会出现显著高血糖。

(5) 肝功能不全的患者慎用。

(6) 孕妇及哺乳期妇女:尚未在怀孕期或哺乳期妇女中进行研究。因此怀孕期和哺乳期妇女禁用。

(7) 儿童:尚未在18岁以下患者中进行过研究。故12岁以下儿童禁用。

(8) 老年:尚未在75岁以上的患者中进行过研究。故75岁以上的患者不宜使用。

【药物相互作用】

(1) 与下列药物合用:单胺氧化酶抑制剂(MAOI)、非选择性β-受体阻滞剂、ACE抑制剂、非甾体类抗炎药、水杨酸盐、奥曲肽、酒精以及促合成代谢的激素、β-受体阻滞剂可能会掩盖低血糖症状。酒精可能会加重或延长由瑞格列奈片所致的低血糖症状。

(2) 下列药物可减弱瑞格列奈片的降血糖作用:口服避孕药、噻嗪类药、皮质激素、达那唑、甲状腺激素和拟交感神经药。

(3) 不影响地高辛、茶碱和法华令的药代动力学特性,西米替西丁也不影响瑞格列奈片的药代动力学特性。

(4) 由P450(CYP3A4)诱导剂如酮康唑,伊曲康唑、红霉素、氟康唑、米比法地尔可能升高瑞格列奈片血浆水平。与利福平或苯妥英同用,可能降低瑞格列奈片血浆水平。

【用法用量】应在主餐前服用(即餐前服用)。在口服30分钟内即出现促胰岛素分泌反应。通常在餐前15分钟内服用本药。服药时间也可掌握在餐前30分钟内。

请遵医嘱服用。剂量因人而异,以个人血糖而定。推荐起始剂量为0.5 mg,以后如需要可每周或每2周作调整。接受其他口服降血糖药治疗的病人可直接转用瑞格列奈片治疗。其推荐起始剂量为0.5 mg。最大的推荐单次剂量为4 mg,进餐时服用。但最大日剂量不应超过16 mg。

对于衰弱和营养不良的患者,应谨慎调整剂量。如果与二甲双胍合用,应减少瑞格列奈片的剂量。尽管瑞格列奈主要由胆汁排泄,但肾功能不全的患者仍应慎用。

【制剂规格】片剂:0.5 mg。

120. 格列齐特 Gliclazide

【药理学】为含有氮杂环的磺脲类药物。通过刺激胰岛β-细胞分泌胰岛素降低血糖水平。显著增加餐后胰岛素和c-肽分泌水平。对2型糖尿病,可以恢复对葡萄糖作出反应的第一相胰岛素分泌高峰并增加第二相胰岛素分泌。

在胃肠道吸收迅速,在服药后11～14小时达到最大血药浓度。蛋白结合率为94.2%。表观清除半衰期是20小时。

【适应证】单用饮食疗法不足以控制血糖的非胰岛素依赖型糖尿病(2型)患者,同时应饮食控制。

【禁忌证】在下列情况下,禁用本品:

(1) 对于格列齐特或所用的任何一种赋形剂过敏者,对于其他磺脲或磺胺过敏者。

(2) 胰岛素依赖型糖尿病人,尤其是青少年糖尿病,伴有酮症酸中毒或糖尿病昏迷前期的糖尿病患者。

(3) 严重的肝脏或肾脏功能不全。

(4) 应用咪康唑治疗的患者(参见“药物相互作用”)。

(5) 哺乳期妇女。

(6) 卟啉症:体内会有色素(卟啉)积蓄。

总之,不推荐本药与保泰松,丹那唑(参见“药物相互作用”)或酒精合用。

【不良反应】

（1）低血糖（参见“注意事项”和“药物过量”）。

（2）胃肠道紊乱，包括恶心、消化不良、腹泻和便秘都有过报道；如果用餐时服用格列齐特或剂量分次服用，可以避免或减轻以上症状。

（3）以下为曾有的反应：

① 黏膜和皮肤反应：皮疹、瘙痒症、风疹、斑丘疹。

② 血液疾病：贫血、白细胞减少症、血小板减少症。

③ 肝酶水平增高（ASAT、ALAT、碱性磷酸酶），肝炎（罕见）。

如有胆汁淤积性黄疸出现，停止服用本药。一般而言，这些症状在治疗停止后均会消失。

【注意事项】

（1）用磺脲类降血糖药物治疗时会发生低血糖，有些病例中会很严重或持续很长时间，如有必要应住院几天控制血糖。

为了减少低血糖发作的危险，必须小心选择病人及所用剂量，并对患者解释清楚低血糖的情况。

（2）血糖不均衡：在发烧、外伤或感染的病人或进行外科手术的患者中，用抗糖尿病药物控制血糖浓度的作用会有下降。

（3）生物学检验：应定期监测血糖和尿糖水平。

（4）肝或肾功能不全的患者中，格列齐特的药代动力学和（或）药效学数据会有变化，如果这些患者发生低血糖，那么会有低血糖持续的危险，应改用一个合适的治疗方法。

（5）患者应清楚低血糖的症状并且在开车和操纵机器时小心。

（6）孕妇及哺乳期妇女：

① 孕妇：不论是 1 型还是 2 型糖尿病，是妊娠性或永久性的糖尿病，应将口服药物治疗改为胰岛素治疗，但应进行特别护理并作专门的产前检查，对其妊娠进行监护。

建议对新生儿进行血糖水平监测。

② 哺乳期妇女：用此药治疗期间禁忌母乳喂养。

（7）药物过量：磺脲类药物过量可产生低血糖。

如诊断或怀疑低血糖昏迷，应给患者快速静脉注射高浓度(50%)葡萄糖溶液，随后持续滴注浓度相对较低的葡萄糖溶液(10%)，注入速度以维持糖浓度在 100 mg/dl 以上为准。至少对病人进行 48 小时的严密监测。在 48 小时后，医师根据患者的情况决定是否需要进一步的监护。

【药物相互作用】

(1) 以下药品可能会增加低血糖的危险。

① 禁止联合应用：咪康唑（全身途径、口服凝胶），增加降糖作用并可能会出现低血糖症状，甚至昏迷。

② 不推荐联合应用：保泰松（全身途径），增加磺脲类药物的降糖效应[取代它们与血浆蛋白的结合和（或）减少它们的清除]。在与消炎药物一同使用时，有必要调整药物剂量。

③ 避免摄入酒精或使用含有酒精的药物治疗。

④ 联合应用需谨慎：

a．所有的 β-受体阻滞剂均能掩盖某些低血糖症状，需警告患者并强调血糖自我监测，特别是治疗开始时。

b. 氟康唑会增加磺脲类药物的半衰期和出现低血糖症状的危险。必要时在以氟康唑治疗时调整磺脲类药的剂量。

c. 血管紧张素转化酶抑制剂会加剧磺脲类降血糖药的低血糖效应。

(2) 以下药品可能引起血糖水平提高。

① 建议不要与丹那唑联合应用：致糖尿病效应。如果无法避免使用该种药物，需要警告患者并强调自我监测尿糖和血糖的重要性。在使用和停止丹那唑治疗时，需要调整糖尿病治疗药物剂量。

② 使用大剂量氯丙嗪治疗（每日氯丙嗪剂量 100 mg）会增加血糖水平（降低胰岛素的释放）。须告知患者进行血糖水平的自我监测。如有必要，在用精神抑制剂药物治疗中和治疗终止中都应调整抗糖尿病药物剂量。

③ 与氢化可的松同用血糖水平会升高，有时可能伴有酮症，在开始治疗阶段和停药后需要调整糖尿病治疗药物剂量。告知患者

进行自我血糖监测。

④ 与利托君、沙丁胺醇、三丁喘宁等 β_2-受体激动剂合用，可提高血糖水平。

【用法用量】口服，仅用于成年人。与所有的降血糖药一样，剂量应依每个病人的情况进行调节。

(1) 小于 65 岁患者用法用量

初始剂量：推荐的初始剂量是每天 1 片。

增加剂量：一般根据患者血糖代谢情况，每次 1 片来增加剂量。每次增加剂量之间应间隔至少 14 天。

维持治疗：剂量每天 1 片到 3 片，特殊的病例用到每天 4 片。标准剂量是每天 2 片，分 2 次服用。

(2) 高危患者用法用量

① 年龄超过 65 岁的患者，开始治疗时每天一次，每次 1/2 片。这个剂量可以逐步增加，直到患者获得满意的血糖控制，但要保证在每次剂量增加后有一个至少间隔为 14 天的维持时间，并且进行严格的血糖监测。

② 在其他高危患者中，对于营养不足或身体状态有较大变化的患者，或伴随肾功能或肝功能不全的患者，治疗应以最低剂量开始，并同时谨慎增加药物剂量。

(3) 缓释片用法用量：口服，仅用于成年人。每日 1 次，剂量为 1～4 片，30～120 mg。建议于早餐时服用。如忘记服用，第二天不得增加剂量补服。

① 首次剂量：为每日 30 mg。如血糖控制令人满意，可采用此剂量用作维持治疗；如血糖水平不佳，剂量可逐次增至每日 60，90 或 120 mg，每次增量间隔至少 1 个月，治疗 2 周后血糖仍无下降，可提议于治疗 2 周后增加剂量。最大建议剂量必须不得超过每日 120 mg。

② 缓释片代替格列齐特 80 mg 普通片：格列齐特 80 mg 一片相当于缓释片一片。替代时，必须提供血糖监测。

③ 缓释片代替其他口服降血糖药物：缓释片可代替其他口服治

疗糖尿病药物治疗。在这种情况下，必须考虑先前所用降血糖药物的剂量和半衰期。

一般换用格列齐特缓释片时无需过渡期，开始以剂量 30 mg 较好。

④ 缓释片不能充分控制血糖的患者，在严密的医疗监测下，可合并胰岛素治疗。

【制剂规格】片剂：80 mg。

121. 罗格列酮 Rosiglitazone

【药理学】本品属噻唑烷二酮类抗糖尿病药，通过提高胰岛素的敏感性而有效地控制血糖。为过氧化物酶体增殖激活 γ 受体（PPAR-γ）的高选择性、强效激动剂。PPAR 受体存在于胰岛素的主要靶组织如肝脏、脂肪和肌肉组织中。激活 PPAR-γ 核受体，可对参与葡萄糖生成、转运和利用的胰岛素反应基因的转录进行调控。此外，PPAR-γ 反应基因也参与脂肪酸代谢的调节。对血糖控制的改善作用较持久，可维持达 52 周。

【适应证】本品适用于 2 型糖尿病。

【禁忌证】NYHA 分级为Ⅲ和Ⅳ级的心衰患者禁用，禁用于既往对罗格列酮或其他赋型剂具有过敏史的患者。

【不良反应】

（1）少数患者服用本品后可出现贫血和水肿。

（2）与二甲双胍或磺酰脲类等合用，比单用宜产生低血糖。

（3）与二甲双胍和磺酰脲类合用，充血性心力衰竭和肺水肿易发生。

（4）与二甲双胍合用易发生轻至中度的便秘。

（5）服用本品的女性患者上肢、手和足宜发生骨折。

【注意事项】

（1）单用或与其他抗糖尿病药物合用可引起液体潴留，有加重充血性心衰的危险。如果出现任何心脏功能恶化征象，应该停止本品的应用。

(2) 充血性心力衰竭(NYHA 分级为Ⅰ级和Ⅱ级)的患者接受本品治疗发生心血管事件的危险增加。不推荐用于这类病人。

(3) 与其他降糖药合用时,有发生低血糖的危险,必要时可减少合用药物的剂量。

(4) 女性患者接受本品治疗的,在上肢、手和足有发生骨折风险,注意按现行的诊疗常规评估和维持患者的骨健康。

(5) 有水肿患者应慎用本品。噻唑烷二酮类药物(包括本品)可引起液体潴留,故有加重或导致充血性心衰的危险。

(6) 单用或与其他降糖药合用可出现体重增加。增加的机制尚不清楚。

(7) 单药治疗或与其他降糖药合用,可见血红蛋白和红细胞压积下降引起轻度白细胞计数减少。

(8) 可使绝经前期和无排卵型伴胰岛素抵抗的妇女恢复排卵。建议绝经前期女性患者应注意避孕。

(9) 罕见肝功能衰竭、肝移植及死亡。

建议患者在服用本品前检测肝功,服药后亦需定期检测肝功。

(10) 在一些服用本品或噻唑烷二酮类药物的 2 型糖尿病患者中,报告了黄斑水肿。患者视物模糊和视力下降。

(11) 孕妇及哺乳期妇女:妊娠期药品安全分级 C 级。

(12) 儿童:儿童使用本品的安全性及有效性的资料尚未建立。

(13) 老年:群体药代动力学分析表明,年龄对罗格列酮的药代动力学无显著影响。老年患者服用本品时无需因年龄而调整剂量。

【药物相互作用】

(1) 与 CYP2C8 抑制剂(如吉非贝齐)联合用药,可能升高罗格列酮血浆浓度。需要减低本品的应用剂量。

(2) 与 CYP2C8 诱导剂(如利福平)联合用药,可能降低罗格列酮的血浆浓度。联合应用时,应考虑密切监测血糖变化,调整糖尿病的治疗方案。

(3) 与 CYP2C8 抑制剂吉非贝齐(600 mg,1 天 2 次)联合使用时,可增加罗格列酮的血药浓度,应减少罗格列酮的使用剂量。

(4) 药物过量：目前尚缺乏人体药物过量的资料。

【用法用量】糖尿病的治疗应个体化。所有患者应从最低推荐剂量开始服用。起始用量为每日 4 mg，每日 1 次，每次 1 片。经 8～12 周的治疗后，若空腹血糖控制不理想，可加量至单独服用本品每日 8 mg 或与二甲双胍合用。

本品单片不可掰开服用。

【制剂规格】片剂、胶囊：4 mg(按罗格列酮计)。

二甲双胍　Metformin

【药理学】本品为降血糖药，可降低 2 型糖尿病患者空腹及餐后高血糖，可使 HbAlc 下降 1%～2%。

(1) 增加周围组织对胰岛素的敏感性，增加胰岛素介导的葡萄糖利用。

(2) 增加非胰岛素依赖的组织对葡萄糖的利用，如脑、血细胞、肾髓质、肠道、皮肤等。

(3) 抑制肝糖原异生作用，降低肝糖输出。

(4) 抑制肠壁细胞摄取葡萄糖。

【适应证】

(1) 用于单纯饮食控制不满意的 2 型糖尿病患者，尤其是肥胖者，还可能有减轻体重的作用。

(2) 对某些磺酰脲类疗效差的患者可奏效。

(3) 可与磺酰脲类或胰岛素合用以改善血糖控制。

【禁忌证】

(1) 2 型糖尿病伴有酮症酸中毒、肝及肾功能不全(血清肌酐超过 1.5 mg/dl)、肺功能不全、心力衰竭、急性心肌梗死、严重感染和外伤、重大手术以及临床有低血压和缺氧情况。

(2) 糖尿病合并严重的慢性并发症(如糖尿病肾病、糖尿病眼底病变)。

(3) 进行放射性造影检查时。

(4) 酗酒者。

(5) 严重心、肺疾病患者。

(6) 维生素 B_{12}、叶酸和铁缺乏的患者。

(7) 全身情况较差的患者(如营养不良、脱水)。

【不良反应】本品常见的不良反应有恶心、呕吐、腹泻、口中有金属味,有时有乏力、疲倦、体重减轻、头晕、皮疹。乳酸性酸中毒虽然发生率很低,但应予注意,其主要临床表现为呕吐、腹痛、过度换气、神志障碍。本品还可减少肠道对维生素 B_{12} 的吸收,使血红蛋白减少,产生巨幼红细胞性贫血。

【注意事项】

(1) 禁止嚼碎口服,应整片吞服,并在进食时或餐后服用。

(2) 1 型糖尿病不应单独应用本品(可与胰岛素合用)。

(3) 用药期间须经常检查空腹血糖、尿糖及尿酮体,定期测血肌酐、血乳酸浓度。

(4) 与胰岛素合用会增强降血糖作用,故应调整剂量。

(5) 与磺酰脲类药物合用时,可引起低血糖,应监测患者血糖情况。

(6) 与乙醇同服时会增强盐酸二甲双胍对乳酸代谢的影响,易导致乳酸性酸中毒发生,因此,服用本品时应尽量避免饮酒。

(7) 妊娠及哺乳期妇女不宜使用。

(8) 儿童:未进行该项实验且无可靠参考文献。

(9) 老年:老年患者(＞65 岁)慎用,因肾功能减弱,用药量宜酌减。

【药物相互作用】

(1) 与胰岛素合用,降血糖作用加强,应调整剂量。

(2) 本品可加强抗凝药(如华法林等)的抗凝血作用,可致出血倾向。

(3) 西咪替丁可增加本品的生物利用度,减少肾脏清除率,故应减少本品剂量。

(4) 呋塞米增加二甲双胍血清和全血药物浓度,不改变二甲双胍肾清除率。

(5) 硝苯地平可以增加二甲双胍吸收，并使尿中排泄量增加，但不影响 T_{max}和半衰期。

【用法用量】 盐酸二甲双胍缓释片的常用初始剂量为每次0.5 g，每日 1 次，晚饭时与食物同服。在病情不能得到控制时可根据病情逐渐加量，以每周 0.5 g 的方式增加，但每日不能超过最大剂量2.0 g。如果盐酸二甲双胍缓释片每次 2.0 g，每日 1 次，对血糖的控制仍不满意，可考虑试用盐酸二甲双胍缓释片每次 1.0 g，每日 2 次。

【制剂规格】 缓释片：0.25 g；0.5 g。

122. 格列美脲　Glimepiride

【药理学】 格列美脲属口服磺脲类降糖药，主要通过刺激胰岛 β 细胞释放胰岛素发挥作用，有胰外降血糖作用。通过关闭胰岛 β-细胞膜 ATP 依赖性钾离子通道而调节胰岛素的分泌。

【适应证】 适用于控制饮食、运动疗法及减轻体重均不能满意控制血糖的 2 型糖尿病。

【禁忌证】

(1) 对本品任何成分过敏者禁用。

(2) 1 型糖尿病、糖尿病昏迷、酮症酸中毒、严重的肾脏或肝功能损害，对格列美脲、其他磺脲类、磺胺类或赋形剂过敏者禁用。

(3) 对于严重肾脏或肝功能损害的病人，应改用胰岛素治疗。

(4) 格列美脲片禁用于妊娠和哺乳病人。

【不良反应】

(1) 个别病例轻微的过敏反应可发展成导致威胁生命的严重情况，如呼吸困难、血压降低，有时发展为休克。极个别病例可出现过敏性血管炎。同其他磺脲类、磺胺类或相关物质可能有交叉过敏性。

(2) 在治疗的过程中血液学变化罕见，中、重度的血小板减少、白细胞减少、红细胞减少、粒细胞减少、粒细胞缺乏、溶血性贫血和全血细胞减少曾有报道。通常停药后即可恢复。

(3) 有低血糖反应。与其他降血糖疗法一样，低血糖反应基于个体因素，如饮食习惯和用药剂量。

(4) 在治疗开始阶段，由于血糖的改变，可能对视力产生暂时性影响。

(5) 恶心、呕吐和腹泻、胃内压迫或饱胀感和腹痛非常少见，极少导致治疗的中断。

(6) 可出现肝酶的升高，极个别肝功能损害病例（如胆汁淤积和黄疸）可能进展，如肝炎可能发展成肝衰竭。

(7) 可出现皮肤过敏反应，如瘙痒、皮疹和荨麻疹。极个别病例可出现对光过敏。

(8) 个别病例发生血钠浓度降低。

【注意事项】

(1) 格列美脲片必须在进餐前即刻或进餐中服用。用格列美脲片治疗时不定时进餐或不进餐会引起低血糖。另外，还可出现肾上腺素能反向调节的体征，如大汗、皮肤湿冷、焦虑、心动过速、高血压、心悸、心绞痛和心律失常。

(2) 治疗期间，必须定期监测血糖及尿糖，进行肝功能和血液学检查。另外，建议定期检查糖化血红蛋白。

(3) 在应激的情况下（如事故后、急诊手术、感染发热等）可能需要临时改用胰岛素治疗。

(4) 严重肝、肾功能损伤的病人应改用胰岛素治疗。

(5) 由于低血糖或高血糖，或视觉障碍的原因，应警告患者谨慎驾车或操纵机器。

(6) 孕妇及哺乳期妇女：妊娠期禁用格列美脲片。哺乳妇女禁用。

(7) 儿童：尚缺乏本品儿童用药安全性和有效性的研究资料。

(8) 老年：没有特别指导，或遵医嘱。

【药物相互作用】

(1) 与下列药物联合使用，在某些情况下会导致低血糖的发生，例如：保泰松、阿扎丙宗、羟布宗、胰岛素和口服降糖药物、二甲双胍、水杨酸、对氨基水杨酸、类固醇及雄性激素、氯霉素、香豆素抗凝剂、芬氟拉明、氯贝丁酯、ACE 抑制剂、氟西汀、别嘌呤醇、抗交感神经药、环磷酰胺，异环磷酰胺、磺吡酮、长效磺胺类、四环素族、单胺氧化酶抑制剂、喹诺酮类抗生素、丙磺舒、咪康唑、己酮可可碱（胃肠外高剂量给药）、曲托喹啉、氟康唑。

（2）与下列药物联合使用，可能会升高血糖水平，例如：雌激素和孕激素、噻嗪利尿药、促甲状腺激素、糖皮质激素、吩噻嗪及其衍生物、氯丙嗪、肾上腺素和其他拟交感神经药物、烟酸（高剂量）及其衍生物、轻泄药（长期使用时）、苯妥英、二氮嗪、高血糖素、巴比妥类、利福平、乙酰唑胺。

（3）H_2 受体拮抗剂、β-受体阻滞剂、可乐定和利血平可能会增强或减弱降血糖效果。

（4）在抗交感神经药物如 β-受体阻滞剂、可乐定、胍乙啶和利血平的作用下，低血糖的肾上腺素能反向调节征象可能会减弱甚至消失。

（5）饮酒可能增强或者减弱格列美脲片的降血糖作用，但是不可预料。

（6）格列美脲可能增强或减弱香豆素衍生物的作用。

【用法用量】通常起始剂量：在初期治疗阶段，起始剂量为 1～2 mg，每天 1 次，早餐时或第一次主餐时给药。对降糖药敏感的患者应以 1 mg 每天 1 次开始，且应谨慎调整剂量。格列美脲最大初始剂量不超过 2 mg。

通常维持剂量：通常维持剂量是 1～4 mg，每天 1 次，推荐的最大维持量是 6 mg，每天 1 次。剂量达到 2 mg 后，剂量的增加根据患者的血糖变化，每 1～2 周剂量上调不超过 2 mg。

【制剂规格】片剂：1 mg；2 mg。

123. 阿卡波糖　Acarbose

【药理学】本品是一种生物合成的假性四糖。通过对小肠壁细胞刷状缘的 α-葡萄糖苷酶的活性具有抑制作用，从而延缓了肠道内多糖、寡糖和双糖的降解，使来自碳水化合物的葡萄糖的降解和吸收入血速度变缓，降低餐后血糖的升高，使平均血糖值降低。

【适应证】配合饮食控制，用于 2 型糖尿病；降低糖耐量低减者的餐后血糖。

【禁忌证】

(1) 对阿卡波糖和(或)非活性成分过敏者禁用。

(2) 有明显消化和吸收障碍的慢性胃肠功能紊乱患者禁用。

(3) 患有由于肠胀气而可能恶化的疾患(如 Roemheld 综合征、严重的疝气、肠梗阻和肠溃疡)的病人禁用。

(4) 严重肾功能损害(肌酐清除率＜25 ml/min)的患者禁用。

【不良反应】

(1) 常有胃肠胀气和肠鸣音，偶有腹泻和腹胀，极少见有腹痛。

(2) 极个别病例可能出现诸如红斑、皮疹和荨麻疹等皮肤过敏反应。

(3) 极个别病例观察到水肿的发生。极个别病例发生轻度肠梗阻或肠梗阻。

(4) 极个别情况可出现黄疸和(或)肝炎合并肝损害。

【注意事项】

(1) 病人应遵医嘱调整剂量。

(2) 如果病人在服药 4～8 周后疗效不明显，可以增加剂量。如果病人坚持严格的糖尿病饮食仍有不适时，就不能再增加剂量，有时还需要适当减少剂量，平均剂量为一次 0.1 g，一日 3 次。

(3) 个别病人，尤其是在使用大剂量时会发生无症状的肝酶升高。因此，应考虑在用药的前 6～12 个月监测肝酶的变化。但停药后肝酶值会恢复正常。

(4) 本品可使蔗糖分解为果糖和葡萄糖的速度更加缓慢，因此如果发生急性的低血糖，不宜使用蔗糖，而应该使用葡萄糖纠正低血糖反应。

(5) 孕妇及哺乳期妇女

① 因为缺乏有关本药在妊娠妇女中使用的资料，妊娠妇女不得使用本品。

② 哺乳期妇女不使用本品。

(6) 儿童用药:鉴于尚无本品对儿童和青春期少年的疗效和耐受性的足够资料,本品不应使用于18岁以下的患者。

(7) 老年用药:对于65岁以上老年患者无需改变服药的剂量和次数。

【药物相互作用】

(1) 服用阿卡波糖治疗期间,由于结肠内碳水化合物酵解增加,蔗糖或含有蔗糖的食物常会引起腹部不适,甚至导致腹泻。

(2) 本品具有抗高血糖的作用,但它本身不会引起低血糖。如果本品与磺酰脲类药物、二甲双胍或胰岛素一起使用时,血糖会下降至低血糖的水平,故合用时需减少磺酰脲类药物、二甲双胍或胰岛素的剂量。

(3) 个别情况下,阿卡波糖可影响地高辛的生物利用度,因此需调整地高辛的剂量。

(4) 服用本品期间,避免同时服用考来酰胺、肠道吸附剂和消化酶类制剂,以免影响本品的疗效。

未发现与二甲硅油有相互作用。

【用法用量】用餐前即刻整片吞服或与前几口食物一起咀嚼服用,剂量因人而异。

一般推荐剂量为:起始剂量为一次50 mg(一次1片),一日3次,以后逐渐增加至一次0.1 g(一次2片),一日3次。个别情况下,可增加至一次0.2 g(一次1片),一日3次。或遵医嘱。

【制剂规格】片剂、胶囊:50 mg。

124. 格列喹酮　Gliquidone

【药理学】为第二代口服磺脲类降糖药,为高活性亲胰岛β-细胞剂,与胰岛β-细胞膜上的特异性受体结合,可诱导产生适量胰岛素,以降低血糖浓度。

【适应证】2型糖尿病(即非胰岛素依赖型糖尿病)。

【禁忌证】

(1) 1型糖尿病(即胰岛素依赖型糖尿病)。

(2) 糖尿病昏迷或昏迷前期。

(3) 糖尿病合并酸中毒或酮症。

(4) 对磺胺类药物过敏者。

(5) 妊娠、哺乳期及晚期尿毒症患者。

【不良反应】极少数人有皮肤过敏反应、胃肠道反应、轻度低血糖反应及血液系统方面改变的报道。

【注意事项】

(1) 糖尿病治疗需要规则的定期就医。如同服用其他治疗糖尿病的药物一样,服用格列喹酮也应谨慎,尤其是在摸索合适剂量的过程中和从其他药物改换格列喹酮时。即使理想的治疗剂量已经达到时,也应注意。

(2) 糖尿病患者合并肾脏疾病,肾功能轻度异常时,尚可使用。但是当有严重肾功能不全时,则应改用胰岛素治疗为宜。

(3) 治疗中若有不适,如低血糖、发热、皮疹、恶心等应从速就医。

(4) 为了尽量减少易发生于糖尿病患者的心血管疾病的危险,患者应坚持严格的饮食治疗,而绝不能以增加药量而放松饮食控制。

(5) 改用本品时如未按时进食可以引起低血糖。

(6) 胃肠反应一般为暂时性的,随着治疗继续而消失,一旦有皮肤过敏反应,应停用本品。

(7) 孕妇及哺乳期妇女禁用。

(8) 儿童:未进行该项实验且无可靠参考文献。

(9) 老年:未进行该项实验且无可靠参考文献。

【药物相互作用】

(1) 与水杨酸类、磺胺类、保泰松类、抗结核病药、四环素类、单胺氧化酶抑制剂、β-受体阻滞剂、氯霉素、双香豆素类和环磷酰胺等合用可增强本品作用。

(2) 氯丙嗪、拟交感神经药、皮质激素类、甲状腺激素、口服避孕药和烟酸制剂等可降低本品降血糖作用，本品可以减弱病人对酒精的耐受力，而酒精亦可能加强药物的降血糖作用。

【用法用量】口服。应在餐前半小时服用。一般日剂量为15～120 mg(0.5～4 片)，据个体情况及遵医嘱可适当调节剂量。通常日剂量为 30 mg(1 片)以内者可于早餐前一次服用，更大剂量应分 3 次，分别于餐前服用。日最大剂量不得超过 180 mg(6 片)。

【制剂规格】片剂：30 mg。

125. 吡格列酮　Pioglitazone

【药理学】通过作用于胰岛素受体的胰岛素结合位点的细胞内靶部位以后，减少胰岛素抵抗性，抑制肝脏的糖生成，提高外周组织的糖利用从而降低血糖。是通过使涉及产生胰岛素抵抗性的主要因素的细胞内胰岛素信息传递机制正常化而产生作用。

【适应证】2 型糖尿病。仅用于接受下列疗法而未得到充分效果，推断为有胰岛素抵抗性的患者。

(1) 仅给予饮食疗法和(或)运动疗法。

(2) 使用饮食疗法和(或)运动疗法加磺酰脲类药物。

(3) 使用饮食疗法和(或)运动疗法加 α-葡萄糖苷酶抑制剂。

本品只用于已明确诊断为糖尿病的患者。必须留意除糖尿病之外还有葡萄糖耐量异常尿糖阳性等有糖尿病样症状(肾性糖尿、老年性糖耐量异常、甲状腺功能异常等)的疾病。

【禁忌证】

(1) 心力衰竭或有心力衰竭病史的患者。

(2) 严重酮症，糖尿病性昏迷或昏迷前，或 1 型糖尿病患者。

(3) 严重肝功能障碍的患者。

(4) 严重肾功能障碍的患者。

(5) 严重的感染症，手术前后，或严重创伤的患者。

(6) 对本品成分有过敏史的患者。

(7) 孕妇或有可能妊娠的妇女。

【不良反应】

（1）患有心脏疾病的患者服用本品后可能引发心力衰竭，应密切注意。

（2）出现水肿时，采取减少剂量或停止用药等适当的处理。采取这些处理症状无改善时，根据情况必要时考虑给予袢利尿剂（呋塞米）等。

（3）引起 ALT 升高，偶尔出现肌酸激酶水平短暂升高。

【注意事项】

（1）不适用于 1 型糖尿病患者或糖尿病酮酸中毒的患者。

（2）服用本品期间应定期检查血糖、尿糖，确认其药效。如果服用 3 个月还未达到满意效果时，应及时改用其他药物。

（3）对有胰岛素抵抗的绝经前停止排卵的患者，可导致重新排卵。

（4）孕妇及哺乳期妇女用药

① 不用于孕妇或有可能妊娠的妇女。

② 哺乳期妇女避免用药，不得不用药时，应停止哺乳。

（5）对儿童用药的安全性尚未确立（没有临床经验）。

（6）老年人通常生理功能减退，应小心给药，例如从 1 日 1 次 15 mg 开始用药，严密观察病程中是否发生不良反应。

【用法用量】通常，成人口服给药每次吡格列酮 15～30 mg，1 日 1 次，早饭前或早饭后。另外，根据患者性别、年龄和症状可适当调整，但最大限量为 45 mg。

（1）在女性中发生水肿的比较多。因而女性用药时，要留意是否发生水肿，可以从 1 日 1 次 15 mg 开始。

（2）从 1 日 1 次 30 mg 增量至 45 mg 后，可见发生水肿的病例更常见，因而增量至 45 mg 时，应留意是否发生水肿。

（3）老年人通常生理机能减退，因而从 1 日 1 次 15 mg 开始服药为宜。

【制剂规格】片剂：15 mg（按吡格列酮计）。

格列吡嗪　Glipizide

【药理学】为第二代磺酰脲类抗糖尿病药，对大多数2型糖尿病患者有效，可使空腹及餐后血糖降低，糖化血红蛋白（HbAlc）下降1%～2%。主要作用为刺激胰岛β细胞分泌胰岛素，但先决条件是胰岛β细胞还有一定的合成和分泌胰岛素的功能。其机制是与β细胞膜上的磺酰脲受体特异性结合，从而使K^+通道关闭，引起膜电位改变，Ca^{2+}通道开启，胞液内Ca^{2+}升高，促使胰岛素分泌。此外，还有胰外效应，包括改善外周组织（如肝脏、肌肉、脂肪）的胰岛素抵抗状态。

本品缓释片，健康成人口服本品10 mg，约(11.6±5.54)小时达最高血药浓度，C_{max}约为(373.5±86.57)ng/ml，半衰期为(9.67±3.50)小时，本品主要经肝脏代谢，代谢物无降糖活性。

【适应证】适用于经饮食控制及体育锻炼2～3个月疗效不满意的轻、中度2型糖尿病患者，这类糖尿病患者的胰岛β细胞需有一定的分泌胰岛素功能，且无急性并发症（如感染、创伤、酮症酸中毒、高渗性昏迷等），不合并妊娠，无严重的慢性并发症。

【禁忌证】

(1) 对磺胺药过敏者。

(2) 已明确诊断的1型糖尿病患者。

(3) 2型糖尿病患者伴有酮症酸中毒、昏迷、严重烧伤、感染、外伤和重大手术等应激情况。

(4) 肝、肾功能不全者。

(5) 白细胞减少的病人。

【不良反应】

(1) 较常见的为胃肠道症状（如恶心、上腹胀满）、头痛等，减少剂量即可缓解。

(2) 个别患者可出现皮肤过敏。

(3) 偶见低血糖，尤其是年老体弱者、活动过度者、不规则进食、饮酒或肝功能损害者。

（4）偶见造血系统可逆性变化的报道。

【注意事项】

（1）病人用药时应遵医嘱，注意饮食控制和用药时间。

（2）下列情况应慎用：体质虚弱、高热、恶心和呕吐、有肾上腺皮质功能减退或垂体前叶功能减退症者。

（3）用药期间应定期测血糖、尿糖、尿酮体、尿蛋白和肝、肾功能、血象，并进行眼科检查。

（4）避免饮酒，以免引起类戒断反应。

（5）孕妇、哺乳期妇女禁用。

（6）老年用药：从小剂量开始，逐渐调整剂量。

【药物相互作用】

（1）与双香豆素类、单胺氧化酶抑制剂、保泰松、磺胺类药、氯霉素、环磷酰胺、丙磺舒、水杨酸类药合用可增加其降血糖作用。

（2）与肾上腺素、肾上腺皮质激素、口服避孕药、噻嗪类利尿剂合并使用时，可降低其降血糖作用。

（3）与β-受体阻断药并用时应谨慎。

（4）缩短本品在胃肠道滞留时间的胃肠道疾病，可影响本品的药代动力学和药效。

【用法用量】口服时需整片吞服。剂量因人而异，一般推荐起始剂量每日 5 mg，1 日 1 次，早餐前 30 分钟服用。以后根据血糖情况调整剂量及服药时间。

【制剂规格】控缓释片：5 mg。

（四）雄激素及同化激素

126. 达那唑　Danazol

【药理学】为促性腺激素抑制药，可以抑制垂体-卵巢轴。由于抑制了垂体促性腺激素，故促卵泡激素（FSH）和促黄体生成激素（LH）的释放均减少。能直接抑制卵巢的甾体激素的生成，作用于子宫内膜细胞的雌激素受体部位，有抑制雌激素的效能，使子宫正常的和异常的内膜萎缩和不活动，导致不排卵及闭经，可持续达 6～8 个月之久。

【适应证】 用于子宫内膜异位症的治疗，也可用于治疗纤维囊性乳腺病、自发性血小板减少性紫癜、遗传性血管性水肿、系统性红斑狼疮、男子女性化乳房、青春期性早熟。

【禁忌证】 血栓病患者、心肝肾疾患者、异常性生殖器出血患者禁用。

【不良反应】

(1) 较多见的不良反应有闭经，突破性子宫出血，并可有乳房缩小、音哑、毛发增多；可出现痤疮、皮肤或毛发的油脂增多、下肢水肿或体重增多，症状与药量有关，是雄激素效应的表现。

(2) 较少见的不良反应有血尿、鼻衄、牙龈出血、白内障(视力逐渐模糊)、肝功能异常、颅内压增高(表现为严重头痛、视力减退、复视、呕吐)、白细胞增多症、急性胰腺炎、多发性神经炎等。

(3) 罕见的不良反应有女性阴蒂增大、男性睾丸缩小，肝脏功能损害严重时，男女均可出现巩膜或皮肤黄染。

(4) 以下反应如果持续出现需引起注意：

① 由于雌激素效能低下，可使妇女有阴道灼热、干枯及瘙痒，或阴道出血。

② 可出现皮肤发红、情绪或精神状态的改变、神经质或多汗。

③ 有时可出现肌痉挛性疼痛，属于肌肉中毒症状。

【注意事项】

(1) 癫痫、偏头痛、糖尿病患者慎用。

(2) 治疗期间注意肝功能检查。男性用药时，需检查精液量、黏度、精子数和活动力，每 3～4 个月检查 1 次，特别是青年患者。

(3) 女性开始时，应采取工具避孕，防止妊娠；一旦发生妊娠，立即停药并终止妊娠。

(4) 服药期间对一些诊断性实验有影响。如糖耐量试验、甲状腺功能试验、血清总 T_4 可降低而血清 T_3 则可增加。

(5) 使用本品时应注意有无心脏功能损害、肾脏功能损害、生殖器官出血及肝脏功能损害，对男性应注意睾丸大小。

(6) 出现男性化症状，应停止治疗。

(7) 运动员慎用。

(8) 妊娠妇女应不使用此药，用药中妊娠者应终止妊娠。哺乳期妇女禁用。

(9) 老年用药：一般老年患者生理功能低下，应减量服用(如一日 100～200 mg)。

【药物相互作用】

(1) 与胰岛素同用时，容易产生耐药性。

(2) 与华法林并用时抗凝增效，容易发生出血。

【用法用量】 口服给药，成人常用量：

(1) 子宫内膜异位症，一日量 400～800 mg，分次服用，连服 3～6 个月，如停药后症状再出现，可再给药一疗程(在肝功正常情况下)。

(2) 纤维囊性乳腺病，于月经开始后第一天服药，一次 50～200 mg，每日 2 次，如停药后一年内症状复发，可再给药。

(3) 遗传性血管性水肿，开始一次 200 mg，每日 2～3 次，直到疗效出现，维持量一般是开始量的 50%或更少，在 1～3 个月或更长一段的间隔时间递减，根据治疗前发病的频率而定。

【制剂规格】 胶囊：0.1 g。

(五) 雌激素及孕激素

127. 己烯雌酚　Diethylstilbestrol

【药理学】 为人工合成的非甾体雌激素。主要作用有：

(1) 促使女性器官及副性征正常发育。

(2) 促使子宫内膜增生和阴道上皮角化。

(3) 增强子宫收缩，提高子宫对催产素的敏感性。

(4) 小剂量刺激而大剂量抑制垂体前叶促性腺激素及催乳激素的分泌。

（5）抗雄激素作用。

口服效果好，不易被肝破坏，其代谢途径尚不明确。

【适应证】

（1）补充体内雌激素不足，如萎缩性阴道炎、女性性腺发育不良、绝经期综合征、老年性外阴干枯症及阴道炎、卵巢切除后、原发性卵巢缺如。

（2）乳腺癌、绝经后及男性晚期乳腺癌、不能进行手术治疗者。

（3）前列腺癌不能手术治疗的晚期患者。

（4）预防产后泌乳、退（回）乳。

【禁忌证】

（1）孕妇禁用（可能引起第二代女性阴道腺病及腺癌发生率升高，男性生殖道异常及精子异常发生率增加）。

（2）有血栓性静脉炎和肺栓塞性病史患者禁用。

（3）与雌激素有关的肿瘤患者及未确证的阴道不规则流血患者、高血压患者禁用。

【不良反应】

（1）可有不规则的阴道流血、子宫肥大 、尿频或小便疼痛。

（2）有时可引发血栓症以及心功能不正常。

（3）有时引起肝功能异常、高脂血症、钠潴留。

（4）引起消化道恶心、呕吐、厌食症状和头痛、头晕等精神症状。

【注意事项】

（1）下列患者慎用：心功能不全、癫痫、糖尿病、肝肾功能障碍、精神抑郁等。

（2）长期使用应定期检查血压、肝功能、阴道脱落细胞，每年一次宫颈防癌刮片。

（3）诊断干扰

① 减低美替拉酮试验。

② 增加去甲肾上腺素导致的血小板凝集试验。

③ BSP 试验滞留增加。

（4）孕妇及哺乳期妇女禁用。

(5) 老年用药：易引起钠潴留和高血钾症，应慎用。

【用法用量】口服。

(1) 用于补充体内不足，一日 0.25～0.5 mg(1/4～1/2 片)，21 天后停药一周，周期性服用，一般可用 3 个周期(自月经第 5 天开始服药)。

(2) 用于乳腺癌，一日 15 mg(15 片)，6 周内无改善则停药。

(3) 用于前列腺癌，开始时一日 1～3 mg(1～3 片)，依据病情递增而后递减；维持量一日 1 mg (1 片)，连用 2～3 个月。

(4) 预防产后泌乳、退乳，一次 5 mg(5 片)，一日 3 次，连服 3 天。

【制剂规格】片剂：1 mg。

(六) 钙代谢调节药

128. 维生素 D_3　Vitamin D_3

【药理学】为维生素类药。具有促进小肠黏膜刷状缘对钙的吸收及肾小管重吸收磷，提高血钙、血磷浓度，协同甲状旁腺激素、降钙素，促进旧骨释放磷酸钙，维持及调节血浆钙、磷正常浓度。促使钙沉着于新骨形成部位，使枸橼酸盐在骨中沉积，促进骨钙化及成骨细胞功能和骨样组织成熟。

本品比维生素 D_2 吸收更迅速完全，它的代谢、活化首先通过肝脏，其次为肾脏，生成活性最强的骨化三醇。部分降解于肾脏。由胆汁排泄，亦可由乳汁中分泌。

【适应证】

(1) 用于维生素 D 缺乏症的预防与治疗。如：绝对素食者、肠外营养病人、胰腺功能不全伴吸收不良综合征、肝胆疾病(肝功能损害、肝硬化、阻塞性黄疸)、小肠疾病(脂性腹泻、局限性肠炎、长期腹泻)、胃切除等。

(2) 用于慢性低钙血症、低磷血症、佝偻病及伴有慢性肾功能不全的骨软化症、家族性低磷血症及甲状旁腺功能低下(术后、特发性或假性甲状旁腺功能低下)的治疗。

(3) 用于治疗急、慢性及潜在手术后手足搐搦症及特发性手足搐搦症。

【禁忌证】高钙血症、维生素 D 增多症、高磷血症伴肾性佝偻病。

【不良反应】

(1) 便秘、腹泻、持续性头痛、食欲减退、口内有金属味、恶心呕吐、口渴、疲乏、无力。

(2) 骨痛、尿混浊、惊厥、高血压、眼对光刺激敏感度增加、心律失常,偶有精神异常、皮肤瘙痒、肌痛、严重腹痛(有时误诊为胰腺炎)、夜间多尿、体重下降。

【注意事项】

(1) 治疗低钙血症前,应先控制血清磷的浓度,定期复查血钙等有关指标;除非遵医嘱,避免同时应用钙、磷和维生素 D 制剂。

(2) 由于个体差异,维生素 D_3 用量应依据临床反应作调整。

(3) 对诊断的干扰:维生素 D_3 可促使血清磷酸酶浓度降低,血清钙、胆固醇、磷酸盐和镁的浓度可能升高,尿液内钙和磷酸盐的浓度亦增高。

(4) 下列情况应慎用:动脉硬化、心功能不全、高胆固醇血症、高磷血症;对维生素 D 高度敏感及肾功能不全;非肾脏病用维生素 D_3 治疗时,如患者对维生素 D_3 异常敏感,也可产生肾脏毒性。

(5) 注意检查:血清尿素氮、肌酐和肌酐清除率、血清碱性磷酸酶、血磷、24 小时尿钙、尿钙与肌酐的比值、血钙(用治疗量维生素 D_3 时应定期作监测,维持血钙浓度 2.00～2.50 mmol/L),以及骨 X 线检查等。

(6) 孕妇及哺乳期妇女用药:高钙血症孕妇可伴有对维生素 D_3 敏感,应注意剂量调整。

(7) 儿童用药:婴儿对维生素 D_3 敏感性个体间差异大,用量应慎重酌定,血清钙和磷浓度的乘积[Ca](mg/dl)×[P] (mg/dl)不得大于 58。

【药物相互作用】

(1) 与含镁的制酸药同用,特别在慢性肾衰竭病人,可引起高镁血症。

（2）与巴比妥、苯妥英钠、抗惊厥药、扑米酮等可降低维生素 D_3 的效应，因此长期服用抗惊厥药时应补给维生素 D_3，以防止骨软化症。

（3）与降钙素（calcitonin）同用可抵消降钙素对高钙血症的疗效。

（4）与大量钙剂或利尿药合用，有发生高钙血症的危险。

（5）与洋地黄同用时应谨慎，因维生素 D 如引起高钙血症，容易诱发心律失常。

（6）大量的含磷药与维生素 D_3 同用，可诱发高磷血症。

【用法用量】肌内注射。一次 7.5～15 mg（30 万～60 万 U），病情严重者可于 2～4 周后重复注射 1 次。

【制剂规格】注射剂：1 ml∶7.5 mg（30 万 U）。

129. 阿法骨化醇　Alfacalcidol

【药理学】为维生素 D_3 的前体物，经小肠吸收后在肝内经 25-羟化酶作用转化为 1,25-$(OH)_2D_3$。

（1）增加小肠和肾小管对钙的重吸收，抑制甲状旁腺增生，减少甲状旁腺激素合成与释放，抑制骨吸收。

（2）增加转化生长因子-β（TGF-β）和胰岛素样生长因子-I（IGF-I）合成，促进胶原和骨基质蛋白合成。

（3）调节肌肉钙代谢，促进肌细胞分化，增强肌力，增加神经肌肉协调性，减少跌倒倾向。

【适应证】

（1）佝偻病和软骨病。

（2）肾性骨病。

（3）骨质疏松症。

（4）甲状旁腺功能减退症。

【禁忌证】对维生素 D 及其类似物过敏、具有高钙血症、有维生素 D 中毒征象者禁用。

【不良反应】 小剂量单独使用(<1.0 mg/d)一般无不良反应，长期大剂量用药或与钙剂合用可能会引起高钙血症和高钙尿症。偶见食欲不振、恶心、呕吐及皮肤瘙痒等。

【注意事项】

(1) 青年患者只限于青年特发性骨质疏松症及糖皮质激素过多引起的骨质疏松症。

(2) 用药过程中应注意监测血钙、血尿素氮、肌酐，以及尿钙、尿肌酐。

(3) 出现高钙血症时须停药，并予有关处理，待血钙恢复正常，按末次剂量减半给药。

(4) 超大剂量服药可能出现胃肠道系统、肝脏方面、精神神经系统、循环系统等方面的不良反应，如胃痛、便秘、GOT 及 GPT 升高、头痛、血压轻度升高等。

【药物相互作用】

(1) 钙剂：与钙剂合用可能会引起血钙升高，应监测血钙。

(2) 噻嗪类利尿剂：此类利尿剂可促进肾脏对钙的吸收，合用时有发生高钙血症的危险。

(3) 洋地黄糖苷类：应用洋地黄类药物的患者若出现高钙血症易诱发心律失常，若与本药合用应严密监测血钙。

(4) 巴比妥类、抗惊厥药：这些药可加速活性维生素 D 代谢物在肝内代谢，降低药效，故应适当加大本药剂量。

(5) 胃肠吸收抑制剂：考来烯胺或含铝抗酸药可减少本药吸收，两者不宜同服，应间隔 2 小时先后服药。

(6) 磷剂：本品与大剂量磷剂合用，可诱发高磷血症。

【用法用量】 口服。

(1) 成人：慢性肾功能不全和骨质疏松症：每次 0.5 mg(2 粒)，每日 1 次，或遵医嘱。

(2) 儿童：应遵医嘱。

【制剂规格】 软胶囊(胶丸)：0.25 μg；0.5 μg。

130. 碳酸钙 D_3　Calcium Carbonate D_3

【药理学】 钙是维持人体神经、肌肉、骨骼系统、细胞膜和毛细血管通透性正常功能所必需的。维生素 D 能参与钙和磷的代谢，促进其吸收并对骨质形成有重要作用。

【适应证】 用于儿童、妊娠和哺乳期妇女、更年期妇女、老年人等的钙补充剂，并帮助防治骨质疏松症。

【禁忌证】 高钙血症、高尿酸血症、含钙肾结石或有肾结石病史者禁用。

【不良反应】

(1) 嗳气、便秘。

(2) 过量服用可发生高钙血症，偶可发生奶-碱综合征，表现为高血钙、碱中毒及肾功能不全(因服用牛奶及碳酸钙或单用碳酸钙引起)。

【注意事项】

(1) 心肾功能不全者慎用。

(2) 如服用过量或出现严重不良反应，应立即就医。

(3) 对本品过敏者禁用，过敏体质者慎用。

(4) 本品性状发生改变时禁止使用。

(5) 请将本品放在儿童不能接触的地方。

(6) 如正在使用其他药品，使用本品前请咨询医师或药师。

【药物相互作用】

(1) 不宜与洋地黄类药物合用。

(2) 大量饮用含酒精和咖啡因的饮料以及大量吸烟，均会抑制钙剂的吸收。

(3) 大量进食富含纤维素的食物能抑制钙的吸收，因钙与纤维素结合成不易吸收的化合物。

(4) 与苯妥英钠类及四环素类同用，二者吸收减低。

(5) 维生素 D、避孕药、雌激素能增加钙的吸收。

(6) 含铝的抗酸药与本品同服时，铝的吸收增多。

(7) 与噻嗪类利尿药合用时,因增加肾小管对钙的重吸收而易发生高钙血症。

(8) 与含钾药物合用时,应注意心律失常。

(9) 如与其他药物同时使用可能会发生药物相互作用,详情请咨询医师或药师。

【用法用量】口服,咀嚼后咽下。① 成人,一次 1 片,一日 1～2 次,一日最大量不超过 3 片。② 儿童,一次半片,一日 1～2 次。

【制剂规格】片剂:复方(碳酸钙:1.5 g,维生素 D_3:125 U)。

(七) 其他

131. 胰激肽原酶 Pancreatic Kininogenase

【药理学】有扩张血管改善微循环作用;激活纤溶酶,降低血黏度;激活磷脂酶 A_2,防止血小板聚集,防止血栓形成等作用。

口服 4 小时血浆浓度达峰值,$t_{1/2}$ 7 小时,主要经肾脏排泄。

【适应证】本品为血管扩张药,有改善微循环作用。主要用于微循环障碍性疾病,如糖尿病引起的肾病、周围神经病、视网膜病、眼底病及缺血性脑血管病,也可用于高血压病的辅助治疗。

【禁忌证】脑出血及其他出血性疾病的急性期患者禁用。

【不良反应】偶有皮疹、皮肤瘙痒等过敏现象及胃部不适和倦怠等感觉,停药后消失。

【药物相互作用】

(1) 本品与蛋白酶抑制剂不能同时使用。

(2) 本品与血管紧张素转化酶抑制剂(ACEI)有协同作用。

【用法用量】口服给药:一次 120～240 U,一日 360～720 U,空腹服用。

【制剂规格】片剂:120 U。

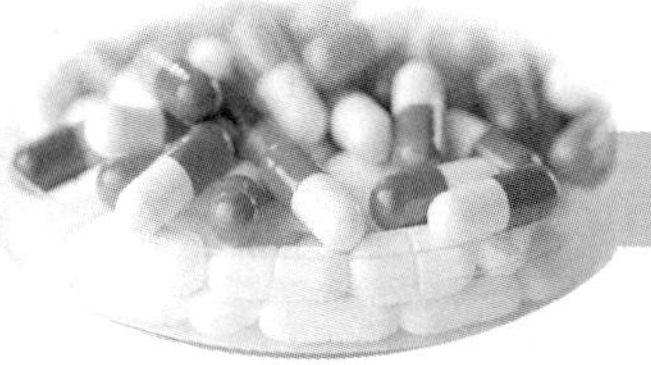

第十二章

抗变态反应药

变态反应也称为过敏反应。它是机体受抗原性物质（如细菌、病毒、寄生虫、花粉等）刺激后引起的组织损伤或生理功能紊乱，属于异常的或病理性的免疫反应。抗变态反应药主要用于预防机体因各种抗原性物质引起的变态反应性疾病。它们主要是能拮抗引起过敏反应的介质（如组胺等）对其受体（如组胺 H_1 受体）的作用，故又称为抗组胺药或组胺 H_1 受体拮抗药。其中有些药物尚有一定的中枢抑制作用和抗胆碱作用，由此可导致一些共有的不良反应，但不良反应的轻重不同。

132. 西替利嗪 Cetirizine

【药理学】药理作用：本品为口服选择性组胺 H_1 受体拮抗剂。无明显抗胆碱和抗 5-羟色胺作用，中枢抑制作用较小。

西替利嗪的吸收不受进食影响。西替利嗪的溶液剂、胶囊和片剂的生物利用度相仿，个体间的吸收非常一致。

【适应证】季节性鼻炎、常年性过敏性鼻炎、过敏性结膜炎及过敏引起的瘙痒和荨麻疹引起的对症治疗。

【禁忌证】禁用于对本品的任何成分过敏者。禁用于严重肾功能损害的患者（肌酐清除率小于 10 ml/min）。

【不良反应】偶有报告患者有轻微和短暂的不良反应。如头痛、头晕、嗜睡、激动不安、口干、肠胃不适。在测定精神运动功能的客观实验中，本品的镇静作用和安慰剂相似。罕有报道过敏反应。

【注意事项】

(1) 在治疗剂量下，本品不会强化酒精作用(血液酒精浓度0.9 g/L)，但是必须小心。

(2) 可能影响人的机敏性和反应时间，服用药物后请勿驾驶或操作机械。

(3) 孕妇及哺乳期妇女用药：不应给怀孕头3个月的孕妇服用。同样也不应给授乳妇女使用。

【药物相互作用】 至今尚无与其他药物相互作用的资料，但如果服用镇静剂(安眠药)或茶碱时要小心。

【用法用量】 推荐成年人和2岁以上儿童使用。

(1) 成年人：在大多数情况下，推荐剂量为每日10 mg，一次口服。

由于症状通常在晚间出现而服药，故建议可在晚餐期间用少量液体送服此药。

若患者对不良反应较为敏感，可每日早晚各服1次，每次5 mg。

(2) 儿童

6～12岁的儿童，每日1次10 mg或每次5 mg，每日2次。

2～6岁的儿童，每日1次5 mg或每次2.5 mg，每日2次。

1～2岁的儿童，建议1～2岁的儿童服用滴剂，早上和晚上各服用0.25 ml(2.5 mg，约5滴)。

1岁以下的儿童，如需使用，请服用滴剂产品，谨遵医嘱。

(3) 老年患者：肾功能正常的老年患者，参照成人推荐剂量。

(4) 肾功能损害的患者：中度至重度肾功能损害患者，给药间隔应根据肾功能个体化。对于肾功能损害的儿童患者，剂量的调整还需要考虑儿童的肌酐清除率和体重。

(5) 肝功能损害患者：肾功能正常的患者，无需调整给药剂量。

【制剂规格】 片剂：10 mg。滴剂：20 ml∶0.2 g；5 ml∶50 mg。糖浆剂：120 ml∶0.12 g。

133. 氯雷他定 Loratadine

【药理学】本品属长效三环类抗组胺药，竞争性地抑制组胺 H_1 受体，抑制组胺所引起的过敏症状。无明显的抗胆碱和中枢抑制作用。其代谢物不易透过血脑屏障，主要在外周 H_1 受体部位起作用。

【适应证】用于缓解过敏性鼻炎有关的症状，如喷嚏、流涕和鼻痒以及眼部瘙痒和烧灼感。也用于缓解慢性荨麻疹及其他过敏性皮肤病的症状。

【禁忌证】对本品过敏者或特异体质的患者禁用。

【不良反应】主要包括头痛、嗜睡、疲乏、口干、视觉模糊、血压降低或升高、心悸、晕厥、运动功能亢进、肝功能改变、黄疸、肝炎、肝坏死、脱发、癫痫发作、乳房肿大、多形性红斑及全身性过敏反应。

【注意事项】

(1) 对肝功能受损者，本品的清除率减少，故应减低剂量，可按隔日 10 mg 服药。

(2) 孕妇慎用。哺乳期妇女服药期宜停止哺乳。

(3) 12 岁以下儿童应用本品的安全性尚未确定。

(4) 老年用药：肝肾功能轻中度受损时，对本药的代谢和排泄无明显的影响，所以老年患者用药量与成人相同。

【药物相互作用】抑制肝药物代谢酶功能的药物能使本品的代谢减慢。每日同服酮康唑 400 mg，可使氯雷他定及其活性代谢物去羧乙基氯雷他定的血浆浓度升高，但未观察到心电图改变。与大环内酯类抗生素、西咪替丁、茶碱等药物并用也可抑制氯雷他定的代谢。

【用法用量】空腹口服，成人及 12 岁以上儿童每次 10 mg，每日 1 次。

【制剂规格】片剂、胶囊剂：10 mg。

134. 酮替芬 Ketotifen

【药理学】本品兼有组胺 H_1 受体拮抗作用和抑制过敏反应介

质释放作用，不仅抗过敏作用较强，且药效持续时间较长，故对预防各种支气管哮喘发作及外源性哮喘的疗效比对内源性哮喘更佳。

【适应证】用于过敏性鼻炎，过敏性支气管哮喘。

【不良反应】

（1）常见有嗜睡、倦怠、口干、恶心等胃肠道反应。

（2）偶见头痛、头晕、迟钝以及体重增加。

【注意事项】

（1）服药期间不得驾驶机器、车、船，不得从事高空作业、机械作业及操作精密仪器。

（2）儿童用量请咨询医师或药师。

（3）孕妇慎用。

（4）对本品过敏者禁用，过敏体质者慎用。

（5）本品性状发生改变时禁止使用。

（6）请将本品放在儿童不能接触的地方。

（7）儿童必须在成人监护下使用。

（8）如正在使用其他药品，使用本品前请咨询医师或药师。

【药物相互作用】

（1）与多种中枢神经抑制剂或酒精并用，可增强本品的镇静作用，应予避免。

（2）不得与口服降血糖药并用。

（3）如与其他药物同时使用可能会发生药物相互作用，详情请咨询医师或药师。

【用法用量】口服，一次 1 片，一日 2 次，早晚服用。

【制剂规格】片剂：1 mg。

135. 茶苯海明　Dimenhydrinate

【药理学】本品系苯海拉明与 8-氨茶碱的复合物，具有抗组胺作用，可抑制血管渗出，减轻组织水肿，并有镇静和镇吐作用。本品口服后在胃肠道吸收迅速而完全。

【适应证】用于防治晕动病，如晕车、晕船、晕机所致的恶心、呕吐。

【禁忌证】

(1) 对其他乙醇胺类药物过敏者禁用。

(2) 孕妇、新生儿及早产儿禁用。

【不良反应】

(1) 常见:迟钝、嗜睡、注意力不集中、疲乏、头晕,也可有胃肠不适。

(2) 罕见:幻觉、视力下降、排尿困难、皮疹等反应。

【注意事项】

(1) 可与食物、果汁或牛奶同服,以减少对胃的刺激。

(2) 服药期间不得驾驶机、车、船,不得从事高空作业、机械作业及操作精密仪器。

(3) 服用本品期间不得饮酒或含有酒精的饮料。不得与其他中枢神经抑制药(如一些镇静安眠药)及三环类抗抑郁药同服。

(4) 老年人慎用。

(5) 如服用过量或出现严重不良反应,应立即就医。

(6) 对本品过敏者禁用,过敏体质者慎用。

(7) 本品性状发生改变时禁止使用。

(8) 请将本品放在儿童不能接触的地方。

(9) 儿童必须在成人监护下使用。

(10) 如正在使用其他药品,使用本品前请咨询医师或药师。

【药物相互作用】

(1) 与乙醇或其他镇静、助眠药并用有协同作用,应避免同时服用。

(2) 能短暂地影响巴比妥类等的吸收。

(3) 与对氨基水杨酸同用时,后者的血药浓度降低。

(4) 如与其他药物同时使用可能会发生药物相互作用,详情请咨询医师或药师。

【用法用量】 口服。成人一次 1～2 片。预防晕动病应在出发前 30 分钟服药,治疗晕动病时每 4 小时服药 1 次。一日用量不得超过

12片。1～6岁儿童一次0.5～1片，一日不得超过6片；7～12岁儿童一次1～2片，一日不得超过8片。

【制剂规格】 片剂：25 mg；50 mg。

氯苯那敏　Chlorphenamine

【药理学】

（1）抗组胺作用：通过拮抗 H_1 受体而对抗组胺的过敏效应；本品不影响组胺的代谢，也不阻止体内组胺的释放。

（2）有抗M胆碱受体作用。

（3）本品具有中枢抑制作用。

【适应证】

（1）过敏性鼻炎：对过敏性鼻炎和上呼吸道感染引起的鼻充血有效，可用于感冒或鼻窦炎。

（2）皮肤黏膜的过敏：对荨麻疹、花粉症、血管运动性鼻炎均有效，并能缓解虫咬所致皮肤瘙痒和水肿，也可用于控制药疹和接触性皮炎，但同时必须停用或避免接触致敏药物。当症状急、重时可应用注射液。

【禁忌证】 对本品过敏者禁用。

【不良反应】 嗜睡、疲劳、乏力、口鼻咽喉干燥、痰液黏稠，可引起注射部位局部刺激和一过性低血压，少见皮肤淤斑、出血倾向。

【注意事项】

（1）对其他抗组胺药或下列药物过敏者，也可能对本药过敏，如麻黄碱、肾上腺素、异丙肾上腺素、间羟异丙肾上腺素（羟喘）、去甲肾上腺素等拟交感神经药。对碘过敏者对本品可能也过敏。

（2）下列情况慎用：膀胱颈部梗阻、幽门十二指肠梗阻、消化性溃疡所致幽门狭窄、心血管疾病、青光眼（或有青光眼倾向者）、高血压、高血压危象、甲状腺功能亢进、前列腺肥大体征明显时。

（3）本品不可应用于下呼吸道感染和哮喘发作的患者（因可使痰液变稠而加重疾病）。

（4）用药期间，不得驾驶车、船或操作危险的机器。

(5) 小量氯苯那敏可由乳汁中排出；由于本品的抗 M 胆碱受体作用，泌乳可能受到抑制，因此哺乳期妇女不宜使用。

(6) 新生儿、早产儿不宜用。

(7) 老年人对常用剂量的反应较敏感，应注意适当减量。

【药物相互作用】

(1) 同时饮酒或服用中枢神经抑制药，可使抗组胺药药效增强。

(2) 可增强金刚烷胺、抗胆碱药、氟哌啶醇、吩噻嗪类以及拟交感神经药等的作用。

(3) 奎尼丁和本品同用，其类似阿托品样的效应加剧。

(4) 与三环类抗抑郁药物同用时，可使后者增效。

【用法用量】 成人：肌内注射，一次 5～20 mg。

【制剂规格】 注射剂：1 ml∶10 mg。

第十三章

维生素、矿物质类药

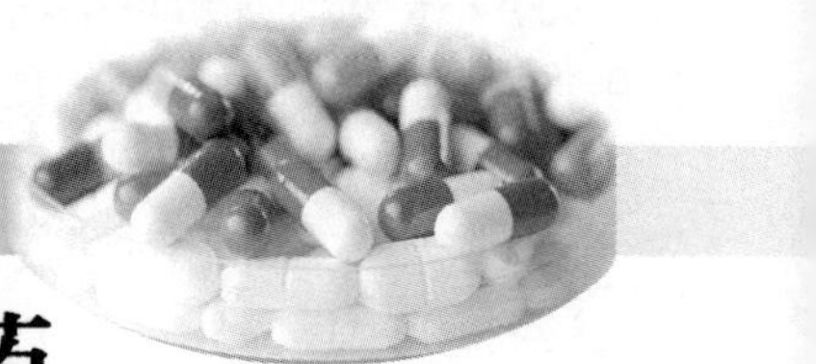

维生素是机体维持正常代谢和功能所必需的一类低分子化合物。它是人体六大营养要素(糖、脂肪、蛋白质、盐类、维生素和水)之一,大多数必须从食物中获得,仅少数可在体内合成或由肠道细菌产生。

人体每日对维生素的需要量甚微,但缺乏时,可引起维生素缺乏性疾病。

该类药物临床上主要用于补给维生素缺乏症及补充特殊需要,也可作为某些疾病的辅助用药。但不应把维生素视为营养品而不加限制地服用。应当通过饮食结构的调整进行补充,无特殊原因把维生素当补品服用,则有时反而有害。

(一) 维生素

136. 复合维生素 B　Compound Vitamin B

【药理学】本品为复方制剂。维生素 B_1 是糖代谢所需辅酶的重要组成成分。维生素 B_2 为组织呼吸所需的重要辅酶组成成分,烟酰胺为辅酶Ⅰ及Ⅱ的组分,脂质代谢,组织呼吸的氧化作用所必需。维生素 B_6 为多种酶的辅基,参与氨基酸及脂肪的代谢。泛酸钙为辅酶 A 的组分,参与糖、脂肪、蛋白质的代谢。

【适应证】用于 B 族维生素缺乏所致的各种疾病的辅助治疗,如营养不良、厌食、脚气病和糙皮病等。

【用法用量】口服:每次服 1～2 片,一日 3 次。

【制剂规格】片剂：每片含维生素 B_1 3 mg、B_2 1.5 mg、B_6 0.2 mg、烟酰胺10 mg。

137. 甲钴胺　Mecobalamin

【药理学】本品是一种内源性的辅酶 B_{12}，参与一碳单位循环，在由同型半胱氨酸合成蛋氨酸的转甲基反应过程中起重要作用。能促进轴突运输功能和轴突再生。对药物引起的神经退变具有抑制作用，如阿霉素、丙烯酰胺、长春新碱引起的神经退变及自发高血压大鼠神经疾病等。可以促进卵磷脂合成和神经元髓鞘形成。能使延迟的神经突触传递和神经递质减少恢复正常，通过提高神经纤维兴奋性恢复终板电位诱导。

【适应证】用于周围神经病和因缺乏维生素 B_{12} 引起的巨红细胞性贫血的治疗。

【禁忌证】禁用于对甲钴胺或处方中任何辅料有过敏史的患者。

【不良反应】

(1) 严重副作用：过敏症反应，如引起血压下降、呼吸困难等。应密切观察患者，如果出现这种副作用，应立即中止用药，并采取适当的措施。

(2) 其他：皮疹，头痛，发烧感，出汗，肌内注射部位疼痛、硬结。胃肠道：偶有(5%～0.1%)食欲不振、恶心、呕吐、腹泻；

【注意事项】

(1) 如果服用 1 个月以上无效，则无需继续服用。

(2) 从事汞及其化合物相关工作的人员，不宜长期大量服用本品。

(3) 虽然甲钴胺在动物试验中未表现致畸作用，但其对怀孕妇女的安全性尚不明确。尚不明确甲钴胺是否通过妇女乳汁分泌，但动物试验报告甲钴胺有乳汁分泌。本品在哺乳期妇女的安全性尚不明确。

(4) 由于老年人功能减退，建议在医生指导下酌情减少用量。

【用法用量】

(1) 周围神经病：口服：通常成人一次1片(0.5 mg)，一日3次，可根据年龄、症状酌情增减。肌内注射或静脉注射：通常成人一次1支(0.5 mg)，一日1次，一周3次，可按年龄、症状酌情增减。

(2) 巨红细胞性贫血：肌内注射或静脉注射：通常成人一次1支(0.5 mg)，一日1次，一周3次，给药约2个月后，作为维持治疗1～3个月可给予一次1支。

【制剂规格】片剂：0.5 mg。注射剂：1 ml∶0.5 mg。

138. 呋喃硫胺　Fursultiamine

【药理学】本品为维生素 B_1 类药。与维生素 B_1 一样，活性硫胺在体内与焦磷酸结合成辅羧酶，参与糖代谢中丙酮酸和 α-酮戊二酸的氧化脱羧反应，是糖类代谢所必需。缺乏时，氧化受阻形成丙酮酸，乳酸堆积，并影响机体能量供应。其症状主要表现在神经和心血管系统，出现感觉神经和运动神经均受影响的多发性周围神经炎，表现为感觉异常、神经痛、四肢无力，以及肌肉酸痛和萎缩等症状。心血管方面由于血中丙酮和乳酸增多，使小动脉扩张，舒张压下降，心肌代谢失调，故易出现心悸、急促、胸闷、心脏肥大、肝肺充血和周围水肿等心脏功能不全的症状。消化道方面表现为食欲下降，导致衰弱和体重下降等。

呋喃硫胺是维生素 B_1 的衍生物，在体内迅速转化为活性硫胺，不为体内硫胺酶分解，对组织亲和力强，脏器与血中浓度高，维持时间长，具有高效、长效、低毒的特性。

【适应证】适用于维生素 B_1 缺乏的脚气病或 Wernicke 脑病的治疗。亦可用于维生素 B_1 缺乏引起的周围神经炎、消化不良等的辅助治疗。

【禁忌证】对本品过敏者禁用。

【不良反应】偶见头昏、乏力、恶心、呕吐，停药后即消失，偶见过敏反应。

【注意事项】单一维生素 B_1 缺乏较少发生，如有缺乏症宜用复

合维生素 B_1 制剂。

【药物相互作用】本品在碱性溶液中易分解，与碱性药物如碳酸氢钠、枸橼酸钠配伍易引起变质。

【用法用量】口服：一次 1～2 片（25～50 mg），一日 3 次。

【制剂规格】片剂：25 mg。

139. 维生素 A　Vitamin A

【药理学】本品为维生素类药。具有促进生长、维持上皮组织如皮肤、结膜、角膜等正常功能的作用，并参与视紫红质的合成，增强视网膜感光力；参与体内许多氧化过程，尤其是不饱和脂肪酸的氧化。维生素 A 缺乏时，则生长停止，骨骼成长不良，生殖功能衰退，皮肤粗糙、干燥，角膜软化，并发生干燥性眼炎及夜盲症。

口服极易吸收，食物中脂肪、蛋白质与体内的胆盐和维生素 E 对维生素 A 吸收有密切关系，缺乏上述物质则吸收降低。吸收后贮存于肝脏内，几乎全部在体内代谢分解，并由尿及粪便排出。哺乳妇女有部分维生素 A 分泌于乳汁中。

【适应证】用于治疗维生素 A 缺乏症，如夜盲症、干眼症、角膜软化症和皮肤粗糙等。

【禁忌证】维生素 A 过多症患者禁用。

【不良反应】推荐剂量未见不良反应。但摄入过量维生素 A 可致严重中毒，甚至死亡。

（1）急性中毒：发生于大量摄入维生素 A（成人超过 150 万 U，小儿超过 7.5 万～30 万 U）6 小时后，病人出现异常激动或骚动、头昏、嗜睡、复视、严重头痛、呕吐、腹泻、脱皮（特别是唇和掌），婴儿头部可出现凸起肿块，并有骚动、惊厥、呕吐等颅内压增高、脑积水、假性脑瘤表现。

（2）慢性中毒：表现为骨关节疼痛、肿胀、皮肤瘙痒、口唇干裂、疲劳、软弱、全身不适、发热、头痛、呕吐、颅内压增高、视盘水肿、皮肤对阳光敏感性增高、易激动、食欲不振、脱发、腹痛、夜尿增多、肝毒性反应、门静脉高压、溶血、贫血、小儿骨骺早愈合、妇女月经过少。

【注意事项】

(1) 慢性肾衰竭时慎用。

(2) 长期大剂量应用可引起维生素 A 过多症,甚至发生急性或慢性中毒,以 6 个月至 3 岁的婴儿发生率最高。

(3) 婴幼儿对维生素 A 敏感,应谨慎使用。

(4) 老年人长期服用维生素 A 可能因视黄基醛清除延迟而致维生素 A 过量。

(5) 长期大剂量应用可引起齿龈出血、唇干裂。

(6) 儿童不能长期、大剂量应用。

【药物相互作用】

(1) 氢氧化铝可使小肠上段胆酸减少,影响维生素 A 吸收。

(2) 口服避孕药可提高血浆维生素 A 的浓度。

(3) 硫糖铝能干扰维生素 A 的吸收。

(4) 与维生素 E 合用时,可促进维生素 A 吸收,增加肝内贮存量,加速利用和降低毒性,但大量维生素 E 可耗尽维生素 A 在体内的贮存。

(5) 如正在服用其他药品,使用本品前请咨询医师或药师。

【用法用量】

(1) 严重维生素 A 缺乏症:口服,成人每日 10 万 U,3 日后改为每日 5 万 U,给药 2 周,然后每日 1 万～2 万 U,再用药 2 个月。

(2) 轻度维生素 A 缺乏症:每日 3 万～5 万 U,分 2～3 次口服,症状改善后减量。

【制剂规格】 软胶囊(胶丸):每粒 2.5 万 U。

140. 烟酸　Nicotinic

【药理学】 烟酸在体内转化为烟酰胺,再与核糖腺嘌呤等组成烟酰胺腺嘌呤二核苷酸(辅酶Ⅰ)和烟酰胺腺嘌呤二核苷酸磷酸(辅酶Ⅱ),为脂质氨基酸、蛋白、嘌呤代谢,组织呼吸的氧化作用和糖原分解所必需。烟酸可减低辅酶 A 的利用;通过抑制极低密度脂蛋白

(VLDL)的合成而影响血中胆固醇的运载，大剂量可降低血清胆固醇及甘油三酯浓度。烟酸有周围血管扩张作用。

胃肠道吸收：口服后30～60分钟血药浓度达峰值，广泛分布到各组织。半衰期($t_{1/2}$)约为45分钟。肝内代谢。治疗量的烟酸仅有小量以原形及代谢物由尿排出。食物中色氨酸通过肠道细菌作用转换为烟酸。

【适应证】

(1) 用于防治糙皮病等烟酸缺乏病。也用作血管扩张药，治疗高脂血症。

(2) 严格控制或选择饮食，或接受肠道外营养的病人，因营养不良体重骤减者，妊娠期、哺乳期妇女，以及服用异烟肼者，严重烟瘾、酗酒、吸毒者，烟酸需要量均增加。

【不良反应】

(1) 烟酸在肾功能正常时几乎不会发生毒性反应。

(2) 烟酸的一般反应有：感觉温热、皮肤发红，特别在脸面和颈部和头痛。

(3) 大量烟酸可导致腹泻、头晕、乏力、皮肤干燥、瘙痒、眼干燥、恶心、呕吐、胃痛等。

(4) 偶尔大量应用烟酸可致高血糖、高尿酸、心律失常、肝毒性反应。

(5) 一般服用烟酸2周后，血管扩张及胃肠道不适可渐适应，逐渐增加用量可避免上述反应。如有严重皮肤潮红、瘙痒、胃肠道不适，应减小剂量。

【注意事项】

(1) 下列情况应慎用：① 动脉出血；② 糖尿病(烟酸用量大可影响糖耐量)；③ 青光眼；④ 痛风；⑤ 高尿酸血症；⑥ 肝病；⑦ 溃疡病(用量大可引起溃疡活动)；⑧ 低血压。

(2) 对诊断的干扰：荧光测定尿中儿茶酚胺浓度呈假阳性，尿糖班氏试剂测定呈假阳性，血尿酸测定可增高(仅在应用大剂量烟酸时发生)。

(3) 给药过程中应注意检查肝功能、血糖。

(4) 儿童用药:烟酸在儿童中降血脂作用未经临床试验,2 岁以下小儿胆固醇为正常发育所需,不推荐应用烟酸降低血脂。

【药物相互作用】

(1) 异烟肼可阻止烟酸与辅酶Ⅰ结合,而致烟酸缺少。

(2) 烟酸与胍乙啶等肾上腺素受体阻滞型抗高血压药合用,其血管扩张作用协同增强,并可产生直立性低血压。

【用法用量】

(1) 成人口服

① 糙皮病:常用量:每次 50～100 mg,每日 500 mg,如有胃部不适,宜与牛奶同服或进餐时服,一般同时服用维生素 B_1、B_2、B_6 各 5 mg。

② 抗高血脂:开始口服 100 mg,一日 3 次,4～7 日后可增加至每次 1～2 g,一日 3 次。

(2) 儿童口服:糙皮病,常用量:每次 25～50 mg,一日 2～3 次。

【制剂规格】片剂:50 mg;100 mg。

141. 复方芦丁　Compound Rutin

【药理学】本品为维生素 P 属的一种,是一种脱氢黄素酮的糖苷。在食物中常与维生素 C 共存。维生素 P 是一种氢的传递体,可能参与体内氧化还原酶的作用,能影响甲状腺的活动,并使肾上腺素免于氧化,在体内,能增强维生素 C 的作用和促进维生素 C 在体内蓄积。维生素 C 的主要药理作用是维持血管弹性,增强毛细血管抵抗力,降低其脆性与通透性,并促进其细胞增生和防止血细胞凝集。

【适应证】主要用于脆性增加的毛细血管出血症,也用于高血压脑病、脑出血、视网膜出血、出血性紫癜、急性出血性肾炎、再发性鼻出血、创伤性肺出血、产后出血等的辅助治疗。

【用法用量】口服:成人常用量一次 1～2 片,每日 3 次。

【制剂规格】片剂:每片含芦丁 20 mg;维生素 C 50 mg。

142. 水溶性维生素 Soluvit

【药理学】 本品是肠外营养的一部分，用以补充每日各种水溶性维生素的生理需要，使机体各有关生化反应能正常进行。

【适应证】 本品系肠外营养不可缺少的组成部分之一，用以满足成人和儿童每日对水溶性维生素的生理需要。

【禁忌证】 对本品中任何一种成分过敏的患者禁用。

【不良反应】 对本品中任何一种成分过敏的患者，使用时均可能发生过敏反应。

【注意事项】

(1) 某些高敏病人可发生过敏反应。本品加入葡萄糖注射液中进行输注时，应注意避光。

(2) 儿童用药：新生儿及体重不满 10 kg 的儿童，需按体重计算给药剂量。

【药物相互作用】

(1) 本品所含维生素 B_6 能降低左旋多巴的作用。

(2) 本品所含叶酸可降低苯妥英钠的血药浓度和掩盖恶性贫血的临床表现。

(3) 本品所含维生素 B_{12} 对大剂量羟钴铵治疗某些视神经疾病有不利影响。

【用法用量】 成人和体重 10 kg 以上儿童，每日一瓶；新生儿及体重不满 10 kg 的儿童，按体重一日(1/10)瓶/kg。

在无菌条件下，在可配伍性得到保证时本品可用下列溶液10 ml加以溶解：

(1) 脂溶性维生素注射液(Ⅱ)(供成人和 11 岁以上儿童使用)。

(2) 脂溶性维生素注射液(Ⅰ)(供 11 岁以下儿童使用)。

(3) 脂肪乳注射液。

(4) 无电解质的葡萄糖注射液。

(5) 注射用水。

用上述方法(1)、(2)或(3)配制的混合液须加入脂肪乳注射液后再经静脉输注，而用方法(4)或(5)配制的混合液可加入脂肪乳注射液中，也可加入葡萄糖注射液中，再经静脉输注。

本品溶解后应在无菌条件下立即加入输液中，并在24小时内用完。

【制剂规格】冻干粉，复方。

维生素C　Vitamin C

【药理学】本品参与机体内抗体及胶原形成，组织修补(包括某些氧化还原作用)，苯丙氨酸、酪氨酸、叶酸的代谢，铁、碳水化合物的利用，脂肪、蛋白质的合成，以及维持免疫功能，羟化5-羟色胺，保持血管的完整，并促进非血红素铁的吸收。

【适应证】用于预防坏血病，也可用于各种急、慢性传染疾病及紫癜等的辅助治疗。

【不良反应】

(1) 长期服用每日2～3 g可引起停药后坏血病，故宜逐渐减量停药。

(2) 长期应用大量维生素C可引起尿酸盐、半胱氨酸盐或草酸盐结石。

(3) 过量服用(每日用量1 g以上)可引起腹泻、皮肤红而亮、头痛、尿频(每日用量600 mg以上)、恶心、呕吐、胃痉挛。

【注意事项】

(1) 不宜长期过量服用本品，否则，突然停药有可能出现坏血病症状。

(2) 本品可通过胎盘并分泌入乳汁。孕妇服用过量时，可诱发新生儿产生坏血病。

(3) 下列情况应慎用：半胱氨酸尿症；痛风；高草酸盐尿症；草酸盐沉积症；尿酸盐性肾结石；葡萄糖-6-磷酸脱氢酶缺乏症；血色病；铁粒幼细胞性贫血或地中海贫血；镰形红细胞贫血；糖尿病(因维生素C干扰血糖定量)。

(4) 如服用过量或出现严重不良反应，应立即就医。

(5) 对本品过敏者禁用,过敏体质者慎用。

(6) 本品性状发生改变时禁止使用。

(7) 请将本品放在儿童不能接触的地方。

(8) 儿童必须在成人监护下使用。

(9) 如正在使用其他药品,使用本品前请咨询医师或药师。

【药物相互作用】

(1) 口服大剂量维生素 C 可干扰抗凝药的抗凝效果。

(2) 与巴比妥或扑米酮等合用,可促使维生素 C 的排泄增加。

(3) 纤维素磷酸钠可促使维生素 C 代谢为草酸盐。

(4) 长期或大量应用维生素 C 时,能干扰双硫仑对乙醇的作用。

(5) 水杨酸类能增加维生素 C 的排泄。

(6) 如与其他药物同时使用可能会发生药物相互作用,详情请咨询医师或药师。

【用法用量】口服。

用于补充维生素 C:成人一日 1 片。

用于治疗维生素 C 缺乏:成人一次 1～2 片,一日 3 次;儿童一日 1～3 片。至少服 2 周。

【制剂规格】片剂:0.1 g。

维生素 B_1　Vitamin B_1

【药理学】维生素 B_1 参与体内辅酶的形成,能维持正常糖代谢及神经、消化系统功能。摄入不足可致维生素 B_1 缺乏,严重缺乏可致“脚气病”,以及周围神经炎等。

【适应证】用于预防和治疗维生素 B_1 缺乏症,如脚气病、神经炎、消化不良等。

【不良反应】推荐剂量的维生素 B_1 几乎无毒性,过量使用可出现头痛、疲倦、烦躁、食欲缺乏、腹泻、水肿。

【注意事项】

(1) 必须按推荐剂量服用,不可超量服用。

(2) 儿童用量请咨询医师或药师。

(3) 孕妇及哺乳期妇女应在医师指导下使用。

(4) 如服用过量或出现严重不良反应,请立即就医。

(5) 对本品过敏者禁用,过敏体质者慎用。

(6) 本品性状发生改变时禁止使用。

(7) 请将本品放在儿童不能接触的地方。

(8) 儿童必须在成人监护下使用。

(9) 如正在使用其他药品,使用本品前请咨询医师或药师。

【药物相互作用】

(1) 遇碱性药物如碳酸氢钠、枸橼酸钠等可发生变质。

(2) 不宜与含鞣质的中药和食物合用。

(3) 如与其他药物同时使用可能会发生药物相互作用,详情请咨询医师或药师。

【用法用量】口服。成人,一次 1 片,一日 3 次。

【制剂规格】片剂:5 mg;10 mg。

维生素 B_6　Vitamin B_6

【药理学】维生素 B_6 是辅酶的重要组成成分,参与糖、蛋白质、脂肪的正常代谢。并与白细胞、血红蛋白的生成有关。

【适应证】用于预防和治疗维生素 B_6 缺乏症,如脂溢性皮炎、唇干裂。也可用于减轻妊娠呕吐。

【不良反应】维生素 B_6 在肾功能正常时几乎不产生毒性,但长期、过量应用本品可致严重的周围神经炎、出现神经感觉异常、步态不稳、手足麻木。

【注意事项】

(1) 必须按推荐剂量服用,不可超量服用,用药 3 周后应停药。

(2) 孕妇及哺乳期妇女应在医师指导下使用。

(3) 如服用过量或出现严重不良反应,应立即就医。

(4) 对本品过敏者禁用,过敏体质者慎用。

(5) 本品性状发生改变时禁止使用。

(6) 请将本品放在儿童不能接触的地方。

(7) 儿童必须在成人监护下使用。

(8) 如正在使用其他药品,使用本品前请咨询医师或药师。

【药物相互作用】

(1) 小剂量维生素 B_6(一日 5 mg)与左旋多巴合用,可降低后者治疗帕金森病的疗效。但制剂中若含有脱羧酶抑制剂如卡比多巴时,对左旋多巴无影响。

(2) 氯霉素、盐酸肼屈嗪、异烟肼、青霉胺及免疫抑制剂包括糖皮质激素、环磷酰胺、环孢素等药物可拮抗维生素 B_6 或增强维生素 B_6 经肾排泄,甚至可引起贫血或周围神经炎。

(3) 服用雌激素时应增加维生素 B_6 的用量,因为雌激素可使维生素 B_6 在体内的活性降低。

(4) 如与其他药物同时使用可能会发生药物相互作用,详情请咨询医师或药师。

【用法用量】口服。成人,一日 1～2 片;儿童,一日 0.5～1 片,连用 3 周。

【制剂规格】片剂:10 mg。

(二) 肠外营养药

143. 脂肪乳(中链及长链复合剂)　Fat Emulsion

【药理学】通过胃肠外营养,长链甘油三酸酯(LCT)和可快速转换的中链甘油三酸酯(MCT)可满足机体能量的需要,其中长链甘油三酸酯(LCT)还可保证必需脂肪酸的需要。

中链甘油三酸酯(MCT)相对分子质量小,在代谢时进入线粒体不需要肉毒碱携带,氧化快而彻底,能以辅酶 A 和酮体的形式供能,中链脂肪酸不易于再酯化,发挥作用完全。因此,中/长链脂肪乳不仅具有长链脂肪乳的优点,同时它进一步改善了脂肪乳的代谢,对有脂代谢障碍的病人尤其有利。

正常人输注本品后的甘油三酯半衰期是 16 分钟,短于单纯输注长链脂肪乳后的甘油三酯半衰期(约 33 分钟)。

【适应证】用于需要接受胃肠外营养和(或)必需脂肪酸缺乏的患者。

【禁忌证】

(1) 严重凝血障碍、休克和虚脱、妊娠、急性血栓栓塞、伴有酸中毒和缺氧的严重脓毒血症、脂肪栓塞、急性心肌梗死和中风、酮症酸中毒昏迷和糖尿病性前期昏迷者禁用。

(2) 输液过程中出现甘油三酯蓄积时,以下也将禁忌:脂类代谢障碍、肝功能不全、肾功能不全、网状内皮系统障碍、急性出血坏死性胰腺炎。

(3) 胃肠外营养的一般禁忌:各种原因引起的酸中毒、未治疗的水电解质代谢紊乱(低渗性脱水、低血钾、水潴留)、代谢不稳定、肝内胆汁淤积。

【不良反应】

(1) 使用本品后可能发生的早期不良反应是:① 体温轻度升高。② 发热感,寒冷感。③ 寒战。④ 不正常的热感(红晕)或发绀。⑤ 食欲下降,恶心、呕吐。⑥ 呼吸困难。⑦ 头痛、背痛、骨痛、胸痛、腰痛。⑧ 阴茎异常勃起(少见)。⑨ 血压升高或降低(高血压、低血压)。⑩ 过敏反应(例如过敏性样反应、皮疹)。

如果出现这些不良反应,或输入脂肪乳时血清甘油三酯浓度高于 3 mmol/L,应停止输注,如果需要,应减低剂量后再输注。

如果有显著的反应性血糖升高,也应停止输注。

如果有严重的超剂量,并且没有同时给予碳水化合物,可能会发生代谢性酸中毒。

(2) 要密切注意过量综合征的发生可能性。过量综合征可能由于不同病例的遗传因素导致代谢不同而引起,发生的快慢也不同;而且由于所患疾病的不同,发生的剂量也不同。

过量综合征表现为如下症状:① 肝肿大,可能伴有或不伴有黄疸。② 脾肿大。③ 肝功能异常。④ 贫血,白细胞减少,血小板减少。⑤ 出血倾向和出血。⑥ 凝血指标的改变或下降(如出血时间、凝血时间、凝血酶原时间等)。⑦ 体温升高。⑧ 血脂升高。⑨ 头痛、胃痛、疲倦。

【注意事项】

(1) 应定期检查血清甘油三酯、血糖、酸碱平衡、血电解质、液体出入量及血常规，脂肪乳输注过程中，血清甘油三酯浓度不应超过3 mmol/L。

(2) 加入多价阳离子(如钙)可能发生不相容，特别当钙与肝素结合时更是如此。只有当可配伍性得到证实时，本品才能与其他注射液、电解质浓缩液或药物混合。

(3) 对大豆或其他蛋白质高度敏感的病人慎用。

(4) 只有在溶液均匀和容器未损坏时使用。

(5) 本品在加入其他成分后不能继续贮存。

(6) 本品开瓶后一次未使用完的药液应予以丢弃，不得再次使用。

(7) 本品不能用于妊娠妇女。

(8) 儿童用药：目前尚无将本品用于新生儿、婴幼儿或儿童的经验。有资料显示，在光照疗法中同时输注脂肪乳，由光所引起的脂质过氧化物不能被完全消除。因此，作为预防措施，建议对新生儿进行光照疗法期间，输注脂肪乳应避光。

(9) 老年用药：老年人可以使用。

【药物相互作用】尚未发现与其他药品的相互作用。

【用法用量】静脉滴注。建议剂量：按体重一日静脉滴注本品10% 10～20 ml/kg，或本品 20% 5～10 ml/kg，相当于 1～2 g(2 g为最大推荐剂量)脂肪/kg。

输注速度：最大速度为按体重 1 小时静脉滴注本品 10% 1.25 ml/kg 或 20% 0.625 ml/kg(相当于 0.125 g 脂肪/kg)。在开始使用本品进行肠外营养治疗时，建议用较慢的速度，即按体重1 小时0.05 g 脂肪/kg 进行滴注。

本品可单独输注或配制成“全合一”营养混合液进行输注。只有在可配伍性得到保证的前提下，才能将其他药品加入本品内。

通过静脉输注时，如果需要，本品可以与复方氨基酸注射液和葡萄糖注射液一起输注。本品与氨基酸和(或)糖溶液一起输注时，应使用单独的输注系统和静脉。如果本品要通过一个共同的最后输注通道时(旁路，Y型管)，必须保证所有溶液具有可配伍性。

不能使用孔径为0.2 μm的滤过器，因为脂肪乳乳粒不能通过这些滤过器。使用前摇匀!

患者在肠外营养治疗期间均可使用本品。

【制剂规格】 注射剂：250 ml∶50 g(20%)；500 ml∶50 g(10%)。

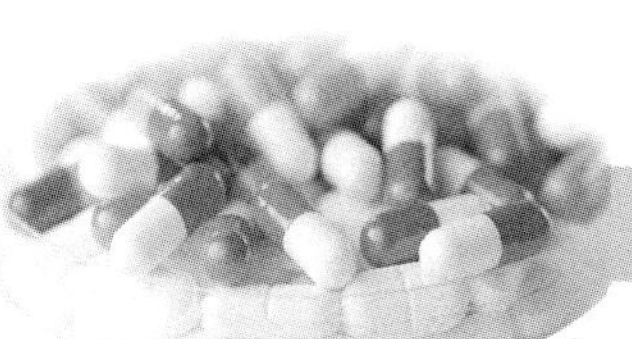

第十四章

调节水、电解质及酸碱平衡药

机体内环境的体液、电解质的平衡和稳定对于保证机体健康非常重要。各种疾病可导致它们的失衡。电解质方面较为重要的为钠和钾，它们分别是维持细胞内外和体液渗透浓度的阳离子。此外，钾离子对保持正常的神经肌肉兴奋性有重要作用。

本节包括增补的乳酸钠注射液和灭菌注射用水。

144. 乳酸钠　Sodium Lactate

【药理学】人体在正常情况下血液中含有少量乳酸，主要由肌肉、皮肤、脑及细胞等组织中的葡萄糖或糖原酵解生成。乳酸生成后或再被转化为糖原或丙酮酸，或进入三羧酸循环被分解为水及二氧化碳。因此，乳酸钠的终末代谢产物为碳酸氢钠，可用于纠正代谢性酸中毒。高钾血症伴酸中毒时，乳酸钠可纠正酸中毒并使钾离子自血及细胞外液进入细胞内。

本品静脉注射后直接进入血液循环。乳酸钠在体内经肝脏氧化生成二氧化碳和水，两者在碳酸酐酶催化下生成碳酸，再解离成碳酸氢根离子而发挥作用。

【适应证】用于纠正代谢性酸中毒，腹膜透析液中缓冲剂、高钾血症伴严重心率失常 QRS 波增宽者。

【禁忌证】

(1) 心力衰竭及急性肺水肿。

(2) 脑水肿。

(3) 乳酸性酸中毒已显著时。

(4) 重症肝功能不全。

(5) 严重肾衰竭有少尿或无尿。

【不良反应】

(1) 有低钙血症者(如尿毒症),在纠正酸中毒后易出现手足发麻、疼痛、搐搦、呼吸困难等症状,是由于血清钙离子浓度降低所致。

(2) 心率加速、胸闷、气急等肺水肿、心力衰竭表现等。

(3) 血压升高。

(4) 体重增加、水肿。

(5) 逾量时出现碱中毒。

(6) 血钾浓度下降,有时出现低钾血症表现。

【注意事项】

(1) 水肿及高血压患者,应用时宜谨慎。

(2) 给药速度不宜过快,以免发生碱中毒、低钾及低钙血症。

(3) 下列情况应慎用

① 糖尿病患者服用双胍类药物尤其是苯乙双胍,阻碍肝脏对乳酸的利用,易引起乳酸中毒。

② 水肿患者伴有钠潴留倾向时。

③ 高血压患者可增高血压。

④ 心功能不全。

⑤ 肝功能不全时乳酸降解速度减慢。

⑥ 缺氧及休克,组织供血不足及缺氧时,乳酸氧化成丙酮酸进入三羧酸循环代谢速度减慢,以致延缓酸中毒的纠正速度。

⑦ 酗酒、水杨酸中毒、Ⅰ型糖原沉积病时有发生乳酸性酸中毒倾向,不宜再用乳酸钠纠正酸碱平衡。

⑧ 糖尿病酮症酸中毒时乙酰醋酸、β-羟丁酸及乳酸均升高,且常伴有循环不良或脏器供血不足,乳酸降解速度减慢。

⑨ 肾功能不全,容易出现水、钠潴留,增加心脏负担。

(4) 应根据临床需要作下列检查及观察:

① 血气分析或二氧化碳结合力检查。

② 血清钠、钾、钙、氯浓度测定。

③ 肾功能测定，包括血肌酐、尿素氮等。

④ 血压。

⑤ 心肺功能状态，如水肿、气急、发绀、肺部啰音、颈静脉充盈，肝-颈静脉反流等，按需作静脉压或中心静脉压测定。

⑥ 肝功能不全表现黄疸、神志改变、腹水等，应于使用乳酸钠前后及过程中，经常随时进行观察。

(5) 孕妇有妊娠高血压综合征者可能加剧水肿、增高血压，应用时宜谨慎。

(6) 儿童酌减。

(7) 老年患者常有隐匿性心、肾功能不全，也应慎用。

【药物相互作用】乳酸钠与新生霉素钠、盐酸四环素、磺胺嘧啶钠呈配伍禁忌。

【用法用量】

(1) 代谢性酸中毒：按酸中毒程度计算剂量，静脉滴注碱缺失(mmol/L)×0.3×体重(kg)＝所需乳酸钠(mol/L)的体积(ml)，目前已不用乳酸钠纠正代谢性酸中毒。

(2) 高钾血症：首次可予静脉滴注 11.2%注射液 40～60 ml，以后酌情给药。严重高钾血症导致缓慢异位心律失常，特别是心电图 QRS 波增宽时，应在心电图监护下给药。有时须高达 200 ml 才能奏效，此时应注意血钠浓度及防止心力衰竭。

(3) 乳酸钠需在有氧条件下经肝脏氧化代谢成碳酸氢根才能发挥纠正代谢性酸中毒的作用，故不及碳酸氢钠作用迅速和稳定，现已少用。但在高钾血症伴酸中毒时，仍以使用乳酸钠为宜。

(4) 制剂为 11.2%的高渗溶液，临床应用时可根据需要配制成不同渗透压浓度；等渗液浓度为 1.86%。

【制剂规格】注射剂：20 ml∶2.24 g(11.2%)。

145. 灭菌注射用水 Water For Injection

【适应证】注射用灭菌粉末的溶剂或注射液的稀释剂或各科内腔镜冲洗剂。

【禁忌证】 不能作为脂溶性药物的溶剂。

【注意事项】 本品不能直接静脉注射。

【用法用量】 临用前，在避菌操作条件下，按需要量用无菌注射器吸取加入或量取加入或直接冲洗。

【制剂规格】 注射剂：5 ml；500 ml。

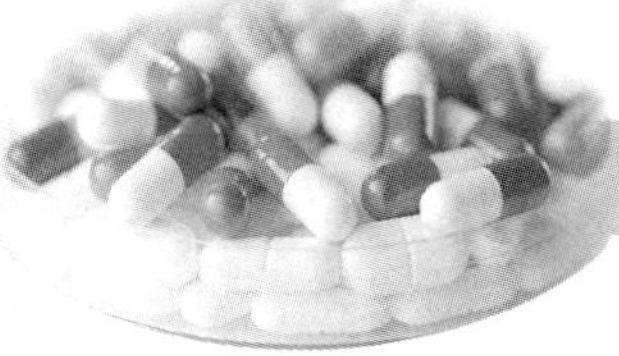

第十五章

皮肤科用药

皮肤科的药物治疗，包括内服及外用。主要用于治疗有感染性皮肤病，包括病毒性、细菌性、真菌病等，性传播疾病属于感染性皮肤病；变态反应或免疫相关性皮肤病，包括皮炎、湿疹、特应性皮炎、银屑病、扁平苔藓、血管炎等；自身免疫性疾病，包括天疱疮、大疱性类天疱疮等获得性大疱性皮肤病及红斑狼疮、皮肌炎、硬皮病等结缔组织病。手足癣、体癣、股癣等浅表真菌感染以抗真菌药物外用为主；变态反应或免疫相关性皮肤病，有明确原因的如接触性皮炎，只要不再接触致敏物，加以适当处置，皮疹可以逐渐消退。

（一）抗感染药

14. *酮康唑　Ketoconazole

【药理学】酮康唑属吡咯类抗真菌药。主要为高度选择性干扰真菌的细胞色素 P450 的活性，从而抑制真菌细胞膜上麦角固醇的生物合成。对皮真菌、酵母菌（念珠菌属、糠秕孢子菌属、球拟酵母菌属、隐球菌属）、双相真菌和真菌纲有抑菌和杀菌作用；除虫霉目外，对曲霉菌、申可孢子丝菌、某些暗色孢科、毛霉菌属的作用较弱。

【适应证】用于手癣、足癣、体癣、股癣、花斑癣以及皮肤念珠菌病。

【禁忌证】对酮康唑、咪唑类药物或亚硫酸盐过敏者禁用，对本品任何组分过敏者禁用。

【注意事项】使用 2～4 周后，症状无改善或加重，应停药并咨询医师或药师。不得用于皮肤破溃处。避免接触眼睛和其他黏膜如口、鼻等。用药部位如有烧灼感、红肿等情况应停药，并将局部洗净，必要时向医师咨询。儿童、妊娠及哺乳期妇女应在医师指导下使用。对本品过敏者禁用，过敏体质者慎用。

【不良反应】局部使用本品治疗一般耐受性良好，罕见的不良反应有：用药局部皮肤烧灼感、瘙痒、刺激、油腻或干燥，用药局部头发纹理异常、干燥或油腻。有报道对头发受到化学损伤或灰发的患者，使用本品后可能出现褪色。此外，偶见过敏反应。用药部位可能出现由刺激或过敏引起的接触性皮炎。

【用法用量】

(1) 乳膏：涂于患处，一日 2～3 次。

(2) 洗剂：花斑糠疹，一日 1 次，连续 5 日；脂溢性皮炎，一周 2 次，每 2 次之间至少相隔 3 日，连续 4 周，然后间歇性给药以控制症状的发作。

【制剂规格】酮康唑乳膏：2%。酮康唑洗剂：2%；1%。

146. 克霉唑　Clotrimazole

【药理学】克霉唑属吡咯类抗真菌药，对白色念珠菌则可抑制其自芽孢转变为侵袭性菌丝的过程。克霉唑具广谱抗真菌活性，对表皮癣菌、毛发癣菌、曲菌、着色真菌、隐球菌属和念珠菌属均有较好抗菌作用，对申克氏孢子丝菌、皮炎芽生菌、粗球孢子菌属、组织浆胞菌属等也有一定抗菌活性。克霉唑曲霉、某些暗色孢科、毛霉菌属等作用差。通过干扰细胞色素 P450 的活性，从而抑制真菌麦角固醇等固醇的生物合成，损伤真菌细胞膜并改变其通透性，以致重要的细胞内物质外漏；可抑制真菌的甘油三酯和磷脂的生物合成；也可抑制氧化酶和过氧化酶的活性，引起细胞内过氧化氢积聚导致细胞亚微结构变性和细胞坏死。

【适应证】用于体癣、股癣、手癣、足癣、花斑癣、头癣以及念珠菌性甲沟炎和念珠菌性外阴阴道炎。

【禁忌证】尚不明确。

【注意事项】哺乳期、妊娠期妇女慎用。避免接触眼睛。

【不良反应】偶见局部刺激、瘙痒、烧灼感、接触性皮炎，皮肤可出现红斑、丘疹、水疱、脱屑等。偶见过敏反应。

【用法用量】

(1) 外用：一日 2～3 次。体股癣疗程一般需 2～4 周，手足癣需要 4～6 周。

(2) 口服：阴道念珠菌病用克霉唑阴道片，每晚 1 次，一次 1 片，10 天为一个疗程。月经期停用。

【制剂规格】克霉唑软膏：含克霉唑 1%～3%。

克霉唑溶液：1.5%。克霉唑阴道片：0.5 g。

114. *曲安奈德

【药理学】为中效外用糖皮质激素制剂。外用具有抗炎、抗过敏及止痒作用，能消除局部非感染性炎症引起的发热、发红及肿胀。

【适应证】用于过敏性皮炎、湿疹、神经性皮炎、脂溢性皮炎及瘙痒症。

【禁忌证】禁用于感染性皮肤病如脓疱病、体癣、股癣等。对本品过敏者禁用。

【注意事项】

(1) 不宜长期使用，并避免全身大面积使用。用药 1 周后症状未缓解，应向医师咨询。

(2) 涂布部位如有灼烧感、瘙痒、红肿等，应停止用药，洗净。必要时向医师咨询。

(3) 当药品性状发生改变时禁止使用。请将此药品放在儿童不能接触的地方。

(4) 孕妇及哺乳期妇女在权衡利弊情况下，尽可能避免长期、大量使用。

(5) 小儿如长期使用肾上腺皮质激素，须十分慎重。避免长期、大量使用。

【不良反应】长期使用可引起局部皮肤萎缩、毛细血管扩张、色素沉着以及继发感染。

【用法用量】外用，一日 2～3 次，涂患处，并轻揉片刻。

【制剂规格】10 g∶2.5 mg。

147. 莫匹罗星　Mupirocin

【药理学】本品作用于菌体内的异亮氨酸 tRNA 合成酶与异亮氨酸结合点，阻碍氨基酸的合成，同时耗竭了细胞内 tRNA，使敏感菌的 RNA 和蛋白质合成中止。对哺乳类动物异亮氨酸 tRNA 合成酶的亲和力很低，故对人的毒性甚小。对需氧革兰阳性球菌有很强的抗菌活性，尤其对皮肤感染有关的金黄色葡萄球菌、表皮葡萄球菌、化脓性链球菌。对耐药金黄色葡萄球菌也有效。对革兰阴性细菌有流感嗜血杆菌、淋球菌等敏感。对起先天性抗感染屏障作用的皮肤正常菌群丛如细球菌、棒状杆菌和丙酸杆菌等抑制较弱。对绿脓假单孢菌、厌氧菌和真菌无抑制作用。与其他抗生素无交叉耐药性。

【适应证】用于革兰阳性球菌引起的皮肤感染，例如：脓疱病、疖肿、毛囊炎等原发性皮肤感染及湿疹合并感染、溃疡合并感染、创伤合并感染等继发性皮肤感染。

【禁忌证】对莫匹罗星或其他含聚乙二醇软膏过敏者禁用。

【注意事项】基质内含有聚乙二醇，建议肾功能受损者慎用。本药不适用于假单胞菌属感染。妊娠期妇女慎用。

【不良反应】局部刺激反应，包括瘙痒、烧灼感等。

【用法用量】外用，一日 2～3 次，一日最多使用 3 次，连续外用不应超过 10 日。

【制剂规格】莫匹罗星软膏(2%)：5 g∶100 mg。

148. 氟轻松　Fluocinonide

【药理学】肾上腺皮质激素类药。外用可使真皮毛细血管收缩，抑制表皮细胞增殖或再生，抑制结缔组织内纤维细胞的新生，稳定细胞内溶酶体膜，防止溶酶体酶释放所引起的组织损伤。具有较强的抗炎及抗过敏作用。

【适应证】本品为肾上腺皮质激素类药。用于过敏性皮炎、异位性皮炎、接触性皮炎、脂溢性皮炎、湿疹、皮肤瘙痒症、银屑病、神经性皮炎等。

【禁忌证】真菌性或病毒性皮肤病禁用，对本药及基质成分过敏者和对其他皮质类固醇过敏者禁用。

【不良反应】长期或大面积应用，可引起皮肤萎缩及毛细血管扩张，发生痤疮样皮炎和毛囊炎、口周皮炎，增加对感染的易感染性等。偶可引起变态反应性接触性皮炎。

【注意事项】

(1) 用于破损皮肤，长期应用可吸收引起全身性作用。

(2) 对并发细菌感染的皮肤病，应与相应的抗生素配用，如感染未改善应停用。

(3) 本品不能长期大面积应用。

(4) 应权衡利弊后慎用，孕妇不能长期、大面积或大量使用。

(5) 由于婴儿、儿童体表面积相对较大，应尽可能减少药物用量，用药时间不宜过长且不能采用封包治疗。

(6) 一周总量不得超过 50 g 软膏。每日涂用多次，连用数日，可致耐药性，每日涂药次数不宜太多，可间断用药。

【用法用量】涂于患处，一日 2 次。封包治疗仅适用于慢性肥厚或掌跖部位的皮损。

【制剂规格】醋酸氟轻松乳膏：10 g。

(二) 其他

149. 炉甘石　Calamine Powder

【药理学】本品所含炉甘石和氧化锌具有收敛、保护作用，也有较弱的防腐作用。

【适应证】用于急性瘙痒性皮肤病，如荨麻疹和痱子。

【注意事项】

(1) 避免接触眼睛和其他黏膜(如口、鼻等)。

(2) 本品不宜用于有渗液的皮肤。

(3) 用时摇匀。

(4) 本品性状发生改变时禁用。

(5) 儿童必须在成人监护下使用。

(6) 请将此药品放在儿童不能接触的地方。

【药物相互作用】如正在使用其他药物，使用本品前应向医师或药师咨询。

【不良反应】未见不良反应。

【用法用量】局部外用，用时摇匀，取适量涂于患处，每日 2～3 次。

【制剂规格】每瓶 100 ml。

150. 环吡酮胺　Ciclopirox Olamine

【药理学】本品为广谱抗真菌药，主要通过改变真菌细胞膜的完整性，引起细胞内物质外流，并阻断蛋白质前体物质的摄取，导致真菌细胞死亡，对皮肤癣菌、酵母菌、霉菌等具有较强的抑菌和杀菌作用，渗透性强。对各种放线菌、革兰阳性和革兰阴性菌及支原体、衣原体、毛滴虫等也有一定抑制作用。

【适应证】用于手癣、足癣、体癣、股癣、甲癣及花斑癣，亦可用于皮肤和外阴阴道念珠菌感染及甲真菌病。

【不良反应】偶见局部发红、瘙痒，一般停药后可自行消失，如症状加重应向医师咨询。

【注意事项】

(1) 对本品过敏者禁用。

(2) 避免接触眼睛，不得内服。

(3) 涂药部位如有灼烧感、瘙痒、红肿等，应停止用药，洗净。必要时向医师咨询。

(4) 如药品性状发生改变应停止使用。

(5) 请将此药品放在儿童不能接触的地方。

(6) 除非绝对必要，才可将此药用于孕妇及哺乳期妇女。

(7) 儿童必须在成人监护下使用。

【药物相互作用】如正在使用其他药品，使用前请咨询医师或药师。

【用法用量】外用。均匀涂于患处，1 日 2 次，涂后应轻轻搓揉数分钟，2 周为一疗程；治疗甲癣，应先用温水泡软并削薄病甲后，涂药包扎，治疗第 1 个月每 2 天 1 次，第 2 个月每周 2 次，第 3 个月每周涂药 1 次，至痊愈为止。

【制剂规格】每支(1%)：10 g，15 g。

151. 高锰酸钾　Potassium Permanganate

【药理学】它是一种强氧化剂，可以杀灭细菌，具有强而快的杀菌作用，可除臭、消毒，但作用短暂、表浅。清洗创面，坐浴，对红皮病或大面积皮损者可供浸浴用。

【适应证】用于急性皮炎或急性湿疹的湿敷、清洗溃疡或脓疮，以及痔疮坐浴。

【禁忌证】口服可致口腔黏膜腐蚀、水肿、胃肠道出血、肝胃功能损伤，严禁口服。

【不良反应】对皮肤及器皿有一定的染色作用。高浓度对皮肤有腐蚀和刺激作用。

【注意事项】溶液应新鲜配制，久置或加温可迅速失效。勿用于黏膜部位。

【用法用量】高锰酸钾水溶液：0.1%～0.5% 用于清洗创面。在妇科方面，0.01%的高锰酸钾水溶液可以用于阴道冲洗；0.02%的水溶液用于坐浴，治疗白带过多；蜜月之中，用 0.05%的水溶液清洗外阴，可预防泌尿系统感染。女性痔疮的发生率较高，用 0.1%的水溶液坐盆浸泡，可止痒止痛、防止感染，促进脱出的痔核复位。

高锰酸钾水溶液：0.02% 用于坐浴，浸浴；高锰酸钾水溶液：0.1%用于水果及食具的消毒。

【制剂规格】高锰酸钾片：0.1 g。

152. 双氯芬酸　Diclofenac

【药理学】本品为前列腺素合成抑制剂，具有抗炎、镇痛作用。局部应用，其有效成分可穿透皮肤到达炎症区域，缓解急慢性炎症反应，对因外伤或风湿病引起的炎症，本品可使之炎性肿胀减轻、疼痛缓解。

【适应证】用于缓解局部中度疼痛，如肌肉痛、关节痛。

【不良反应】

（1）偶可出现局部不良反应：过敏性或非过敏性皮炎，如丘疹、皮肤发红、水肿、瘙痒、小水疱、大水疱或鳞屑等。

（2）局部使用本品而导致全身不良反应的情况较少见，若将其用于较大范围皮肤长期使用，则可能出现：一般性皮疹、过敏性反应（如哮喘发作、血管神经性水肿、光过敏反应等）。如发生这种情况，应咨询医师。

【注意事项】

（1）对本品及其他解热、镇痛、抗炎药过敏者禁用。

（2）由于局部应用也可全身吸收，故应严格按照说明书规定剂量使用，避免长期大面积使用。

（3）肝肾功能损害者以及妊娠、哺乳期妇女使用前请咨询医师或药师。

（4）本品禁用于破损皮肤或感染性创口。

（5）本品仅供外用，禁止接触眼睛和黏膜。

（6）如使用本品 1 周，局部疼痛未缓解，请咨询医师。

（7）当药品性状发生改变时禁止使用。

（8）儿童必须在成人监护下使用。

（9）请将此药品放在儿童不能接触的地方。

【药物相互作用】

（1）未见与其他药物相互作用报告。

（2）如正在使用其他药品，使用本品前请咨询医师或药师。

【用法用量】外用。按照痛处大小，使用本品适量，轻轻揉搓，一日 3～4 次。12 岁以下儿童用量请咨询医师或药师。

【制剂规格】衬塑铝管：每支 20 g。

153. 复方地塞米松　Dexamethasone Acetate

【药理学】本品所含地塞米松为糖皮质激素，具有抗炎、抗过敏作用;薄荷脑、樟脑具有促进局部循环和轻度的消炎、止痛及止痒作用。

【适应证】用于神经性皮炎、接触性皮炎、脂溢性皮炎以及慢性湿疹。

【禁忌证】

(1) 对本品过敏者禁用。

(2) 患处已破溃、化脓或有明显渗出者禁用。

(3) 病毒感染者(如有疱疹、水痘)禁用。

【不良反应】长期使用可致皮肤萎缩、毛细血管扩张、色素沉着以及继发感染。偶见过敏反应。

【注意事项】

(1) 避免接触眼睛及其他黏膜部位。

(2) 孕妇、哺乳期妇女慎用。

(3) 不宜大面积、长期使用;用药 1 周后症状未缓解,请咨询医师。

(4) 如用药部位出现皮疹、瘙痒、红肿等,应停止用药,洗净,必要时向医师或药师咨询。

(5) 连续使用不能超过 4 周,面部、腋下、腹股沟及外阴等皮肤细薄处连续使用不能超过 2 周。

(6) 如并发细菌或真菌感染,请咨询医师处理。

(7) 当本品性状发生改变时禁用。

(8) 儿童必须在成人监护下使用。

(9) 请将此药品放在儿童不能接触的地方。

【药物相互作用】如正在使用其他药品,使用本品前应向医师或药师咨询。

【用法用量】外用。一日 1～2 次,取少量涂于患处,并轻揉片刻。

【制剂规格】铝管:20 g∶15 mg。

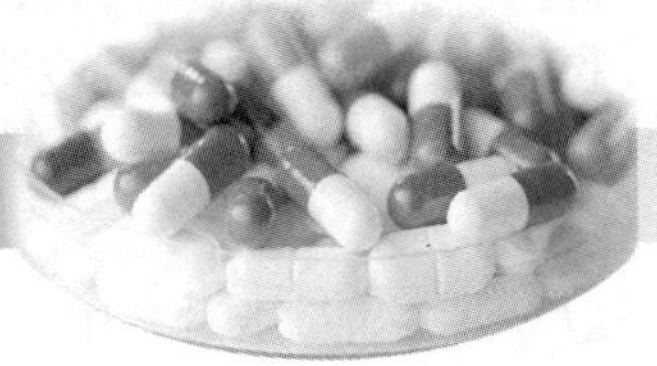

第十六章

眼科用药

眼科最常用的给药方式是眼局部给药，如将滴眼液（包括溶液、混悬液、乳剂等）、眼用凝胶或眼膏等滴入或涂入结膜囊内。如果眼部治疗需要较高药物浓度，可以采用眼局部注射方式，如球结膜下注射、眼内注射等。临床所用的制剂应当是无菌的。当应用滴眼液时，用手指轻压内眦部的泪囊区，可以明显减少药物经鼻泪道流入鼻腔的量，从而减少药物引起的全身效应。

（一）抗感染药

154. 羟苄唑　Hydrobenzole

【药理学】本品能选择性抑制被感染细胞的微小 RNA 病毒聚合酶。抗微小 RNA 病毒作用机制，一般认为是在感染细胞内抑制病毒配码的依赖 RNA 的 RNA 聚合酶，使病毒 RNA 合成受阻，从而发挥抑制病毒作用。

【适应证】用于急性流行性出血性结膜炎。

【禁忌证】对本品过敏者禁用。

【不良反应】有轻度刺激性。

【注意事项】

（1）本品防止阳光直射。

（2）孕妇及哺乳期妇女用药：尚不明确。

【药物相互作用】尚不明确。

【用法用量】滴眼，每次1～2滴，每小时1～2次，病情严重时每小时3～4次。

【制剂规格】8 ml∶8 mg。

155. 金霉素 Chlorteytractcline

【药理学】本品为四环素类抗生素，作用机制为药物能特异性与细菌核糖体30S亚基的A位置结合，抑制肽链的增长和影响细菌蛋白质的合成。对立克次体属、支原体属、衣原体属、非典型分支杆菌属、螺旋体等敏感。肠球菌属对其耐药。由于四环素类的广泛应用，临床常见病原菌对金霉素耐药现象严重，葡萄球菌等革兰阳性菌及多数肠杆菌科细菌耐药。与其他四环素类药物之间存在交叉耐药。为局部用药，很少吸收。

【适应证】用于敏感金黄色葡萄球菌、化脓性链球菌、肺炎链球菌等革兰阳性菌及流感嗜血杆菌等敏感革兰阴性菌所致浅表眼部感染的治疗；也可用于沙眼衣原体所致沙眼的治疗。

【禁忌证】有四环素类药物过敏史者禁用。

【不良反应】少见，应用本品后可感到视力模糊。应用时耐药菌株可过度生长。

【注意事项】

(1) 急性或慢性沙眼的疗程应为1～2个月或更长，眼膏可作为夜间治疗用药，以保持感染部位与药物接触较长时间。

(2)妊娠及哺乳期妇女用药：尚不明确。

【药物相互作用】尚不明确。

【用法用量】涂入眼睑内，每日1～2次。

【制剂规格】0.5%(g/g)。

156. 磺胺醋酰钠 Sulfacetamide Sodium

【药理学】本品属局部应用的磺胺类药，抗菌作用较弱，但能抑制大多数革兰阳性菌、沙眼衣原体以及部分革兰阴性菌。水溶液呈中性，刺激性小，滴眼后穿透力强，药物可渗入眼部晶体及眼内组织而达较高浓度，30%溶液滴眼，经 5 分钟后角膜的药物浓度可达 0.1%，角膜上皮缺损时，眼内吸收增加，房水药物浓度高达 0.95 mg/ml。

【适应证】主要用于敏感菌所致浅表性结膜炎、角膜炎、睑缘炎和沙眼的治疗，也可用于眼外伤、慢性泪囊炎、结膜、角膜及眼内手术的感染预防。

【禁忌证】对磺胺类药物过敏者禁用。

【不良反应】主要为局部过敏性反应，如眼睑、球结膜红肿、眼睑皮肤红肿、痒、皮疹等。

【注意事项】

(1) 滴眼时瓶口勿接触眼睛。

(2) 使用后应将瓶盖拧紧，以免污染药品。

(3) 当药品性状发生改变时禁止使用。

(4) 在使用过程中，如发现眼睛发红、疼痛等应立即停药，并及时就诊。

(5) 请将此药品放在儿童不能接触的地方。

(6) 妊娠及哺乳期妇女用药：尚不明确。

【用法用量】滴于眼睑内，一次 1～2 滴，一日 3～5 次。

【制剂规格】15%。

诺氟沙星　Norfloxacin

【药理学】本品为氟喹诺酮类抗菌药，具广谱抗菌作用，尤其对需氧革兰阴性杆菌抗菌活性高，对下列细菌在体外具良好抗菌作用：肠杆菌科的大部分细菌，包括枸橼酸杆菌属、阴沟肠杆菌、产气肠杆菌等肠杆菌属、大肠埃希菌、克雷伯菌属、变形菌属、沙门菌属、志贺菌属、弧菌属、耶尔森菌等。诺氟沙星体外对多重耐药菌亦具抗菌活性。对青霉素耐药的淋病奈瑟球菌、流感嗜血杆菌和卡他莫拉菌亦有良好抗菌作用。

【适应证】用于敏感菌所致的外眼感染，如结膜炎、角膜炎、角膜溃疡等。

【禁忌证】 对本品及氟喹诺酮类过敏患者禁用。

【不良反应】 轻微一过性局部刺激，如刺痛、痒、异物感等。

【注意事项】

(1) 严重肾功能不全患者慎用。

(2) 妊娠及哺乳期妇女用药：孕妇不宜应用，如确有指征应用，且利大于弊时方可慎用。哺乳期妇女应用时应停止授乳。

(3) 儿童用药：一般不用于婴幼儿。

【用法用量】 滴入眼睑内，一次 1～2 滴，一日 3～6 次。

【制剂规格】 8 ml∶24 mg。

利巴韦林　Ribavirin

【药理学】 抗病毒药。体外具有抑制呼吸道合胞病毒、流感病毒、甲肝病毒、腺病毒等多种病毒生长的作用，其机制不全清楚。本品并不改变病毒吸附、侵入和脱壳，也不诱导干扰素的产生。药物进入被病毒感染的细胞后迅速磷酸化，其产物作为病毒合成酶的竞争性抑制剂，抑制肌苷单磷酸脱氢酶、流感病毒 RNA 多聚酶和 mRNA 鸟苷转移酶，从而引起细胞内鸟苷三磷酸的减少，损害病毒 RNA 和蛋白合成，使病毒的复制与传播受抑。对呼吸道合胞病毒也可能具免疫作用及中和抗体作用。为局部用药，但可自黏膜部分吸收。

【适应证】 适用于单纯疱疹病毒性角膜炎。

【禁忌证】 对本品过敏者、孕妇禁用。

【不良反应】 偶见局部轻微刺激。

【药物相互作用】 大量使用本品可能会产生与全身用药相似的药物相互作用，如与齐多夫定同用时有拮抗作用，因本品可抑制齐多夫定转变成活性型的磷酸齐多夫定。

【注意事项】

(1) 本品不宜用于其他病毒性眼病。

(2) 若长期大量使用本品可能会产生与全身用药相同的不良反应如肝功能、血象的不良反应。

(3) 有严重贫血、肝功能异常者慎用。

(4) 妊娠及哺乳期妇女用药:孕妇不宜应用。哺乳期妇女应用时应暂停授乳。

(5) 老年患者用药:老年人不推荐应用。

【用法用量】 滴入眼睑内,一次1～2滴,每1小时1次,好转后每2小时1次。

【制剂规格】 8 ml:8 mg。

157. 四环素醋酸可的松　Tetracycline Hydrochloride

【药理学】 四环素具有广谱抗病原微生物作用,为抑菌剂,高浓度时具有杀菌作用。其作用机制为药物能特异性地与细菌核糖体30S亚基的A位置结合,阻止氨基酰tRNA在该位置上的联结,从而抑制肽链的增长,影响细菌或其他病原微生物的蛋白质合成。醋酸可的松为肾上腺皮质激素类,具有抗炎及抗过敏作用,能抑制结缔组织的增生,降低毛细血管壁和细胞膜的通透性,减少炎性渗出,并能抑制组胺及其他毒性物质的形成与释放。以上两种药物合用,能提高抗菌活性,减少炎性渗出,进一步达到治疗目的。

【适应证】 用于沙眼、结膜炎等眼病。

【不良反应】 长期应用可引起青光眼、白内障。

【注意事项】 孕妇频繁、长期使用应慎用。

【用法用量】 涂眼,1日1～2次。

【制剂规格】 四环素5 000 U,醋酸可的松5 mg。

(二) 其他

112. * 泼尼松龙　Prednisolone

【药理学】 本药是一种糖皮质激素,相同剂量下,其抗炎效力是氢化可的松的3～5倍。糖皮质激素可减轻炎症反应时的组织水肿、纤维沉积,抑制毛细血管扩张和吞噬细胞游走,同样也可抑制毛细血管的增生、胶原的沉积及瘢痕的形成。

【适应证】用于需要抗感染治疗的眼部疾病，如非化脓性结膜炎、睑炎、巩膜炎、非疱疹性角膜炎、泪囊炎。用于在眼科手术后、异物去除后、化学或热烧伤、擦伤、裂伤或其他眼部创伤时作预防性治疗。

【禁忌证】

(1) 未行抗感染治疗的急性化脓性眼部感染患者禁用。

(2) 急性单纯疱疹病毒性角膜炎、角膜及结膜的病毒感染、眼结核、眼部真菌感染患者禁用。

(3) 牛痘、水痘等感染性疾病患者禁用。

【不良反应】

(1) 继发眼部的真菌和病毒感染：在一些角膜及巩膜变薄的患者长期使用时，还可导致眼球穿孔。

(2) 有单纯疱疹病毒性角膜炎病史患者、急性化脓性感染患者慎用。

(3) 长期应用本品可能导致非敏感菌过度生长。长期或大剂量眼部使用本品可导致后囊膜下白内障。

(4) 本品可引起眼内压升高，从而导致视神经的损害和视野的缺损，因此建议使用该药期间应常测眼内压。

【注意事项】

(1) 长期用药后若出现眼部慢性炎症的表现，应考虑角膜真菌感染的可能。

(2) 如果发生双重感染，应立即停药并进行适当的治疗。

(3) 孕妇及儿童慎用。

【用法用量】滴眼。一次 1～2 滴，一日 2～4 次。开始治疗的 24～48 小时，剂量可酌情增大至每小时 2 滴，必要时可加大用药频率。不宜中途终止治疗，应逐步减量停药。

【制剂规格】醋酸泼尼松龙滴眼液：5 ml∶50 mg。

158. 复方妥布霉素　Compound Tobramycin

【药理学】糖皮质激素可抑制各种因素引起的炎症反应，同时也可能延缓愈合。糖皮质激素会抑制人体对抗感染的防卫功能，若此抑制能力具有临床意义，则应考虑合用抗生素。妥布霉素的抗菌活性与庆大霉素相似，对多数革兰阴性杆菌及绿脓杆菌有良好作用，对葡萄球菌属不产酶株的 MIC＜0.25 mg/L，但对产青霉素酶的菌株则作用较差。对绿脓杆菌的作用较庆大霉素强。肠球菌属和链球菌属对本品耐药。

【适应证】用于眼科手术前后预防，治疗感染与炎症反应；严重的细菌性结膜炎、角膜炎、泪囊炎与化学灼伤等。

【禁忌证】

(1) 树枝状角膜炎，牛痘、水痘及其他病毒引起的角膜炎、结膜炎，眼部分支杆菌感染，眼部真菌感染者禁用。

(2) 对本品任何成分过敏者及角膜上异物未完全去除者禁用。

【不良反应】

(1) 少数病人(低于 4%)偶有发痒、红肿、结膜充血现象发生。

(2) 使用糖皮质激素与抗生素混合制剂有可能发生二重感染，尤其长期使用糖皮质激素，可导致眼压升高，角膜可发生真菌感染。

【注意事项】

(1) 长期使用眼用糖皮质激素可能会发生以下现象：眼压增高、视神经受损、再度感染与角膜穿孔。

(2) 长期使用可能导致角膜真菌感染或产生耐药菌种，如果发生二重感染，应给予适当治疗。

(3) 与其他氨基糖苷类可能会发生交叉过敏；如发生过敏应中断使用并进行适当治疗。

(4) 本品仅供滴眼应用。

(5) 孕妇慎用本品。建议哺乳期妇女在使用本品时暂停哺乳。

(6) 尚未有对儿童的评估的报告。

(7) 药物过量的症状与不良反应症状类似。

【药物相互作用】尚不明确。

【用法用量】滴眼。每天 4～6 次，每次 1～2 滴。重症可增至每 2 小时 1 次。

【制剂规格】 5 ml∶妥布霉素 15 mg;地塞米松 5 mg。

159. 托吡卡胺　Tropicamide

【药理学】 本品具有阿托品样的副交感神经抑制作用,药物吸收后可引起散瞳及调节麻痹,吸收后表现为散瞳。

【适应证】 检查用散瞳及调节麻痹剂。

【禁忌证】 未手术的闭角型青光眼患者禁用。

【不良反应】 偶见眼局部刺激症状。亦可使开角型青光眼患者眼压暂时轻度升高,由于去氧肾上腺素本身具有降眼压的作用,将不会造成视神经的损害。

【注意事项】

(1) 有眼压升高因素的前房角狭窄、浅前房者慎用,必要时测量眼压或用缩瞳药。

(2) 高血压、动脉硬化、冠状动脉供血不足、糖尿病、甲状腺功能亢进者慎用。

(3) 出现过敏症状或眼压升高应停用。

(4) 本品滴眼有作用强、起效快、持续时间短的特点,但瞳孔散大后有 5～10 小时的畏光及近距离阅读困难的现象。

(5) 滴眼后应压迫泪囊部 2～3 分钟,以防经鼻黏膜吸收过多引发全身不良反应。

(6) 溶液变色或有沉淀时勿再使用。

(7) 妊娠及哺乳期妇女用药:尚不明确。

(8) 儿童用药

① 由于残余调节力的存在,不太适合于少年儿童散瞳验光。

② 未成熟新生儿滴用可能发生心率减缓、呼吸停止。对儿童的安全性尚未确立,宜慎用。

【药物相互作用】 与单胺氧化酶抑制剂或三环类抗抑郁剂同时应用可引起血压明显增高。

【用法用量】 一般临床常用 0.5%托吡卡胺与 0.5%盐酸去氧肾上腺素混合滴眼剂,两药合用有协同散瞳作用,减少用药量及减轻不良反应的功效。

（1）散瞳检查：本品滴入结膜囊，一次1滴，间隔5分钟再滴第2次。本品滴眼后5～10分钟开始散瞳，15～20分钟瞳孔散得最大。约维持一个半小时后开始缩瞳，5～10小时瞳孔恢复至滴药前水平。

（2）屈光检查：应用本品每5分钟滴眼一次，连续滴4次，20分钟后可作屈光检查。考虑残余调节力的存在，故不太适于12岁以下的少年儿童散瞳验光。

【制剂规格】 5 ml∶托吡卡胺 25 mg，盐酸去氧肾上腺素 25 mg。

160. 吡诺克辛　Pirenoxine

【药理学】 白内障形成的原因之一是由于晶状体内可溶蛋白质受醌类物质作用，逐渐变成不溶性蛋白质。醌类物质系由体内重要功能氨基酸——色氨酸的异常代谢所形成。此种醌类物质对晶状体可溶蛋白质的作用可被吡诺克辛钠竞争性抑制。另外，吡诺克辛钠还可对抗自由基对晶状体损害而导致的白内障。因此，对白内障的发展具有一定的抑制功效。

【适应证】 主要治疗初期老年性白内障、轻度糖尿病性白内障或并发性白内障等。

【不良反应】 极少数患者可有轻微眼部刺痛。

【注意事项】

（1）使用前须将药片投入溶剂中，待药物完全溶解后，方可使用。

（2）片剂溶入溶剂后，应连续使用，在20天内用完。

（3）滴眼时避免眼药瓶滴口与眼接触，防止滴眼液污染。

（4）本品宜避光、密闭保存。

【用法用量】 滴眼，每日3～4次，每次1～2滴。

【制剂规格】 每粒药片含吡诺克辛钠 0.8 mg；每瓶内装溶剂15 ml。

161. 色甘酸钠　Sodium Cromoglicate

【药理学】其作用机制是能稳定肥大细胞的细胞膜，阻止肥大细胞脱颗粒，从而抑制组胺、5-羟色胺、慢反应物质等过敏反应介质的释放，进而阻抑过敏反应介质对组织的不良作用。其抑制过敏反应介质释放的作用，可能是通过抑制细胞内环磷腺苷磷酸二酯酶，致使细胞内环磷腺苷（cAMP）的浓度增加，阻止钙离子转运入肥大细胞内，从而稳定肥大细胞膜，阻止过敏反应介质的释放。

【适应证】用于过敏性结膜炎、春季卡他性结膜炎。

【禁忌证】对本品过敏者、妊娠3个月以内的妇女禁用。

【不良反应】个别人滴眼初期有暂时轻微刺痛感，继续用药后消失。

【注意事项】妊娠及哺乳期妇女用药情况尚不明确。

【药物相互作用】尚不明确。

【用法用量】每次1～2滴，每天4次，重症患者可增加至6次。

【制剂规格】8 ml∶0.16g。

第十七章

耳鼻喉科用药

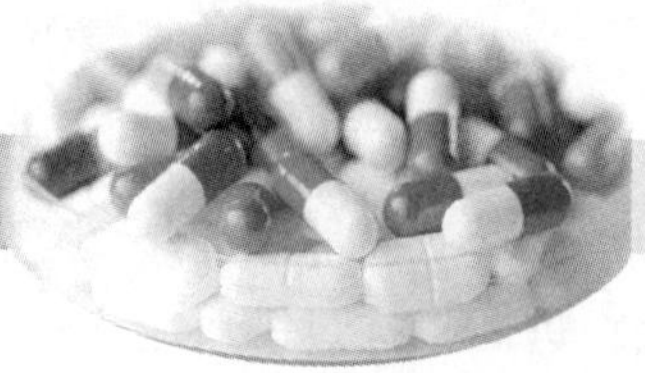

耳鼻喉常见的疾病有外耳道炎、中耳炎、乳突炎、鼻窦炎、咽及喉部感染，其用药除口服及注射为全身用药外，尚有各种局部用药，如滴耳、滴鼻、鼻腔喷雾、口腔含片及气雾吸入等。

12. * 林可霉素

【药理学】本品作用于敏感菌核糖体的50S亚基，阻止肽链的延长，从而抑制细菌细胞的蛋白质合成，一般系抑菌剂，但在高浓度时，对某些细菌也具有杀菌作用。对常见的需氧革兰阳性菌，如金黄色葡萄球菌(包括耐青霉素G者)、表皮葡萄球菌、β-溶血性链球菌、草绿色链球菌和肺炎链球菌等有较高抗菌活性。对厌氧菌包括破伤风杆菌、白喉棒状杆菌和产气荚膜杆菌等有良好的抗菌作用。对肠球菌属、脑膜炎双球菌、淋病奈瑟菌和流感嗜血杆菌等革兰阴性菌以及真菌无活性。与青霉素、氯霉素、头孢菌素类和四环素类之间无交叉耐药，与大环内酯类有部分交叉耐药。

【适应证】主要用于由革兰阳性细菌及厌氧菌引起的急、慢性化脓性中耳炎、鼓膜已经穿孔者。

【禁忌证】对林可霉素和克林霉素有过敏史的患者禁用。

【不良反应】

(1) 胃肠道反应：恶心、呕吐、腹痛、腹泻等症状；严重者有腹绞痛、腹部压痛、严重腹泻(水样或脓血样)，伴发热、异常口渴和疲乏(假膜性肠炎)；腹泻、肠炎和假膜性肠炎可发生在用药初期，也可发生在停药后数周。

(2) 血液系统：偶可发生白细胞减少、中性粒细胞减低、中性粒细胞缺乏和血小板减少，再生障碍性贫血罕见。

(3) 过敏反应：可见皮疹、瘙痒等，偶见荨麻疹、血管神经性水肿和血清病反应等，罕有表皮脱落、大疱性皮炎、多形红斑和 S-J 综合征的报道。

【注意事项】

(1) 对本品过敏时有可能对克林霉素类也过敏。

(2) 对诊断的干扰：服药后血清丙氨酸氨基转移酶和门冬氨酸氨基转移酶可有增高。

(3) 下列情况应慎用：

① 既往有哮喘或其他过敏史者慎用。

② 肝功能减退。

③ 肾功能严重减退。需定期检测肝、肾功能和血常规。

【药物相互作用】

(1) 可增强吸入性麻醉药的神经肌肉阻断现象，导致骨骼肌软弱和呼吸抑制或麻痹（呼吸暂停），在手术中或术后合用时应注意。以抗胆碱酯酶药物或钙盐治疗可望有效。

(2) 与含白陶土止泻药合用时，吸收将显著减少，故两者不宜同时服用，需间隔一定时间（至少 2 小时）。

(3) 具神经肌肉阻断作用，与抗肌无力药合用时将导致对骨骼肌的效果减弱。为控制重症肌无力的症状，在合用时抗肌无力药的剂量应予调整。

(4) 与红霉素或氯霉素具拮抗作用。

(5) 与阿片类镇痛药合用，可因累加现象而有导致呼吸抑制延长或引起呼吸麻痹（呼吸暂停）的可能，故必须对患者进行密切观察或监护。

【用法用量】 滴药时，滴药者将患者耳廓向后下牵拉使耳道变直，滴耳液的滴管不可碰及外耳道，以免污染。每次滴入药液 3～5 滴，再轻轻按压耳屏（耳前方突起部分）数次，以便让药液进入中耳，最后可用一消毒棉球塞住外耳道口，一般每日滴药 3 次。

【制剂规格】 6 ml：0.18 g。

162. 呋麻

Ephedrine Hydrochloride and Nitrofurazone Nasal

【药理学】 本品中呋喃西林对革兰阳性、阴性菌均有抑制作用；盐酸麻黄碱为拟肾上腺素药，可直接激动血管平滑肌的 α、β-受体，使皮肤、黏膜以及内脏血管收缩。用于鼻部则可收缩鼻黏膜血管，因此可作为鼻减充血剂，缓解鼻黏膜充血、水肿、鼻塞。

【适应证】 用于急、慢性鼻炎和鼻窦炎。

【禁忌证】

（1）对本品过敏者禁用。

（2）鼻腔干燥、萎缩性鼻炎禁用。

【不良反应】 偶见一过性轻微烧灼感、干燥感、头痛、头晕、心率加快，长期使用可致心悸、焦虑不安，失眠。

【注意事项】

（1）小儿、孕妇慎用。

（2）频繁使用可产生“反跳”现象，出现更为严重的鼻塞，长期使用可造成鼻黏膜损伤。

（3）冠心病、高血压、甲状腺功能亢进、糖尿病、闭角型青光眼患者慎用。

（4）使用后拧紧瓶盖，以防污染。

（5）儿童用量请咨询医师。

（6）当本品性状发生改变时禁用。

（7）请将此药品放在儿童不能接触的地方。

【药物相互作用】

（1）不能与单胺氧化酶抑制剂如呋喃唑酮、三环类抗抑郁剂如阿米替林同用。

（2）如正在使用其他药品，使用本品前请咨询医师或药师。

（3）如与其他药物同时使用可能会发生药物相互作用，详情请咨询医师或药师。

【用法用量】滴鼻用。一次 1～3 滴，一日 3～4 次。

【制剂规格】每瓶 10 ml。

163. 羟甲唑啉　Oxymetazoline

【药理学】本品为 α-肾上腺素能受体激动药，具有收缩鼻黏膜血管的作用，减轻充血，从而改善鼻塞症状。

【适应证】适用于急、慢性鼻炎，鼻窦炎，过敏性鼻炎，肥厚性鼻炎。

【禁忌证】

(1) 接受单胺氧化酶(MAO)抑制剂治疗的患者禁用。

(2) 对本品过敏的患者禁用。

【不良反应】个别患者可能有轻微的烧灼感、针刺感、鼻黏膜干燥等。

【注意事项】

(1) 不宜大量长期连续应用，连续使用时间不宜超过 7 天。

(2) 有冠心病、高血压病、甲状腺功能亢进、糖尿病等严重器质性和代谢性疾病的患者慎用。

(3) 孕妇禁用，哺乳期妇女无确实安全性评价资料。

(4) 6 岁以下儿童慎用，应遵医嘱，2 岁以内儿童禁用。

(5) 老年患者慎用或遵医嘱。

【药物相互作用】避免与单胺氧化酶抑制剂同时应用。

【用法用量】喷鼻，成人和 6 岁以上儿童每次每侧 1～3 喷，早晨和睡前各 1 次。

【制剂规格】10 ml∶5 mg。

164. 复方氯己定　Compound Chlorhexidine

【药理学】为吸附于细菌胞浆膜的渗透屏障，使细胞内容物漏出而发挥抗菌作用的消毒防腐药。对某些葡萄球菌、变异链球菌、唾液链球菌、白色念珠菌、大肠埃希菌和厌氧丙酸菌高度敏感。对嗜血链球菌中度敏感，变形杆菌属、假单胞菌属、克雷白杆菌属和革兰阴性球菌(如韦永球菌属)低度敏感。对革兰阳性和阴性菌的抗菌作用,比苯扎溴铵等消毒药强。低浓度有抑菌作用,高浓度则有杀菌作用。带阳性电荷,口腔含漱时吸附于带阴性电荷的牙齿、牙斑块和口腔黏膜表面,随后吸附的药物从这些部位弥散,逐渐释出。胃肠道吸收很少。绝大部分随粪便排出。

【适应证】适用于牙龈炎、冠周炎、口腔黏膜炎等所致的牙龈出血、牙周肿痛及溢脓性口臭、口腔溃疡等症的辅助治疗用药。

【禁忌证】齿周炎患者、门齿填补者及对本品过敏者禁用。

【注意事项】

(1) 连续使用不宜超过 3 个疗程。

(2) 含漱时至少在口腔内停留 2～5 分钟。

【不良反应】

(1) 偶可引起接触性皮炎。高浓度溶液对眼结膜刺激性强。

(2) 可使口腔表面着色,早者在使用 1 周左右发生。使用 6 个月后约 50%的患者可将牙齿染色,约 10%的患者重度着色,较多牙斑块沉积者着色更显著。义齿因表面或边缘粗糙可发生永久性着色。

(3) 可发生味觉改变,继续治疗可恢复。

(4) 10～18 岁小儿和青少年可发生口腔无痛性浅表脱屑。

(5) 少见局部刺激和过敏反应。

(6) 小儿误饮本品后,可出现酒精中毒症状(如口齿不清、嗜睡、步态摇晃等),应立即送急诊处理。

【用法用量】含漱:一次 10～15 ml,早晚刷牙后含漱 2～5 分钟,5～10 日为一疗程。湿敷:将浸有本品的消毒纱布覆盖于局部损害处数分钟,一日 2～3 次。含化:一次 1 片,一日 4～6 次。

【制剂规格】

(1) 葡萄糖酸氯己定片:5 mg。

(2) 氯己定溶液:0.02% ～0.2%。

(3) 复方氯己定溶液:每 500 ml 含葡萄糖酸氯己定 0.6 g、甲硝唑0.1 g。

68. *糜蛋白酶　Chymotrypsin

【药理学】具有糜蛋白酶与胰蛋白酶协同水解蛋白质肽链的作用，能促进血凝块、脓性分泌物和坏死组织的液化清除，净化创面，有利于新生肉芽的生长，并促进伤口愈合。

【适应证】

(1) 用于眼科手术松弛睫状韧带，减轻创伤性虹膜睫状体炎；也可用于白内障摘除，使晶体易于移去。

(2) 用于创伤或手术后伤口愈合，抗炎及防止局部水肿、积血、扭伤血肿，乳房手术后水肿，中耳炎，鼻炎等。

(3) 用于慢性支气管炎、支气管扩张或肺脓肿的治疗，脓性或非脓性痰液均可液化，易于咳出。

(4) 毒蛇咬伤的处理。

【禁忌证】

(1) 20 岁以下患者，由于晶体囊膜玻璃体韧带相连牢固，眼球较小，巩膜弹性强，可致玻璃体脱出；或玻璃体液不固定的创伤性白内障病人，因可导致玻璃体液丧失，故均禁用。

(2) 眼压高或伴有角膜变性的白内障患者，以及玻璃体有液化倾向者均禁用。

(3) 严重肝肾疾病，凝血功能异常及正在应用抗凝药者禁用。

【不良反应】

(1) 眼科局部用药一般不会引起全身不良反应，但可引起短期眼压增高，导致眼痛，眼色素膜炎和角膜水肿，这种青光眼症状可持续一周后消退，还可导致角膜线状混浊、玻璃体疝、虹膜色素脱落、葡萄膜炎及创口开裂或延迟愈合等。

(2) 可造成凝血功能障碍。

(3) 肌内注射偶可致过敏性休克。

(4) 可引起组胺释放，导致局部注射部位疼痛、肿胀。

【注意事项】

(1) 肌内注射前需做过敏试验，并禁止静脉注射。

(2) 如引起过敏反应,应立即停止使用,并用抗组胺类药物治疗。

(3) 对视网膜有较强的毒性,由于可造成晶体损坏,应用时勿使药液透入玻璃体。

(4) 遇血液迅速失活,因此在用药部位不得有未凝固血液。

(5) 在固体状态时比较稳定,但其溶液不稳定,室温放置 9 天可损失 50%的活性,故应临用前配制。

(6) 对本品引起的青光眼症状,于术后滴用 β-受体阻滞药(如噻吗洛尔),或口服碳酸酐酶抑制剂(如乙酰唑胺),可能会缓解。

(7) 由于超声雾化后糜蛋白酶效价下降明显,因此,糜蛋白酶超声雾化吸入时间宜控制在 5 分钟内。

【用法用量】

(1) 成人肌内注射:通常一次 4 000 U(5 mg),用前以氯化钠注射液 5 ml 溶解。

(2) 成人经眼给药:用于眼科,作为酶分解晶状体悬韧带,以氯化钠注射液溶解本品,配成 1∶5 000 溶液,从瞳孔注入后房,经 2～3 分钟,在晶体浮动后,用氯化钠注射液冲洗,即可取出晶状体。

(3) 成人喷雾吸入:用于液化痰液,可制成 0.05%溶液雾化吸入。

(4) 成人局部注射:① 在处理软组织炎症或创伤时,可用 800 U (1 mg)溶于 1 ml 的生理盐水局部注于创面。② 毒蛇咬伤,糜蛋白酶 10～20 mg,每瓶用注射用水 4 ml 稀释后,以蛇牙痕为中心向周围作浸润注射,并在伤口中心区域注射 2 针,再在肿胀上方 3 cm 处作环状封闭 1～2 层,根据不同部位每针 0.3～0.7 ml,至少 10 针,最多 26 针。

(5) 成人外用:① 寻常痤疮,糜蛋白酶局部涂搽,一日 2 次。② 慢性皮肤溃疡,糜蛋白酶(400 μg/ml)水溶液,湿敷创面,每次 1～2 小时。

【制剂规格】 4 000 U(5 mg)。

165. 过氧化氢　Hydrogen peroxide

【药理学】本品为在过氧化氢酶的作用下迅速分解，释出新生氧，对细菌组分发生氧化作用，干扰其酶系统而发挥抗菌作用的氧化性消毒剂，含过氧化氢（H_2O_2）2.5%～3.5%。作用时间短暂。有机物质存在时杀菌作用降低。局部涂抹冲洗后能产生气泡，有利于清除脓块，血块及坏死组织。

【适应证】用于辅助治疗急性坏死性溃疡性牙龈炎、牙周炎及冠周炎等。

【禁忌证】对本品过敏者禁用。

【注意事项】长期使用本品含漱，应与碳酸氢钠溶液交替使用，以中和其酸性。

【不良反应】

（1）高浓度对皮肤和黏膜产生刺激性灼伤，形成疼痛“白痂”。

（2）连续应用漱口可产生舌乳头肥大，属可逆性。

（3）溶液灌肠时，含过氧化氢（H_2O_2）浓度≥0.75%可发生气栓和（或）肠坏疽。

【用法用量】

（1）含漱：1.5% 溶液，一次 10～15 ml，一日含漱3～4 次。

（2）冲洗：3% 溶液，牙龈袋或牙周袋冲洗。

【制剂规格】过氧化氢溶液：1%；3%。

第十八章

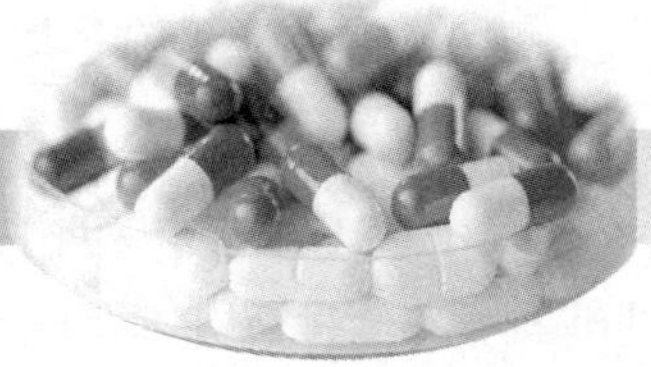

妇产科用药

女性生殖系统炎症是妇产科常见症，炎症在急性期若未得到彻底治愈，则可转为慢性炎症，常常经久不愈，还可反复发作，严重影响妇女的生活质量。本章药物主要为替硝唑、复方莪术油、双唑泰。

15. 替硝唑 Tinidazole

【药理学】 本品为抗滴虫和抗厌氧菌药，对滴虫和大多数厌氧菌有抑制或杀灭作用。

【适应证】 用于滴虫性阴道炎及细菌性阴道病。

【禁忌证】

（1）对硝基咪唑类药物（如甲硝唑）过敏者禁用。

（2）孕妇及哺乳期妇女禁用。

【不良反应】 偶见阴道局部灼热感。

【注意事项】

（1）应于月经后重复使用一个疗程。

（2）无性生活史的女性应在医师指导下使用。

（3）使用本品时应避开月经期。

（4）给药时应洗净双手或戴指套或手套。

（5）用药部位如有烧灼感、红肿等情况应停药，并将局部药物洗净，必要时向医师咨询。

（6）肝肾功能不全者慎用。

（7）用药期间注意个人卫生，防止重复感染，使用避孕套或避免房事。

(8) 使用本品期间不得饮酒或含有酒精的饮料。

(9) 如出现过敏反应、局部疼痛、头痛、头晕等不良反应，应停药就医。

(10) 对本品过敏者禁用，过敏体质者慎用。

(11) 本品性状发生改变时禁止使用。

(12) 请将本品放在儿童不能接触的地方。

(13) 如正在使用其他药品，使用本品前请咨询医师或药师。

【药物相互作用】如与其他药物同时使用可能会发生药物相互作用，详情请咨询医师或药师。

【用法用量】阴道给药。每次 1 枚放入阴道后穹隆处，隔日 1 次，连用 2 次为一疗程。

【制剂规格】1 g。

166. 复方莪术油　Compound Zedoary Turmeric Oil

【药理学】本品中含硝酸益康唑，其作用于致病菌的细胞膜，改变其通透性，阻止营养摄取，导致其死亡。抗菌谱广，对皮肤丝状菌、念珠菌、酵母菌、黑色丝状菌、曲霉属、青霉属、放线菌等有抗菌作用。同时对某些革兰阳性菌具有抗菌活性。莪术油具有行气活血、消积止痛、活血化瘀、增强机体免疫力之功效。两者联合对细菌、霉菌、滴虫、病毒等病原微生物具有协同杀灭作用，并有利于修复病变组织，促进创面愈合。

【适应证】用于治疗白色念珠菌阴道感染(霉菌性阴道炎)、滴虫性阴道炎、宫颈糜烂。

【不良反应】仅个别患者反应恶心及局部有烧灼感，停药即消失。

【注意事项】

(1) 本品为外用药，禁止入口。

(2) 遇夏日高温，药栓若有变软现象，请在低温条件下放置一会儿，将方便您的使用。

(3) 孕妇及哺乳期妇女用药：尚不明确。

【药物相互作用】尚不明确。

【用法用量】阴道给药，一次 1 粒，每日 1 次；重症每日 2 次，或遵医嘱。6 次为一疗程。推荐治疗方案：

（1）术前用药：一天 2 次，于每晚及次晨各 1 枚，连用 1 周。

（2）各种阴道炎症：霉菌性、滴虫性、老年性、急性、细菌性阴道炎症，一天 1 次，一次 1 枚，6 天为一疗程，坚持使用两个疗程。临床症状严重者，一天 2 次，于每晚及次晨各 1 枚，6 天为一疗程，坚持使用两个疗程。

（3）宫颈糜烂：Ⅰ度宫颈糜烂，一天 1 次，每次 1 枚，6 天为一疗程，坚持使用 2 个以上疗程。Ⅱ度宫颈糜烂（或颗粒型），一天 1 次，每次 1 枚，症状重者一天 2 次，每次 1 枚，6 天为一疗程，坚持使用 3～4个疗程以上。Ⅲ度宫颈糜烂（或乳头型），一天 2 次，于每晚及次晨各 1 枚，6 天为一疗程，坚持使用 5～7 个疗程。乳头型合并宫颈腺体囊肿者，可采用碘酒（0.5%）局部消毒，用穿刺针头刺破囊肿壁，使液体流出后使用本品，一天 2 次，一次 1 枚，坚持用药 5～7 个疗程。

【制剂规格】铝塑包装每盒（板）6 枚。每枚含硝酸益康唑 50 mg、莪术油 0.21 ml、冰片 3 mg。

167. 双唑泰 Metronidazole

【药理学】本品所含甲硝唑为抗厌氧菌与抗滴虫药；克霉唑为广谱抗真菌药，其作用机制是抑制真菌细胞膜的合成和影响其代谢过程；对浅表、深部的多种真菌均有抗菌作用，醋酸氯己啶为季铵盐类阳离子表面活性剂，对革兰阳性细菌有杀菌作用。三药合用具有协同作用，不仅适用于单纯真菌、细菌或滴虫感染，也适用于混合感染。为局部用药，部分经黏膜吸收。甲硝唑和克霉唑的吸收量分别约相当于给药量的 20%～25%和 3%～10%，醋酸氯己定的吸收甚少。甲硝唑吸收后广泛分布于各组织和体液中，且能通过血-脑脊液屏障。60%～80%经肾排泄，其中 20%为原形，其余为代谢物。少部分随粪便或从皮肤排泄。克霉唑吸收后在肝脏中代谢成无活性的代谢物后，随粪便和尿液排泄。

【适应证】 用于细菌性阴道炎、真菌性阴道炎、滴虫性阴道炎以及细菌真菌滴虫混合感染性阴道炎。

【禁忌证】 对本品或吡咯类药物过敏患者以及有活动性中枢神经疾病和血液病患者禁用。

【不良反应】

(1) 偶见皮疹、阴道烧灼感、瘙痒或其他黏膜刺激症状。因本品可自黏膜吸收，长期大量使用后也可产生与全身用药相同的不良反应。

(2) 可引起癫痫发作和周围神经病变，后者主要表现为肢端麻木和感觉异常。某些病例长期用药时可产生持续周围神经病变。

(3) 胃肠道反应，如恶心、食欲减退、呕吐、腹泻、腹部不适、味觉改变、口干、口腔金属味等。

(4) 可逆性粒细胞减少；过敏反应，皮疹、荨麻疹、瘙痒等。

(5) 中枢神经系统症状，如头痛、眩晕、晕厥、感觉异常、肢体麻木、共济失调和精神错乱等。

(6) 有血清氨基转移酶升高、发热、膀胱炎、排尿困难、尿液颜色发黑等，均属可逆性，停药后自行恢复。

【注意事项】

(1) 月经期间不能使用。

(2) 使用中若出现过敏症状或中枢神经系统不良反应，应立即停药。

(3) 肝、肾功能减退者应慎用。

(4) 治疗阴道滴虫病时，需同时治疗其性伴侣。

(5) 用药期间不应饮用含酒精的饮料。

(6) 避免本品接触眼睛。

(7) 动物实验发现，甲硝唑和克霉唑腹腔或口服给药后，对胎仔均有毒性。而目前对孕妇和哺乳期妇女尚缺乏足够和严密的对照研究，因此，孕妇禁用，哺乳期妇女应用本品时应停止哺乳。

(8) 儿童应慎用。

(9) 老年人由于肝功能减退,应用本品时药代动力学有所改变,因此应慎用。

【药物相互作用】

(1) 氯己定与肥皂、碘化钾等有配伍禁忌。与硼砂、碳酸氢盐、碳酸盐、氧化物、枸橼酸盐、磷酸盐和硫酸盐也有配伍禁忌。

(2) 与土霉素合用时,可干扰甲硝唑清除阴道滴虫的作用。

(3) 长期大量使用,经黏膜吸收后,也可产生与全身用药相似的药物相互作用,如抑制华法林和其他口服抗凝药的代谢,干扰双硫仑代谢及血清氨基转移酶和乳酸脱氢酶的测定结果,与肝微粒体酶诱导剂或抑制剂合用可加快或减慢本品在肝内的代谢等。

【用法用量】 阴道给药。一次 1 枚,每晚 1 次,连用 7 日为一疗程。

【制剂规格】 7 粒/盒药用 PVC 硬栓。每粒含甲硝唑 200 mg、克霉唑 160 mg、醋酸氯己定 8 mg。

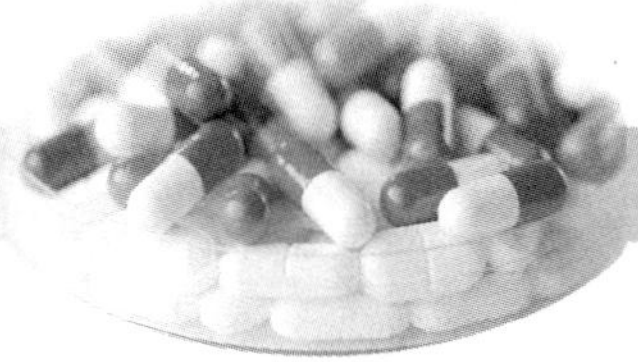

第十九章 抗肿瘤药

抗肿瘤药(Antitumor Drugs)是可抑制肿瘤细胞生长,对抗和治疗恶性肿瘤的药物。肿瘤的病因、发病机制、临床症状以及患者的身体状况均十分复杂,单一的治疗方法效果并不理想,需要合理的、有计划的联合应用多种治疗手段,取长补短。综合治疗指根据患者的机体状况、肿瘤的病理类型、侵犯范围(病期)和发展趋势,有计划的、合理的应用现有的治疗手段,以期较大幅度的提高治愈率和延长生存期,提高患者的生活质量。综合治疗手段包括手术、放射、化疗药物、免疫、心理和中医药治疗。在化学治疗时仍然宜联合使用不同药理作用机制的抗肿瘤药组成联合化疗方案,杀灭肿瘤细胞或干扰其生长和代谢。

(一) 烷化剂

烷化剂属作用于DNA化学结构的细胞毒类药物,能与细胞中的亲核基团发生烷化反应。DNA中鸟嘌呤NT易被烷化,使DNA复制中发生核碱基错误配对,受烷化的鸟嘌呤可以从DNA链上脱失,引起密码解释错乱。双功能基的烷化剂常与DNA双链上各一鸟嘌呤结合形成交叉联结,妨碍DNA复制,也可使染色体断裂。DNA结构功能的破坏可导致细胞分裂,增裂停止或死亡。少数受损细胞的DNA可修复而存活下来,引起抗药。该类药物在抑制增生活跃的肿瘤细胞的同时,对增生较快的正常细胞,例如骨髓细胞、肠上皮细胞等也同样产生抑制,有较严重的毒副作用,例如恶心、呕吐、骨髓抑制、脱发等，临床上多采用合并用药。

烷化剂是最早问世的细胞毒药物，氮芥（HN_2）是最早应用的烷化剂，主要用于恶性淋巴瘤和慢性淋巴细胞白血病；也可用于恶性肿瘤特别是小细胞肺癌所致的上腔静脉综合征。环磷酰胺（CTX）抗瘤谱较广，对恶性淋巴瘤疗效显著；塞替哌（TSPA）局部刺激小，可选取多种给药方式；卡莫司汀（BCNU）脂溶性大，能透过血脑屏障进入脑组织，可用于原发性脑瘤、脑转移瘤、脑膜白血病等；烷化剂几乎具有细胞毒类药物所有典型的不良反应，骨髓抑制为该类药物最为常见的不良反应，为剂量限制性毒性。在药物特异性不良反应中，HN_2、CTX、BCNU 可出现中度恶心、呕吐；CTX 可出现出血性膀胱炎，尤其在大剂量给药和既往接受盆腔放疗的患者易发生，可预防性给予美司钠；BCNU 所致骨髓毒性发生较迟。近年来，研究显示，提高烷化剂类药物剂量强度，能明显增加疗效，但大剂量应用时应严密监测其毒副反应，尤其是非血液学毒性，如出血性膀胱炎、心肌炎、肺纤维化及中毒性肝炎。

168. 环磷酰胺　Cyclophosphamide

【药理学】本品为氮芥的衍生物，其作用与氮芥类似，但抗瘤谱比氮芥广，毒性亦比氮芥小，亦为细胞周期非特异性药物。本品在体外无抗瘤活性，在体内经肝细胞微粒体混合功能氧化酶细胞色素 P450 活化后方具有烷化能力。磷酰胺氮芥是本品的活性代谢物，具有烷化活性和细胞毒作用。磷酰胺氮芥和 DNA 形成交叉联结，影响 DNA 功能，抑制肿瘤细胞生长和繁殖。

【适应证】用于恶性淋巴瘤、急性或慢性淋巴细胞白血病、多发性骨髓瘤、乳腺癌、睾丸肿瘤、卵巢癌、肺癌、头颈部鳞癌、鼻咽癌、神经母细胞癌、横纹肌肉瘤及骨肉瘤。

【禁忌证】对本品过敏者、妊娠及哺乳期妇女、骨髓抑制、感染、肝肾功能损害者禁用。

【不良反应】常见白细胞减少，用药后 1～2 周最低值，2～3 周可恢复；食欲减退、恶心、呕吐，停药 1～3 天可恢复；大剂量使用，缺乏有效预防措施，可致出血性膀胱炎，表现为少尿、血尿、蛋白尿，是其代谢产物丙烯醛刺激膀胱所致；脱发、口腔炎、中毒性肝炎、皮肤色素沉着、肺纤维化、月经紊乱、无精或少精、不育症。

【注意事项】

(1) 应用本品时应鼓励患者多饮水，大剂量应用时应水化、利尿，同时给予尿路保护剂美司钠。

(2) 当大剂量用药时，除应密切观察骨髓功能外，尤其要注意非血液学毒性，如心肌炎、中毒性肝炎及肺纤维化等。

(3) 当肝肾功能损害、骨髓转移或既往曾接受多程化放疗时，环磷酰胺的剂量应减少至治疗量的 1/3～1/2。

(4) 由于本品需在肝内活化，因此腔内给药无直接作用。

(5) 环磷酰胺水溶液仅能稳定 2～3 小时，最好现配现用。

【药物相互作用】

(1) 本品可提高血清尿酸水平，与抗痛风药如别嘌醇、秋水仙碱、丙磺舒等同用时，应调整抗痛风药物的剂量，使之能控制高尿酸血症与痛风疾病。别嘌醇可增加本品的骨髓毒性，如必须同用，应密切观察其毒性作用。

(2) 与大剂量巴比妥类、皮质激素类药物同用，可增加急性毒性。

(3) 与多柔比星同用时，可增加心脏毒性。

(4) 本品可抑制胆碱酯酶而延缓可卡因的代谢，因此可延长可卡因的作用并增加毒性。

(5) 本品可降低血中假胆碱酯酶的浓度，因此加强琥珀胆碱的神经-肌肉阻滞作用，可使呼吸暂停延长。

【用法用量】

(1) 成人：单药静脉给药按体表面积一次 500～1 000 mg/m^2，加 0.9%氯化钠注射液 20～30 ml，静脉给药，每周 1 次，连用 2 次，休息 1～2 周重复。联合用药 500～600 mg/m^2。口服，一日按体重 2～3 mg/kg。

(2) 儿童：静脉给药，一次 10～15 mg/kg，加 0.9%氯化钠注射液20 ml稀释后缓慢注射，每周 1 次，连用 2 次，休息 1～2 周重复。也可肌内注射。口服每日 2～6 mg/kg，连用 10～14 天，休息 1～2 周重复。

【制剂规格】 注射用环磷酰胺：0.2 g。

（二）抗代谢药

此类药属细胞周期特异性抗肿瘤药，其化学结构与体内某些代谢物相似，但不具备其功能，干扰核酸蛋白质的生物合成和利用，导致肿瘤细胞死亡。该类药物包括二氢叶酸还原酶抑制药：甲氨蝶呤、培美曲塞；胸腺核苷合成酶抑制药：氟尿嘧啶、卡培他滨；嘌呤核苷合成酶抑制药：巯嘌呤、硫鸟嘌呤；核苷酸还原酶抑制药：羟基脲；DNA 多聚酶抑制药：阿糖胞苷、吉西他滨。常用的药物包括甲氨蝶呤、嘌呤和嘧啶衍生物等。氟尿嘧啶是胸腺核苷合成酶抑制药的代表性药物，只特异性作用于 S 期。是消化道癌基本药物以及乳腺癌常用方案组成之一。

169. 氟尿嘧啶　Fluorouracil

【药理学】 本品在体内先转变为 5-氟-2-脱氧尿嘧啶核苷酸，后者抑制胸腺嘧啶核苷酸合成酶，阻断脱氧尿嘧啶核苷酸转变为脱氧胸腺嘧啶核苷酸，从而抑制 DNA 的生物合成。此外，通过阻止尿嘧啶和乳清酸掺入 RNA，达到抑制 RNA 合成的作用。本品为细胞周期特异性药，主要抑制 S 期细胞。

【适应证】 用于消化道肿瘤、绒毛膜上皮癌、乳腺癌、卵巢癌、肺癌、宫颈癌、膀胱癌及皮肤癌。

【禁忌证】 对本品过敏者，伴水痘或带状疱疹者，衰弱患者，妊娠初期 3 个月内的妇女禁用。

【不良反应】 常见恶心，食欲减退，呕吐，白细胞减少，脱发，注药静脉上升性色素沉着；偶见口腔黏膜炎或溃疡，腹部不适或腹泻，心肌缺血，心绞痛和心电图的变化；罕见血小板减少；极少见咳嗽、气急，小脑共济失调；长期应用可致神经系统毒性；长期动脉插管可引起动脉栓塞或血栓形成，局部感染，脓肿形成或栓塞性静脉炎。

【注意事项】

（1）用药期间停止哺乳。

（2）除较小剂量作放射增敏剂外，不宜与放疗同用。

（3）有下列情况慎用：肝功能明显异常，白细胞计数低于 $3.5\times10^9/L$、血小板低于 $50\times10^9/L$ 者，感染，出血（包括皮下和胃肠道）或发热超过 38℃者，明显胃肠道梗阻者，脱水和（或）酸碱、电解质平衡失调者。

（4）治疗前及疗程中定期检查周围血象。

（5）用药期间不宜饮酒或同用阿司匹林类药物。

（6）不能作鞘内注射。

【药物相互作用】

（1）本品与甲氨蝶呤合用，应先给甲氨蝶呤，4～6 小时后再给予氟尿嘧啶，否则会减效。

（2）先给予亚叶酸钙静脉滴注，继用本品可加强本品疗效。

【用法用量】 ① 静脉注射：一日 10～20 mg/kg，连续 5～10 日，每疗程 5～7 g(甚至 10 g)。② 静脉滴注：一日 300～500 mg/m^2，滴注时间不少于 6～8 h，可用输液泵连续给药维持 24 小时，连续 3～5 日。③ 腹腔内注射：一次 500～600 mg/m^2，一周 1 次，2～4 次为一疗程。④ 用于原发性或转移性肝癌，多采用动脉插管注药。

【制剂规格】

（1）氟尿嘧啶注射液：10 ml∶0.25 g。

（2）氟尿嘧啶氯化钠注射液：250 ml∶0.5 g∶2.25 g。

（三）抗肿瘤抗生素

抗肿瘤抗生素是从一类微生物培养液中提取的具有抗肿瘤活性的化学物质，其作用机理为直接破坏 DNA 或嵌入 DNA，阻止转录过程，从而抑制 DNA 或 RNA 合成，其中大部分属细胞周期非特异性药物。

蒽环类抗肿瘤抗生素，如阿霉素(ADM)、柔红霉素(DNR)、表阿霉素(EPI或E-ADM)、米托蒽醌(MTT、DHAD)等，对几乎70%实体瘤有效，如乳腺癌、恶性淋巴瘤、肺癌、急性白血病等；但其心脏毒性和骨髓抑制成为限制剂量提高的主要因素，故临床上应用时注意做好心脏的监护，预防心力衰竭的发生。放线菌素类抗肿瘤抗生素包括放线菌素D(ACD)，作用机制是抑制RNA的合成。博莱霉素类抗肿瘤抗生素包括博莱霉素(争光霉素)及平阳霉素(A5)。可引起皮肤反应，表现为色素沉着、皮炎、角化增厚、皮疹等。此外，还可引起肺组织的纤维化，用药期间应注意检查肺部，如肺底有啰音应停药。丝裂霉素类抗肿瘤抗生素包括丝裂霉素A、丝裂霉素B及丝裂霉素C(MMC)。该类药物具有骨髓抑制作用，主要表现为血小板下降，用药时应加强对血象的监测。其他抗肿瘤抗生素还包括霉素(MTH)、链脲霉素(STT)等。

170. 丝裂霉素　Mitomycin

【药理学】本品为细胞周期非特异性药物。丝裂霉素对肿瘤细胞的G_1期、特别是晚G_1期及早S期最敏感，本品在组织中经酶活化后，它的作用似双功能或三功能烷化剂，可与DNA发生交叉联结，抑制DNA合成，对RNA及蛋白合成也有一定的抑制作用。

【适应证】用于胃癌、结肠及直肠癌、肺癌、胰腺癌、肝癌、宫颈癌、宫体癌、乳腺癌、头颈部肿瘤、膀胱肿瘤。

【禁忌证】对本品成分过敏者，水痘或带状疱疹患者，妊娠及哺乳期妇女禁用。用药期间禁止活病毒疫苗接种。

【不良反应】溶血性尿毒综合征、微血管性溶血性贫血；若出现伴有破碎红细胞的贫血、血小板减少、肾功能降低等症状，应停药并适当处置；急性肾衰竭等严重肾功能损害；若出现BUN、肌酐及肌酐清除率值等异常，应停药并适当处置；全血细胞减少、白细胞减少、中性粒细胞减少、血小板减少、出血、贫血等骨髓功能抑制；间质性肺炎、肺纤维症(伴有发热、咳嗽、呼吸困难、胸部X光片异常、嗜酸性粒细胞增多)等,若出现此类症状,应停药并给予肾上腺皮质激素进行适当处置;食欲减退、恶心、呕吐、口内炎、腹泻、蛋白尿、血尿、水肿、高血压、皮疹、膀胱炎、膀胱萎缩、乏力感、脱发等。

【注意事项】

(1) 下列情况慎用:肝损害或肾损害,骨髓功能抑制,合并感染症,水痘患者。

(2) 小儿用药应慎重,尤应注意不良反应的出现,并考虑对性腺的影响。

(3) 有时会引起骨髓功能抑制等严重不良反应,故应频繁进行临床检验(血液检查、肝功能及肾功能检查等),注意观察患者状态。若出现异常应减量或暂停并适当处置。另外,长期用药会加重不良反应呈迁延性推移,故应慎重给药。

(4) 充分注意感染症、出血倾向的出现或恶化。

(5) 给药时:静脉内给药时,有时会引起血管痛、静脉炎,血栓,故应充分注意注射部位和注射方法等,尽量减慢注射速度。静脉内给药时,若药液从血管泄漏,则会引起注射部位硬结、坏死,故应慎重给药以免药液泄漏。动脉内给药时,有时会出现动脉支配区域的疼痛、发红、红斑、水疱、糜烂、溃疡等皮肤损害,导致皮肤及肌肉坏死,若出现此类症状应停药并适当处置。肝动脉内给药时,会因药液流入靶位以外的动脉而引起胃及十二指肠溃疡、出血、穿孔等,故应以造影等方法充分确认导管先端位置及药物分布范围,随时注意导管的脱逸、移动、注入速度等。另外,若出现此类症状应停药并适当处置。

(6) 配制方法:使用低 pH 溶液有时会降低效价,故溶解后尽快使用为宜。另外,尽量避免同低 pH 的注射剂配伍。水溶液状态易受 pH 影响,在 pH8.0 时稳定,但在 pH 7.0 以下时,随 pH 下降其稳定性也降低。

(7) 本品与其他抗恶性肿瘤药物合用有时会发生急性白血病(有时伴有白血病前相)、骨髓增生异常综合征(MDS)。

【药物相互作用】本品与多柔比星同时应用可增加心脏毒性。

【用法用量】间歇给药方法:成人通常一日 4～6 mg(效价),每周静脉注射 1～2 次。

连日给药法:成人通常 1 日 2 mg(效价),连日静脉注射。

大量间歇给药法:成人通常 1 日 10～30 mg(效价),间隔 1～3 周以上静脉注射。

与其他抗恶性肿瘤药物合用:成人通常 1 日 2～4 mg(效价),每周与其他抗恶性肿瘤药物合用 1～2 次。另外,必要时成人通常 1 日 2～10 mg(效价),注入动脉内、髓腔内或胸腔及腹腔内。应随年龄及症状适当增减。

注射液的配制方法:每 2 mg(效价)丝裂霉素以 5 ml 注射用水溶解。

膀胱肿瘤:预防复发时,1 日 1 次或隔日 4～10 mg(效价)丝裂霉素。治疗时,1 日 1 次膀胱内注射 10～40 mg(效价)丝裂霉素。应随年龄及症状适当增减。

【制剂规格】注射用丝裂霉素:10 mg。

(四) 抗肿瘤植物药

抗肿瘤植物药是一类具有抗恶性肿瘤活性的植物提取物或其半合成衍生物总称,其有效成分中以生物碱占多数。根据作用机制的不同,可归为以下三类:作用于微管和微管蛋白:长春碱和紫杉类。抑制微管蛋白的聚合,而妨碍纺锤体微管的形成,使有丝分裂停止于中期;也可作用于细胞膜,干扰细胞膜对氨基酸的转运,使蛋白质的合成受抑,从而导致肿瘤细胞死亡。抗瘤谱广,主要用于各种实体瘤的治疗。长春碱类药物的不良反应为血液毒性、消化道反应如恶心、呕吐、周围神经毒性表现如指(趾)尖麻木、四肢疼痛、肌肉震颤、腱反射消失。在应用过程中注意观察,可以用一些营养神经的药物。紫杉类药物主要不良反应是过敏反应,在用药前先询问有无过敏史,服用抗过敏药物预防过敏反应的发生,使用中慢滴 3～4 小时,同时认真观察生命体征,注意有无过敏反应,发现过敏反应立即停药。输注紫杉醇时应使用聚丙烯输液器，不可使用聚乙烯输液器。作用于拓扑异构酶：喜树碱和鬼臼毒类，如喜树碱（CPT）、羟喜树碱（HCPT）、依托泊苷（足叶乙苷，VP-16）。干扰 DNA 的复制。临床用于膀胱癌、大肠癌、原发性肝癌等有效。不良反应主要为消化道反应，表现恶心、呕吐、腹泻等。抑制肿瘤细胞 DNA 合成：三尖杉碱和靛玉红。用于治疗血液病，如急、慢性粒细胞白血病。不良反应有轻微的消化道反应如恶心、呕吐；血液毒性表现为全血细胞下降，临床应用需监测血象。

171. 长春新碱　Vincristine

【药理学】 本品是细胞毒性药物，通过与有丝分裂中的微管蛋白结合，阻止其进一步聚集形成纺锤体而起作用，能使细胞生长停止于分裂中期。本品作用方式与浓度有关。低浓度时，本品与微管蛋白的低亲和点结合，由于空间阻隔等因素，抑制微管聚合。高浓度时，本品与微管蛋白上高亲和点结合，使微管聚集，形成类结晶。

【适应证】 用于急性白血病、急性淋巴细胞白血病、慢性淋巴细胞白血病、恶性淋巴瘤、生殖细胞肿瘤、小细胞肺癌、尤文肉瘤、肾母细胞瘤、神经母细胞瘤、乳腺癌、消化道癌、黑色素瘤、多发性骨髓瘤。

【禁忌证】 尚不明确。

【不良反应】 四肢麻木，腱反射迟钝或消失，外周神经炎，腹痛，便秘，麻痹性肠梗阻，运动神经、感觉神经、脑神经症状，骨髓抑制，消化道反应，生殖系统毒性，脱发，血压改变，血栓性静脉炎，局部刺激，局部组织坏死。

【注意事项】

（1）应用本品应终止哺乳。

（2）2 岁以下儿童的周围神经的髓鞘形成尚不健全，应慎用。

（3）有痛风病史、肝功能损害、感染、白细胞减少、神经肌肉疾病、尿酸盐性肾结石病史、近期接受过放疗或化疗者慎用。

（4）定期检查周围血象、肝肾功能，注意观察心律、肠鸣音及腱反射等。

(5) 本品可使血钾、血及尿的尿酸升高。

(6) 一旦药液外漏应停止输液,并予相应处理。防止药液溅入眼内,一旦发生立即用大量氯化钠注射液冲洗,之后应用地塞米松眼膏保护。冲入静脉时应避免日光直接照射。

【药物相互作用】

(1) 本品可阻止甲氨蝶呤从细胞内渗出,提高后者的细胞内浓度,故常先注射本品,再用甲氨蝶呤。

(2) 与门冬酰胺酶、异烟肼、脊髓放射治疗合用可加重神经系统毒性。

(3) 与非格司亭、沙莫司亭合用,可能导致严重的周围神经病。

(4) 本品可改变地高辛的吸收而降低其疗效。

【用法用量】 静脉注射或冲入:成人,一次 1～2 mg(或 1.4 mg/m^2),一次量不超过 2 mg,65 岁以上者,一次最大量 1 mg。儿童一次 2 mg/m^2 或按体重一次 75 μg/kg,一周 1 次。联合化疗,连续 2 周为一周期。

【制剂规格】 注射用硫酸长春新碱:1 mg。

(五) 其他抗肿瘤药

其他抗肿瘤药物如铂类,属细胞周期非特异性药物,抗瘤谱非常广泛,常用的抗肿瘤铂类化合物为顺铂(DDP)、卡铂(CBP)和奥沙利铂(L-OHP)。顺铂是非小细胞肺癌、头颈部及食管癌、胃癌、卵巢癌、膀胱癌、恶性淋巴瘤、骨肉瘤及软组织肉瘤等实体瘤的首选药之一,卡铂抗瘤谱与顺铂类似,多用于非小细胞肺癌、头颈部及食管癌、卵巢癌等,而奥沙利铂是胃肠道癌常用药物,是结直肠癌的首选药物之一。常见不良反应包括消化道反应(恶心、呕吐、腹泻)、肾毒性、耳毒性、神经毒性、低镁血症等,也可出现骨髓抑制、过敏反应。由于分子结构上的差异,导致三种铂在药动学上存在不同,各自毒性亦有所区别,如顺铂显著不良反应为恶心、呕吐、肾毒性和耳毒性，骨髓抑制相对较轻；由卡铂引起的恶心和呕吐的严重程度比顺铂轻，在肾毒性、神经毒性和耳毒性方面的问题比顺铂少，但骨髓抑制比顺铂严重；奥沙利铂的神经毒性（包括感觉周围神经病）是剂量依赖性的，在累积量超过 800 mg/m^{2}时，部分患者可导致永久性感觉异常和功能障碍。

172. 顺铂 Cisplatin

【药理学】本品分子中的中心铂原子对其抗肿瘤作用具有重要意义，只有顺式有效，反式则无效。本品的作用与双功能烷化剂类似，可能与 DNA 有交叉联结而干扰其功能，在用药后持续数日之久；对 RNA 的影响较小。由于瘤细胞比正常细胞的增殖和合成 DNA 更为迅速，瘤细胞对本品的细胞毒作用则更为敏感。本品是细胞周期非特异性药，可能对宿主的免疫系统有刺激作用。

【适应证】用于小细胞与非小细胞肺癌、睾丸癌、卵巢癌、宫颈癌、子宫内膜癌、前列腺癌、膀胱癌、黑色素瘤、肉瘤、头颈部肿瘤及各种鳞状上皮癌和恶性淋巴瘤。

【禁忌证】对顺铂和其他铂化合物制剂过敏者、妊娠及哺乳期、骨髓机能减退、严重肾功能损害、失水过多、水痘、带状疱疹、痛风、高尿酸血症、近期感染及因顺铂而引起的外周神经病等患者禁用。

【不良反应】

（1）肾脏毒性：单次中、大剂量用药后，偶会出现轻微、可逆的肾功能障碍，可出现微量血尿。多次高剂量和短期内重复用药，会出现不可逆的肾功能障碍，严重时肾小管坏死，导致无尿和尿毒症。

（2）消化系统不良反应：恶心、呕吐、食欲减低和腹泻等，反应常在给药后 1～6 小时内发生，最长不超过 24～48 小时。偶见肝功能障碍、血清氨基转移酶增加，停药后可恢复。

（3）造血系统不良反应：白细胞和（或）血小板减少，一般与用药剂量有关，骨髓抑制一般在 3 周左右达高峰，4～6 周恢复。

（4）耳毒性：耳鸣和高频听力减低，多为可逆性，不须特殊处理。神经毒性：多见于总量超过 300 mg/m^{2}的患者，周围神经损伤多见，表现为运动失调、肌痛、上下肢感觉异常等;少数病人可能出现大脑功能障碍,亦可出现癫痫,球后视神经炎等。

(5) 过敏反应:心率加快,血压降低、呼吸困难、面部水肿、变态性发热反应等。

(6) 其他:高尿酸血症:常出现腿肿胀和关节痛。

(7) 血浆电解质紊乱:低镁血症、低钙血症、肌肉痉挛。

(8) 心脏毒性:少见心率失常、心电图改变、心动过缓或过速、心功能不全等。

(9) 免疫系统:会出现免疫抑制反应。

(10) 牙龈变化:牙龈会有铂金属沉积。

(11) 患者接受动脉或静脉注射的肢体可能出现局部肿胀。疼痛、红斑及皮肤溃疡、局部静脉炎等少见。也有可能出现脱发、精子、卵子形成障碍和男子乳房女性化等现象。继发性非淋巴细胞性白血病的出现与顺铂化疗使用有关。血管性病变,如脑缺血,冠状动脉缺血,外周血管障碍类似 Ravnaud 综合征等不良反应少见,但可能与顺铂使用有关。

【注意事项】

(1) 下列情况慎用:既往有肾病史、造血系统功能不全、听神经功能障碍,用药前曾接受其他化疗或放射治疗、非顺铂引起的外周神经炎等。

(2) 治疗前后、治疗期间和每一疗程之前,应作如下检查:肝、肾功能、全血计数、血钙以及听神经功能、神经系统功能等检查。此外,在治疗期间,每周应检查全血计数。通常需待器官功能恢复正常后,才能重复下一疗程。

(3) 化疗期间与化疗后,男女病人均需严格避孕。治疗后若想怀孕,需事先进行遗传学咨询。

(4) 顺铂可能影响注意力集中,驾驶和机械操作能力。

(5) 本品应避免接触铝金属(如铝金属注射针器等)。

(6) 在化疗期间与化疗后,病人必须饮用足够的水分。

【用法用量】顺铂仅能由静脉、动脉或腔内给药。通常采用静脉滴注方式给药。给药前 2～16 小时和给药后至少 6 小时之内，必须进行充分的水化治疗。

本品需用 0.9%氯化钠注射液或 5%葡萄糖溶液稀释后静脉滴注。剂量视化疗效果和个体反应而定。以下剂量供参考（适用于成年人及小孩）：单次化疗（每 4 周 1 次），1 次用量 50～120 mg/m^2；化疗每周 1 次，共 2 次，1 次用量 50 mg/m^2；化疗 1 日 1 次，连用 5 天，1 次用量 15～20 mg/m^2。

疗程依临床疗效而定，每 3～4 周重复疗程。

本品可与其他抗癌药联合使用，单一使用亦可。

联合用药时，用量需随疗程作适当调整。

【制剂规格】

（1）注射用顺铂：10 mg。

（2）顺铂注射液：20 ml∶20 mg；6 ml∶30 mg。

中成药部分

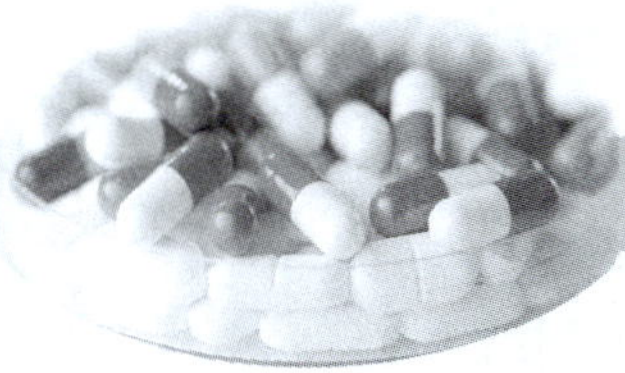

第一章

内科用药

(一) 解表剂

1. 小柴胡颗粒

【药物组成】柴胡、黄芩、党参、大枣、生姜、姜半夏、甘草。

【功能主治】解表散热,和解少阳。用于外感病邪犯少阳证,症见寒热往来、胸胁苦满、食欲不振、心烦喜呕、口苦咽干。

【方解】方中柴胡和解少阳,透泄外邪,疏肝解郁为君药。黄芩苦寒清肝胆之热,助柴胡清少阳热邪,为臣药。党参、甘草、大枣益气和中,扶正以驱邪外达;生姜、半夏和胃降逆,共为佐药。甘草调和诸药,兼为使药。诸药相合,共奏解表散热,和解少阳之功。

【临床应用】少阳证:感受外邪,邪犯少阳,病在半表半里所致寒热往来、胸胁苦满、食欲不振、心烦喜呕、口苦咽干、舌红苔黄、脉弦数。

【药理毒理】本品具有保肝、解热、抗炎等作用。

【不良反应】有服用本品后发生皮肤过敏反应的报道。

【禁忌】风寒感冒、肝火偏盛、肝阳上亢者忌用。

【注意事项】

(1) 服药期间忌服滋补性中药,饮食宜清淡,忌食辛辣厚味。

(2) 过敏体质慎用。

【用法用量】开水冲服。一次 1～2 袋,一日 3 次。

【剂型规格】颗粒剂:每袋装 10 g(含糖型);2.5 g(无糖型)。

2. 感冒清胶囊

【药物组成】穿心莲叶、大青叶、南板蓝根、金盏银盘、岗梅、山芝麻、对乙酰氨基酚、马来酸氯苯那敏、盐酸吗啉胍。

【功能主治】疏风解表，清热解毒。用于风热感冒，症见发烧，头痛，鼻塞流涕，喷嚏，咽喉肿痛，全身酸痛。

【方解】方中南板蓝根、大青叶清热解毒；大青叶清热凉血作用较强，板蓝根散结利咽。金盏银盘、岗梅、山芝麻、穿心莲叶均为清热解毒之药；盐酸吗啉呱、马来酸氯苯那敏、对乙酰氨基酚有镇静、抗过敏和解热镇痛作用，能较快缓解感冒症状。全方配合，共奏疏风解表、清热解毒之功。

【临床应用】感冒：外感风热所致发热头痛，鼻塞流涕，喷嚏，咽喉肿痛，全身酸痛，舌质红，苔薄黄，脉浮数；上呼吸道感染见上述证候者。

【药理毒理】本品具有抗菌、抗病毒、解热、镇痛、抗炎等作用。

【不良反应】本品成分中的对乙酰氨基酚一般剂量较少引起不良反应，偶见皮疹、恶心、呕吐、腹痛、厌食、粒细胞及血小板减少等。剂量过大可引起肝脏损害，严重者可致昏迷，甚至死亡。马来酸氯苯那敏小剂量时的不良反应轻微，主要为头晕、嗜睡、口渴、乏力等。

【禁忌】

（1）对本品及所含成分过敏者忌用。

（2）新生儿和早产儿、癫痫患者、接受单胺氧化酶抑制剂治疗者忌用。

【注意事项】

（1）本品清热解毒，风寒外感者慎用。

（2）孕妇及哺乳期妇女慎用。

（3）服药期间忌食辛辣、油腻食品。

（4）用药期间不宜驾驶车辆、管理机械及高空作业等。

（5）婴幼儿、孕妇、闭角型青光眼、膀胱颈部或幽门十二指肠梗阻或消化性溃疡致幽门狭窄者、心血管疾病患者及肝功能不良者慎用。

（6）方中含有盐酸吗啉胍、马来酸氯苯那敏、对乙酰氨基酚，请按用法用量服用，并避免同时服用含此三种相同成分的西药或中成药，以免超量。

【用法用量】口服。一次 1～2 粒，一日 3 次。

【剂型规格】胶囊剂：每粒重 0.5 g(含对乙酰氨基酚 24 mg)。

3. 维 C 银翘片

【药物组成】金银花、连翘、牛蒡子、淡豆豉、荆芥、桔梗、甘草、芦根、淡竹叶、薄荷素油、马来酸氯苯那敏、对乙酰氨基酚、维生素 C。

【功能主治】疏风解表，清热解毒。用于外感风热所致的流行性感冒，症见发热、头痛、咳嗽、口干、咽喉疼痛。

【方解】本方为中西药复方制剂，方中中药部分金银花、连翘清宣透表、清热解毒，薄荷、牛蒡子辛凉透邪、疏风散热，淡豆豉、荆芥辛散开表、透邪外出，桔梗、甘草宣肺祛痰、解毒利咽，芦根、淡竹叶甘寒生津，清热除烦；方中西药部分对乙酰氨基酚能解热镇痛，马来酸氯苯那敏能抗过敏，维生素 C 可以增加对感染的抵抗力，全方中西药合用，共达疏风解表，清热解毒的作用。

【临床应用】时行感冒：外感风热所致发热重、微恶风寒、鼻塞流黄浊涕、身热无汗、头痛、咳嗽、口干、咽喉疼痛、口渴欲饮、舌苔薄黄、脉象浮数；流行性感冒见上述证候者。

【药理毒理】本品具有解热、抗炎、镇痛、镇静、抗菌、增强免疫功能等作用。

【不良反应】偶可引起过敏反应，表现为荨麻疹样皮疹、多形性红斑性药疹、药物性皮炎等，有报道服用本品导致过敏反应和过敏性休克死亡。另外，本品成分中的对乙酰氨基酚一般剂量较少引起不良反应，偶见皮疹、恶心、呕吐、腹痛、厌食、粒细胞及血小板减少等。剂量过大可引起肝脏损害，严重者可致昏迷，甚至死亡。马来酸氯苯那敏小剂量时的不良反应轻微，主要为头晕、嗜睡、口渴、乏力等。

【禁忌】 对本品或其成分过敏者忌用。

【注意事项】

(1) 本品为辛凉解表、清热解毒之品,风寒感冒者慎用。

(2) 孕妇及哺乳期妇女慎用。

(3) 服药期间饮食宜清淡,忌烟酒及辛辣、生冷、油腻食物。

(4) 服药期间忌服滋补性中药。

(5) 本品为中西药复方制剂,除维生素C外,还含对乙酰氨基酚和马来酸氯苯那敏,请按用法用量服用,并避免同时服用含此两种相同成分的西药或中成药,以免超量。

(6) 用药期间不宜驾驶车辆、操作机器及高空作业等。

【用法用量】 片剂:口服,一次2片,一日3次。

【剂型规格】 片剂:每片含维生素C 49.5 mg、对乙酰氨基酚105 mg、马来酸氯苯那敏1.05 mg。

4. 正柴胡饮颗粒

【药物组成】 柴胡、防风、生姜、赤芍、陈皮、甘草。

【功能主治】 表散风寒,解热止痛。用于外感风寒所致的发热恶寒、无汗、头痛、鼻塞、喷嚏、咽痒咳嗽、四肢酸痛;流感初起、轻度上呼吸道感染见上述证候者。

【方解】 方中柴胡疏散退热,为君药。防风发表散风,胜湿止痛;生姜发汗解表,温肺止咳,共为臣药。赤芍清热凉血;陈皮理气健脾,共为佐药。甘草调和诸药,为使药。全方配伍,共奏表散风寒,解热止痛之功。

【临床应用】 感冒:外感风寒初起所致发热恶寒、头痛身痛、鼻塞流涕不汗出、咽痒咳嗽、四肢酸痛、舌质淡红、苔薄白、脉浮或浮紧;流感初起、轻度上呼吸道感染见上述证候者。

【药理毒理】 本品具有抗病毒、抗菌、解热、抗炎、镇静、镇痛等作用。

【不良反应】 极个别患者服后可有胃部不适感,停药后即消失。

【禁忌】

（1）孕妇忌用。

（2）含糖型颗粒，糖尿病患者忌用。

（3）对本品或其成分过敏者忌用。

【注意事项】

（1）服药期间饮食宜清淡，忌烟、酒及辛辣、生冷、油腻类食物。

（2）服药期间不宜同时服用滋补性中药。

（3）本品为发表散寒之品，风热感冒不宜使用。

【用法用量】

（1）含糖型：开水冲服，一次 10 g，一日 3 次。

（2）无糖型：开水冲服，一次 3 g，一日 3 次。

【剂型规格】颗粒剂：每袋装 10 g（含糖型）；3 g（无糖型）。

5. 感冒灵胶囊

【药物组成】三叉苦、岗梅、金盏银盘、薄荷油、野菊花、咖啡因、马来酸氯苯那敏、对乙酰氨基酚。

【功能主治】解热镇痛。用于感冒引起的头痛、发热、鼻塞流涕、咽痛。

【方解】方中三叉苦清热解毒、祛风除湿，岗梅清热、生津、活血、解毒，金盏银盘疏表清热、解毒、散瘀，野菊花、薄荷油疏风、清热、解毒；方中西药马来酸氯苯那敏、对乙酰氨基酚、咖啡因有镇静、抗过敏和解热镇痛作用，能较快缓解感冒症状。全方配合，共奏疏风解表、清热解毒之功。

【临床应用】感冒：外感风热所致头痛，发热，鼻塞流涕，咽痛，全身酸痛，舌红，苔黄，脉浮数；上呼吸道感染见上述证候者。

【药理毒理】本品具有解热、镇痛、抗炎等作用。

【不良反应】服用本品后可有困倦、嗜睡、口渴、虚弱感；偶见皮疹、荨麻疹、药物热及粒细胞减少；长期大量用药会导致肝肾功能异常。另外，本品成分中的对乙酰氨基酚一般剂量较少引起不良反应，偶见皮疹、恶心、呕吐、腹痛、厌食、粒细胞及血小板减少等。剂量过大可引起肝脏损害，严重者可致昏迷，甚至死亡。马来酸氯苯那敏小剂量时的不良反应轻微，主要为头晕、嗜睡、口渴、乏力等。

【禁忌】 严重肝、肾功能不全者忌用。

【注意事项】

(1) 本品为清热解毒之品，风寒外感者慎用。

(2) 服药期间忌食烟、酒及辛辣、生冷、油腻食物。

(3) 服药期间不宜同时服用滋补性中成药。

(4) 脾胃虚寒，症见腹痛、喜暖、泄泻者慎用。

(5) 肝、肾功能不全者慎用。

(6) 服药期间不得驾驶机、车、船，不得从事高空作业、机械作业及操作精密仪器。

(7) 本品含对乙酰氨基酚、马来酸氯苯那敏、咖啡因，请按用法用量服用，并避免同时服用含此三种相同成分的西药或中成药，以免超量。

(8) 糖尿病、消化道溃疡、膀胱颈梗阻、甲状腺功能亢进、青光眼、高血压和前列腺肥大者慎用。

(9) 孕妇及哺乳期妇女慎用。

【用法用量】 口服。一次 2 粒，一日 3 次。

【剂型规格】 胶囊剂：每粒装 0.5 g(含对乙酰氨基酚 100 mg)。

(二) 泻下剂

6. 一清颗粒

【药物组成】 大黄、黄连、黄芩。

【功能主治】 清热泻火解毒，化瘀凉血止血。用于火毒血热所致的身热烦躁、目赤口疮、咽喉、牙龈肿痛、大便秘结、吐血、咯血、衄血、痔血；咽炎、扁桃体炎、牙龈炎见上述证候者。

【方解】 方中大黄苦寒既可清热泻火解毒，又能化瘀凉血止血，为君药。黄芩味苦可泻肺胃之火解毒，性寒可清热凉血止血；黄连也为苦寒之品，可泻心火，解热毒，二者辅助大黄，共为臣药。三药合用，直清其热，共奏清热泻火解毒，化瘀凉血止血之功。

【临床应用】

（1）暴风客热：火毒血热上攻于目所致的目赤肿痛，口渴咽干，大便秘结，小便黄赤，舌红苔黄，脉数；急性结膜炎见上述证候者。

（2）口疮：心脾火毒熏蒸口舌所致的口舌发红，起小疱或溃烂，疼痛灼热，口臭，便秘，舌红苔黄，脉数；急性口炎、口疮见上述证候者。

（3）喉痹：肺胃火毒客于咽喉所致的咽喉红肿疼痛，声音嘶哑，口干喜饮，便秘，尿赤，舌红苔黄，脉数；急性咽炎见上述证候者。

（4）乳蛾：肺胃火毒熏灼咽核所致的咽核红肿疼痛，吞咽时疼痛加重，口干喜饮，便秘，尿赤，舌红苔黄，脉数；急性扁桃体炎见上述证候者。

（5）便秘：火毒内热结于胃肠所致的大便干燥，小便黄赤，烦躁，或兼有腹胀腹痛，口干口臭，舌红苔黄燥，脉滑数。

（6）牙宣：胃火炽盛，熏蒸牙龈所致的牙龈红肿疼痛，烦渴多饮，口臭，便秘，尿黄，舌红苔黄，脉数；牙龈（周）炎见上述证候者。

（7）吐血：火毒血热灼伤胃络所致的吐血，血色鲜红，夹有食物残渣，身热烦躁、牙龈肿痛，便秘尿赤，舌红苔黄，脉数有力；胃及十二指肠溃疡出血、食管炎出血见上述证候者。

（8）咯血：火毒血热灼伤肺络所致的咯血，血色鲜红，夹有痰涎，咽痒咳嗽，舌红苔黄，脉数有力；支气管扩张见上述证候者。

（9）衄血：肺胃热盛，灼伤络脉所致的鼻出血，齿龈或牙缝出血，血色鲜红，身热烦躁，口鼻干燥，牙龈肿痛，大便秘结，小便黄赤，舌红苔黄，脉数有力；干燥性鼻炎、萎缩性鼻炎、牙周炎见上述证候者。

（10）便血：火热壅遏肠道，灼伤络脉所致的大便带血，血色鲜红，肛门肿胀，舌红苔黄，脉数；胃及十二指肠溃疡出血、痔疮、肛裂出血见上述证候者。

【药理毒理】本品具有抗菌、抗病毒、抗炎、解热、泻下等作用。

【不良反应】有服用本品后发生皮疹、恶心、腹泻、腹痛等不良反应的报道。

【禁忌】

（1）孕妇忌用。

（2）对本品或其成分过敏者忌用。

【注意事项】

（1）服药期间饮食宜选清淡易消化之品，忌食辛辣油腻之品，戒烟酒，以免加重病情。

（2）本品清热泻火解毒，主治火毒血热诸证，若属阴虚火旺者慎用。

（3）服药后大便次数每日2～3次者，应减量；每日3次以上者，应停止服用。

（4）本药苦寒，易伤正气，体弱年迈者慎服；中病即止，不可过量、久服。

（5）出血量多者，应采取综合急救措施。

【用法用量】开水冲服。一次7.5 g，一日3～4次。

【剂型规格】颗粒剂：每袋装7.5 g。

7. 通便灵胶囊

【药物组成】番泻叶、当归、肉苁蓉。

【功能主治】泻热导滞，润肠通便。用于热结便秘，长期卧床便秘，一时性腹胀便秘，老年习惯性便秘。

【方解】方中重用番泻叶既能泻下导滞，又能清导实热，是与大黄相似的泻热通便之有效药物，为君药。当归补血养血，润肠通便，肉苁蓉补益精血，润燥滑肠，共为臣药。诸药合用，共奏泻热导滞、滑肠通便之功。

【临床应用】便秘：长期卧床、老年体虚，气血不足，胃肠蕴热所致大便干结，心悸气短，面色皖白，周身倦怠，舌淡苔少，脉沉细数；习惯性便秘见上述证候者。

【药理毒理】本品具有通便、抗菌、消炎等作用。

【不良反应】少数患者服用本品后有轻微的腹痛。

【禁忌】

（1）孕妇及哺乳期、月经期妇女忌用。

（2）脾胃虚寒者忌用。

【注意事项】服药期间忌食辛辣油腻及不易消化食物，以免助湿生热。

【用法用量】口服。一次5～6粒，一日3次。

【剂型规格】胶囊剂：每粒装0.25 g。

8. 三黄片

【药物组成】黄芩、大黄、盐酸小檗碱。

【功能主治】清热解毒，泻火通便。用于三焦热盛，目赤肿痛，口鼻生疮，咽喉肿痛，牙龈出血，心烦口渴，尿黄便秘，急性胃肠炎，痢疾。

【方解】方中黄芩苦能燥湿，性寒可清热，功善清热燥湿，泻火解毒。大黄苦寒泄降，泻火解毒，又能攻下通便，开实热下行之途，有釜底抽薪之效。盐酸小檗碱有抑菌作用。诸药合用，共奏清热解毒，泻火通便之功。

【临床应用】

（1）便秘：火热内结所致的大便干结，口臭唇疮，面赤身热，小便短赤，舌苔黄燥，脉滑实；功能性便秘见上述证候者。

（2）泄泻：湿热阻滞，气机失调所致腹痛泄泻，泻下不爽，肛门灼热，烦热口渴，小便短赤，或伴有恶心呕吐，或兼有胸脘痞闷，舌淡红苔黄或腻，脉弦滑；急性胃肠炎见上述证候者。

（3）痢疾：饮食不洁，大肠湿热所致下痢赤白，腹痛，里急后重，肛门灼热，小便黄赤，舌苔腻微黄，脉滑数；细菌性痢疾见上述证候者。

（4）口疮：三焦热盛所致的口舌生疮，大便秘结，小便短赤，舌红，苔黄，脉滑数；口腔溃疡见上述证候者。

（5）牙痛：肺胃火热亢盛所致牙龈肿瘤，身热面赤，口干口渴，尿赤便结，舌红苔黄，脉数；牙周炎见上述证候者。

(6) 喉痹:胃肠积热,肺胃热盛所致咽喉肿痛,声音嘶哑,大便秘结,头晕耳鸣,舌红苔黄燥,脉滑数;急性咽喉炎见上述证候者。

【药理毒理】本品具有抗菌、抗炎、促进肠运动等作用。

【不良反应】有长期服用本品发生肠易激综合征的报道。

【禁忌】

(1) 孕妇忌用。

(2) 冷积便秘,寒湿泻痢,虚火口疮,虚火喉痹者忌用。

【注意事项】

(1) 服药期间忌食荤腥油腻之品,以免助湿生热。

(2) 脾胃虚寒者慎用。

(3) 治疗出血症宜凉开水送服,应用时不宜过量。

【用法用量】口服。小片一次 4 片,大片一次 2 片,一日 2 次,小儿酌减。

【剂型规格】片剂:薄膜衣小片每片重 0.26 g;薄膜衣大片每片重 0.52 g。

9. 麻仁丸

【药物组成】麻仁、熟大黄、苦杏仁、白芍(炒)、枳实(炒)、厚朴(姜制)。

【功能主治】润肠通便。用于肠热津亏所致的便秘,症见大便干结难下、腹部胀满不舒;习惯性便秘见上述证候者。

【方解】方中麻仁润肠通便,为君药。大黄通便泄热,杏仁降气润肠,白芍养阴和里,均能加强君药的作用,故为臣药。枳实、厚朴下气破结,加强降泄通便之力,共为佐药。诸药相合,共奏润肠通便之功。

【临床应用】便秘:胃肠燥热,津液亏虚所致大便干结难下,腹部胀满,小便短赤,身热,心烦,口咽干燥,舌红苔黄,脉滑数;习惯性便秘、老年人便秘、痔疮便秘见上述证候者。

【药理毒理】本品具有通便、促进肠道运动等作用。

【不良反应】少数患者服用本品后有轻微的腹痛。

【禁忌】

(1) 孕妇忌用。

(2) 虚寒性便秘者忌用。

【注意事项】

(1) 月经期慎用。

(2) 服药期间忌食生冷、油腻、辛辣食物。

(3) 有慢性病史者、小儿及年老体虚者不宜长期应用。

(4) 服用过后大便次数过多,大便偏稀,可酌情减量或停服。

【用法用量】口服。小蜜丸一次 9 g,一日 1～2 次。水蜜丸一次 6 g,一日 1～2 次。

【剂型规格】丸剂:每瓶 60 g。

(三) 清热剂

10. 牛黄消炎片

【药物组成】人工牛黄、珍珠母、蟾酥、青黛、天花粉、大黄、雄黄。

【功能主治】清热解毒,消肿止痛。用于咽喉肿痛,疔,痈,疮疖。

【方解】方中人工牛黄清热解毒,消肿止痛,为君药。蟾酥解毒散结,消肿止痛;雄黄以毒攻毒,杀虫疗疮;大黄清热泻火,凉血解毒,消肿止痛,合以辅助君药增强清热解毒、消肿止痛之效,共为臣药。珍珠母收湿敛疮;青黛清热解毒,凉血消肿;天花粉降火生津,利咽润喉,消肿排脓,合以佐助君药增强凉血解毒,消肿排脓,收湿敛疮之效,共为佐药。诸药合用,共奏清热解毒,消肿止痛之功。

【临床应用】

(1) 喉痹:因热毒蕴结,上灼于咽而致,症见咽部红肿、疼痛,声音嘶哑,口干口渴;急、慢性咽炎见上述证候者。

(2) 疔、痈、疮疖:因火毒内蕴,阻隔经络,凝滞气血而致,症见皮肤局限性红肿热痛,或破溃化脓;急性化脓性体表感染见上述证候者。

【药理毒理】本品具有解热、抗炎、镇痛等作用。

【不良反应】常用剂量时,偶见过敏反应、出血倾向、膀胱炎,剂量过大及婴幼儿滥用可致中毒。

【禁忌】

(1) 孕妇禁用。

(2) 凡虚火喉痹,阴疽漫肿者忌用。

【注意事项】

(1) 服药期间饮食宜清淡,忌食辛辣油腻食物,以免助热生湿。

(2) 本品苦寒,易伤胃气,老人、儿童及素体脾胃虚弱者慎用。

(3) 急性咽炎、疮疖伴发热等全身症状者,酌情应用抗生素,以增强疗效。

(4) 疖肿应配合局部用药。

(5) 用本品治疗急性咽炎时,可配合使用漱口液含漱,以保持口腔清洁,或配合外用药吹敷患处,以增强疗效。

(6) 方中含有毒药品蟾酥、雄黄,不宜过量或久服。

【用法用量】口服。一次 1 片,一日 3 次,小儿酌减;外用研末调敷患处。

【剂型规格】片剂:每片相当药材 0.05 g。

11. 穿心莲片(胶囊)

【药物组成】穿心莲。

【功能主治】清热解毒,凉血消肿。用于邪毒内盛,感冒发热,咽喉肿痛,口舌生疮,顿咳劳嗽,泄泻痢疾,热淋涩痛,痈肿疮疡,毒蛇咬伤。

【方解】穿心莲苦寒降泄,既能清热解毒,又可燥湿消肿。

【临床应用】

(1) 感冒:因外感风热,邪热入里化热,热毒壅盛所致,症见身热较著,微恶风,头胀痛,咳嗽,痰黏或黄,咽燥,或咽喉红肿疼痛,鼻塞,流黄浊涕,口渴欲饮,舌苔黄,脉浮数;上呼吸道感染见上述证候者。

(2) 急喉痹:因热毒蕴结所致,症见咽部红肿,疼痛较剧,发热较高，口干，大便秘结，小便黄，舌赤，苔黄，脉洪数；急性咽炎见上述证候者。

(3) 咳嗽：因热毒蕴结，肺热壅盛所致，症见咳嗽，痰多、质黏厚或稠黄，咯吐不爽，面赤，身热，口干欲饮，舌苔黄腻，质红，脉滑数；急性支气管炎见上述证候者。

(4) 泄泻：因热毒内蕴，伤及肠胃，传化失常所致，症见泄泻腹痛，泻下急迫，粪色黄褐而臭，肛门灼热，烦热口渴，小便短黄，舌红，苔黄，脉滑数；急性肠炎见上述证候者。

(5) 痢疾：因热毒内蕴，伤及肠胃，传化失常所致，症见腹痛，里急后重，下痢赤白相杂，肛门灼热，小便短赤，苔腻徽黄，脉滑数；急性细菌性痢疾见上述证候者。

(6) 热淋：因热毒蕴结下焦，膀胱气化失司所致，症见小便短数，灼热刺痛，少腹拘急胀痛，或由寒热、口苦、呕恶，或有腰痛拒按，或有大便秘结，苔黄腻，脉滑数；急性泌尿系感染见上述证候者。

(7) 痈肿疮疡：因热毒蕴结所致，症见局部红肿热痛，发病迅速，或有恶寒、发热、口渴等全身症状。

(8) 毒蛇咬伤：因毒蛇咬伤，热毒蕴结所致，症见伤口疼痛，有麻木感，伤口周围皮肤迅速红肿，可扩展到整个肢体，常有水疱；严重者，伤口迅速变黑坏死，形成溃疡，所导向的淋巴结肿大和触痛，可伴有寒战发热、全身肌肉酸痛等症。

【药理毒理】本品具有抗菌、抗病毒、解热、镇痛、抗炎、调节免疫等作用。

【不良反应】有服用本品后发生药疹等过敏反应的报道。过量服用可引起恶心、呕吐等胃肠道反应。

【禁忌】无特殊禁忌。

【注意事项】

(1) 阴虚火旺、脾胃虚寒者慎用。

(2) 服药期间饮食宜清淡，忌食辛辣油腻食物，以免助热生湿，加重病情。

(3) 本药寒凉，易伤胃气，老人、儿童及素体脾胃虚弱者慎用。

(4) 治疗急性咽炎、痈肿疮疡、毒蛇咬伤时，可适当配合使用外用药物，以增强疗效。

【用法用量】

(1) 片剂：口服，一次 2～3 片，一日 3～4 次。

(2) 胶囊剂：口服，一次 2～3 粒，一日 3～4 次。

【剂型规格】

(1) 片剂：每片含穿心莲干浸膏 0.105 g。

(2) 胶囊剂：每粒含穿心莲干浸膏 0.105 g。

12. 清热解毒口服液

【药物组成】石膏、金银花、玄参、地黄、连翘、栀子、甜地丁、黄芩、龙胆、板蓝根、知母、麦冬。

【功能主治】清热解毒。用于热毒壅盛所致的发热面赤、烦躁口渴、咽喉肿痛；流感、上呼吸道感染见上述证候者。

【方解】方中生石膏、金银花为君药；生石膏功能清热泻火，除烦止渴，内可清肺胃之火，外可解肌表之热；金银花功能清热解毒，凉散风热，芳香疏散，为散热解毒之良药；二药配伍清热凉散，泻火解毒。知母、连翘为臣药，知母配生石膏为白虎汤的主药，功能清气解热，生津止渴，连翘配银花，加强了清热解毒之功，又能生津止渴，消肿散结。玄参、麦冬、地黄清热凉血，消肿散结，三药配合长于滋阴清热，润燥通便；栀子、黄芩、甜地丁清热解毒，泻火，燥湿，凉血消肿，以上六味均为佐药。龙胆草、板蓝根清肝泻火，解毒凉血，且有利咽之效，为使药。全方配合功能清热解毒。用于热毒壅盛所致诸证。

【临床应用】感冒：因外感风热，邪热入里化热，热毒壅盛所致，症见发热面赤、烦躁口渴、咽喉肿痛；流感、上呼吸道感染见上述证候者。

【药理毒理】本品具有抗菌、解热、镇痛、抗炎等作用。

【不良反应】有服用本品后发生皮疹等过敏反应的报道。

【禁忌】孕妇忌用。

【注意事项】

（1）本品为清热解毒之品，风寒感冒者慎用。

（2）服药期间忌烟、酒及辛辣、生冷、油腻食物。

（3）服药期间不宜同时服用滋补性中药。

【用法用量】口服。一次 10～20 ml，一日 3 次，儿童酌减；或遵医嘱。

【剂型规格】口服液：每支装 10 ml；20 ml。

13. 抗病毒颗粒（口服液）

【药物组成】板蓝根、忍冬藤、山豆根、鱼腥草、重楼、贯众、白芷、青蒿、川射干。

【功能主治】清热解毒。用于风热感冒、瘟病发热及上呼吸道感染、流感、腮腺炎等病毒感染疾患。

【方解】方中板蓝根味苦气寒，清热解毒，凉血利咽；山豆根性味苦寒，清热解毒，利咽消肿；白芷味辛性温，与苦寒药配伍，既能散风解表，辛香通窍，又不助热邪，共为主药。忍冬藤性寒，清热解毒，兼祛风通络；贯众、重楼、鱼腥草清热解毒，消肿止痛，共为辅药。川射干、青蒿清热凉血滋阴，为佐药。诸药合用，共奏散风解表，清热解毒之功。

【临床应用】感冒：外感风热，症见发热，微恶风，有汗，口渴，鼻流浊涕，咽喉肿痛，咳吐黄痰。流感、上呼吸道感染见上述证候者。也可用于病毒感染引起的腮腺炎、流行性出血性结膜炎等。

【药理毒理】本品具有抗病毒、解热、抗炎等作用。

【不良反应】目前暂未见不良反应报道。

【禁忌】孕妇、哺乳期妇女忌用。

【注意事项】

（1）服药期间忌烟、酒及辛辣、生冷、油腻食物。

（2）服药期间不宜同时服用滋补性中药。

（3）糖尿病患者应用无糖型。

【用法用量】

（1）颗粒剂：开水冲服，一次 3～6 g，一日 3 次。

（2）口服液：口服，一次 10 ml，一日 2～3 次（早饭前和午、晚饭后各服一次），小儿酌减。

【剂型规格】

（1）颗粒剂：每袋 3 g（无糖型）。

（2）口服液：每支 10 ml。

14. 三金片

【药物组成】金樱根、菝葜、羊开口、金沙藤、积雪草。

【功能主治】清热解毒，利湿通淋，益肾。用于下焦湿热，热淋，小便短赤，淋沥涩痛，急、慢性肾盂肾炎，膀胱炎，尿路感染属肾虚湿热下注证者。

【方解】方中菝葜利小便，消肿痛，羊开口清热利尿，为君药。积雪草、金沙藤清热利湿，为臣药。金樱根清热利湿，活血解毒，益肾补虚，为佐药。全方配伍，共奏清热解毒，利湿通淋、益肾之功。

【临床应用】热淋：因下焦湿热所致，症见小便短赤，淋沥涩痛，尿急频数，舌苔黄腻，脉滑数；急、慢性肾盂肾炎，膀胱炎，尿道炎见上述证候者。

【药理毒理】本品具有利尿、抑菌、抗炎、镇痛等作用。

【不良反应】有服用本品后发生轻度胃部不适、恶心、腹泻、腹胀等不良反应的报道。

【禁忌】

（1）孕妇忌用。

（2）淋证属肝郁气滞、脾肾两虚、膀胱气化不行者忌用。

【注意事项】

（1）服药期间饮食宜清淡，忌食辛辣油腻食品及烟酒刺激物品。

（2）注意多饮水，避免过度劳累。

【用法用量】口服。一次 3 片，一日 3～4 次。

【剂型规格】片剂：每片 0.29 g，相当于饮片 3.5 g。

15. 复方益肝灵片

【药物组成】益肝灵粉(水飞蓟宾)、五仁醇浸膏。

【功能主治】益肝滋肾,解毒祛湿。用于肝肾阴虚,湿毒未清引起的胁痛,纳差,腹胀、腰酸乏力,尿黄等症;或慢性肝炎转氨酶增高者。

【方解】水飞蓟,为菊科植物水飞蓟的全草,味苦、性凉,具有清热解毒,保肝利胆作用。五味子,味酸,性温,有滋阴补虚,生津安神作用。五仁醇为五味子的提取物,具有保肝降酶利胆的作用。水飞蓟宾与五仁醇合用,具有改善肝功能,保护和稳定肝细胞膜,对抗肝细胞坏死和减轻脂肪变性的作用。

【临床应用】胁痛:因肝肾阴虚,湿毒未清所致,症见胁痛,腹胀,口苦纳差,腰酸乏力、尿黄,舌苔厚腻,脉沉弱;慢性肝炎见上述证候者。

【药理毒理】本品具有保肝作用。

【不良反应】目前暂未见不良反应报道。

【禁忌】肝郁脾虚所致胁痛者忌用。

【注意事项】

(1) 服药期间饮食宜用清淡易消化之品,忌烟酒辛辣肥腻之物。

(2) 服药期间忌恚怒忧郁劳碌。

【用法用量】口服。一次 4 片,一日 3 次,饭后服用。

【剂型规格】片剂:每片重 0.44 g,含水飞蓟素以水分蓟宾 21 mg。

16. 利胆片

【药物组成】大黄、金银花、金钱草、木香、知母、大青叶、柴胡、白芍、黄芩、芒硝、茵陈。

【功能主治】疏肝止痛,清热利湿。用于肝胆湿热所致的胁痛,痛及胸胁及胃腹部疼痛、按之痛剧,大便不通,小便短赤,身热头痛,呕吐不食;胆道疾患见上述证候者。

【方解】方中柴胡疏肝解郁,理气止痛;白芍养血敛阴,柔肝止痛,合用以使疏泄正常,共为君药。茵陈、金钱草、黄芩清热利湿,利胆退黄,散结排石,共为臣药。大黄、芒硝泻热通便,利胆退黄;知母滋阴降火，润肠通便；金银花、大青叶清热解毒，凉血消肿；木香行气和中，利胆止痛，共为佐使药。诸药合用，共奏疏肝止痛，清热利湿之功。

【临床应用】

（1）胁痛：因肝胆湿热内蕴所致，症见胁肋疼痛，脘腹疼痛，拒按，大便不通，小便短赤，身热头痛，呕吐不食，舌质红，苔黄腻，脉弦滑；胆道感染、胆囊结石见上述证候者。

（2）黄疸：因湿热蕴结，熏蒸肌肤所致，症见身面目俱黄，发热口苦，小便不利，大便秘结，苔黄腻，脉弦数或濡数；急、慢性胆道感染见上述证候者。

【药理毒理】本品具有利胆、抗菌、抗炎等作用。

【不良反应】目前暂未见不良反应报道。

【禁忌】

（1）孕妇忌用。

（2）肝郁血虚胁痛及黄疸属寒湿蕴结阴黄者忌用。

（3）脾胃虚寒者忌用。

【注意事项】

（1）服药期间宜选清淡饮食，忌烟酒及辛辣油腻之品。

（2）本品苦寒，脾虚便溏、体弱年迈者不可过量、久服。

（3）服药后胁肋疼痛缓解不明显，或反而加重，按之痛剧不减者，应转入外科紧急处理。

（4）本品主要适用于泥沙样或较小的结石，若结石较大，或出现梗阻以致药物排石无效时，应采取碎石或手术等相应治疗措施。

【用法用量】口服：一次6～10片，一日3次。

【剂型规格】薄膜衣片，每片重0.23 g。

17. 苦黄注射液（颗粒）

【药物组成】茵陈、柴胡、苦参、大黄、大青叶。

【功能主治】疏肝清热，利湿退黄。用于湿热内蕴，胆汁外溢，黄疸胁痛，乏力，纳差等症；黄疸型病毒性肝炎见上述证候者。

【方解】方中柴胡舒肝解郁，理气止痛，和解退热，为君药。茵陈苦微寒，清热利湿，利胆退黄，长于清热利湿，退黄利尿，使湿热从小便而出，共为臣药。大黄苦寒，泄热利湿，退黄通便，可使肝胆湿热从大便而出；大青叶苦寒，清热凉血解毒，共为佐药。诸药相合，共奏疏肝清热，利湿退黄之功。

【临床应用】黄疸：因肝胆湿热所致，症见面目悉黄，胸胁胀满，发热，口干而苦，恶心欲吐，纳呆，小便短少、黄赤，大便秘结；急、慢性肝炎，急、慢性胆囊炎见上述证候者。

【药理毒理】本品具有利胆作用。

【不良反应】偶见轻度腹泻，停药或减量后腹泻停止。偶见注射局部有一过性潮红，个别患者出现轻度消化道症状。

【禁忌】

(1) 孕妇忌用。

(2) 黄疸属寒湿蕴结阴黄者忌用。

【注意事项】

(1) 服药期间宜用清淡易消化之品，忌食烟酒及辛辣油腻之物。

(2) 本药苦寒，易伤正气，年老体弱者慎用；中病即止，不可过用，久用。

(3) 本品一般不宜与其他药物同时滴注，以免发生不良反应。

【用法用量】

(1) 注射剂：静脉滴注，用 5%或 10%葡萄糖注射液500 ml 稀释后使用，一次 10～60 ml，一日 1 次，15 天为一疗程；重症及瘀胆型肝炎患者每次用量可增加至 60 ml，或遵医嘱。

(2) 颗粒剂：口服，一次 1 袋，一日 3 次。

【剂型规格】

(1) 注射剂：每支装 10 ml。

(2) 颗粒剂：每袋 6 g。

18. 香连丸

【药物组成】木香、黄连。

【功能主治】清热燥湿，行气止痛。用于大肠湿热所致的痢疾，症见大便脓血、里急后重、发热腹痛；肠炎、细菌性痢疾见上述证候者。

【方解】方中木香行气止痛而除腹痛、里急后重，吴茱萸制黄连，既制黄连之苦寒，又能调和肝胃。两药相合，共奏清热燥湿，行气止痛之功。

【临床应用】

(1) 痢疾：因湿热下注所致赤白下痢，腹痛，里急后重，舌红苔黄腻，脉滑数；细菌性痢疾见上述证候者。

(2) 泄泻：因湿热下注所致腹痛，泄泻，泻下急迫或不爽，小便短赤，舌红苔黄腻，脉滑数；急性肠炎见上述证候者。

【药理毒理】本品具有抗菌、止泻、抗炎、镇痛等作用。

【不良反应】目前暂未见不良反应报道。

【禁忌】无特殊禁忌。

【注意事项】

(1) 寒湿及虚寒下痢者慎用。

(2) 服药期间忌食生冷油腻、辛辣刺激性食物。

【用法用量】口服：浓缩丸一次 6～12 丸，一日 2～3 次。水丸一次 3～6 g，一日 2～3 次。

【剂型规格】

(1) 浓缩丸：每 6 丸相当于原生药 3 g。

(2) 水丸：每瓶装15 g。

19. 尿感宁颗粒

【药物组成】海金沙藤、连钱草、凤尾草、紫花地丁、葎草。

【功能主治】清热解毒，通淋利尿，抗菌消炎。用于膀胱湿热所致淋证，症见尿频、尿急、尿道涩痛、尿色偏黄、小便淋漓不尽；急慢性尿路感染见上述证候者。

【方解】方中海金沙藤性味甘寒，清热解毒，利水通淋，为君药。连钱草、凤尾草清热利湿，活血止血，解毒消肿，两者合用，辅助君药以除膀胱湿热，共为臣药。紫花地丁苦寒清热解毒，凉血消肿，葎草清热利湿解毒，共为佐药。诸药合用，共奏清热解毒，利尿通淋之功。

【临床应用】热淋：因湿热，热毒蕴结下焦，膀胱气化不利所致，症见尿频，尿急，小便黄赤灼热刺痛，小腹拘急胀痛，口苦，或有呕恶，腰痛，大便秘结，舌苔黄腻，脉濡数；急慢性尿路感染见上述证候者。

【药理毒理】本品有抑菌、利尿、抗炎、解痉等作用。

【不良反应】极少数患者服用后有胃部不适感和食欲减退。

【禁忌】淋证属肝郁气滞、脾肾两虚、膀胱气化不行者忌用。

【注意事项】

（1）方中含苦寒之品，体虚、脾胃虚寒者慎用。

（2）服药期间饮食宜清淡，忌烟酒及辛辣油腻之品。

（3）注意多饮水，避免过度劳累。

【用法用量】开水冲服。一次 12 g，一日 3～4 次（含糖型）；一次 5 g，一日 3～4 次（无糖型）。

【剂型规格】颗粒剂：每袋装 12 g（含糖型）；5 g（无糖型）。

20. 二妙丸

【药物组成】苍术（炒）、黄柏（炒）。

【功能主治】燥湿清热。用于湿热下注，足膝红肿热痛，下肢丹毒，白带，阴囊湿痒。

【方解】方中苍术苦温香燥，燥湿健脾，使湿无由生，湿去则热无所附，热易消除，此治本之图；黄柏苦寒，寒能清热，苦以燥湿，且偏走下焦，清下部之热，除足膝之湿，为治湿热下注之要药。二药配伍，清热燥湿，标本兼顾，使热祛湿除，诸证自愈。

【临床应用】

（1）痹病：湿热之邪下注，交阻于经络、关节、肌肉。故见足膝红肿热痛，或关节积液，屈伸不利，或伴发热，口苦口黏，口渴不欲饮，溲黄，舌质红，苔黄腻，脉滑数；类风湿关节炎、急性痛风性关节炎、骨性关节炎见上述证候者。

（2）丹毒：湿热之邪注于筋骨，着于下肢，则见足膝灼热疼痛，皮肤红如涂丹，热如火灼，迅速蔓延扩大，伴发热恶寒、头痛口渴者。

(3) 白带：湿热之邪下注带脉、前阴，症见带下臭秽，小便淋浊，目赤，口苦，舌红苔黄腻，脉滑数；慢性盆腔炎见上述证候者。

(4) 阴囊湿痒：湿热之邪下注带脉、前阴，症见阴囊湿痒，小便淋浊，目赤，口苦，舌红苔黄腻，脉数；外阴湿疹见上述证候者。

【药理毒理】本品具有解热、抗炎、抗菌、免疫抑制等作用。

【不良反应】目前暂未见不良反应报道。

【禁忌】寒湿痹阻、胃虚寒者忌用。

【注意事项】服药期间，宜食用清淡易消化之品，忌食辛辣油腻之品，以免助湿生热。

【用法用量】口服。一次 6～9 g，一日 2 次。

【剂型规格】丸剂：每瓶装 120 g。

21. 蓝芩口服液

【药物组成】板蓝根、黄芩、栀子、黄柏、胖大海。

【功能主治】清热解毒，利咽消肿。用于肺胃实热所致的咽痛、咽干、咽部灼热；急性咽炎见上述证候者。

【方解】方中板蓝根味苦性寒，既能清热解毒，又善凉血利咽，用于肺胃蕴热，热毒上攻之咽痛喉痹，故为君药。黄芩善清肺火，解上焦火毒，栀子苦寒清降，长于清泻三焦火邪，兼有凉血解毒之功，黄柏泻火解毒，共为臣药，以加强君药泻火解毒消肿之功。配伍胖大海宣肺气，散郁火，除痰热，利咽喉，为佐药。诸药合用，共奏清热泻火，凉血解毒，利咽消肿之功。

【临床应用】急喉痹：因肺胃蕴热，热毒上灼咽喉而致咽痛，咽干，咽部灼热，咳嗽痰黄，发热，口渴欲饮，大便秘结，小便黄，舌红，苔黄，脉数有力；急性咽炎见上述证候者。

【药理毒理】本品具有解热、抗炎、镇痛等作用。

【不良反应】个别患者服药后出现轻度腹泻，一般可自行缓解。

【禁忌】无特殊禁忌。

【注意事项】

（1）本品为治疗肺胃实热所致急喉痹的常用中成药，若属虚火喉痹者慎用。

（2）服药期间饮食宜清淡，忌食辛辣、油腻、鱼腥食物，戒烟酒，以免加重病情。

（3）本品苦寒，易伤胃气，孕妇、老人、儿童及素体脾胃虚弱者慎用。

（4）急性咽炎感染严重，有发热等全身症状者，应在医生指导下使用。

（5）用本品治疗急性咽炎时，可配合使用漱口液含漱，以保持口腔清洁，或配合外用药吹敷患处，以增强疗效。

【用法用量】口服。一次 20 ml，一日 3 次。

【剂型规格】口服液：每支 10 ml。

22. 热毒宁注射液

【药物组成】青蒿、金银花、栀子。

【功能主治】清热、疏风、解毒。用于外感风热所致感冒、咳嗽，症见高热、微恶风寒、头痛身痛、咳嗽、痰黄。

【方解】方中青蒿退热、凉血，为君药；金银花疏风解表、清热解毒，助君药青蒿以增强其清热及透散之功，为臣药；栀子苦寒，具有清热解毒、凉血、泻火除烦之功，为佐药，助臣药金银花解毒。诸药合用，共奏清热、疏风、解毒之功。

【临床应用】感冒：外感风热，症见发热、头身痛、微恶风寒、口渴、咽痛、咳嗽、舌红、脉浮数；上呼吸道感染、流行性感冒、急性支气管炎见上述证候者。

【药理毒理】本品具有抗菌、抗病毒、解热、抗炎、镇痛等作用。

【不良反应】个别患者可出现头晕、胸闷、口干、腹泻、恶心、呕吐。偶有全身发红、瘙痒或皮疹等过敏反应。临床试验曾有用药后出现胆红素升高的不良反应。

【禁忌】对本品及其成分过敏者忌用。

【注意事项】

(1) 本品不宜与其他药物在同一容器内混合使用，与青霉素类、氨基苷类和大环内酯类等药物配伍使用时可产生混浊或沉淀。

(2) 既往有溶血(血胆红素轻度增高或尿胆原阳性者)现象发生者慎用。

(3) 溶液配制浓度不低于 1∶4(药液∶溶媒)，滴注速度为每分钟 30～60 滴，滴速过快可能导致头昏、胸闷和局部皮疹。

(4) 本品是纯中药制剂，保存不当可能影响产品质量，使用前请认真检查，如发现本品出现浑浊、沉淀、变色、漏气或瓶身细微破裂者，均不能使用。如经 5%葡萄糖注射液或 0.9%氯化钠注射液 250 ml 稀释后，出现混浊亦不得使用。

(5) 本品使用后需用 5%葡萄糖注射液或 0.9%氯化钠注射液冲洗输液管后，方可使用第二种药物。

【用法用量】静脉滴注。

(1) 成人剂量：一次 20 ml，以 5%葡萄糖注射液或 0.9%氯化钠注射液 250 ml 稀释后使用，滴速为每分钟 30～60 滴，一日 1 次。上呼吸道感染患者疗程为三日，急性气管-支气管炎患者疗程为五日。

(2) 儿童剂量：① 3～5 岁，最高剂量不超过 10 ml，以 5%葡萄糖注射液或 0.9%氯化钠注射液 50～100 ml 稀释后静脉滴注，滴速为每分钟 30～40 滴，一日 1 次；② 6～10 岁，一次 10 ml，以 5%葡萄糖注射液或 0.9%氯化钠注射液 100～200 ml 稀释后静脉滴注，滴速为每分钟 30～60 滴，一日 1 次；③ 11～13 岁，一次 15 ml，以 5%葡萄糖注射液或 0.9%氯化钠注射液 200～250 ml 稀释后静脉滴注，滴速为每分钟 30～60 滴，一日 1 次；④ 14～17 岁，一次 20 ml，以 5%葡萄糖注射液或 0.9%氯化钠注射液 250 ml 稀释后静脉滴注，滴速为每分钟 30～60 滴，一日 1 次。

【剂型规格】注射剂：每支 10 ml。

23. 虎驹乙肝胶囊

【药物组成】虎杖、蚂蚁、柴胡、茵陈、板蓝根、枸杞子、黄芪、三

七、丹参、五味子、大枣。

【功能主治】疏肝健脾，利湿清热，活血化瘀。用于慢性乙型肝炎肝郁脾虚兼湿热瘀滞症，症见胁肋胀满疼痛，脘痞腹胀，胃纳不佳，四肢倦怠，小便色黄等。

【方解】方中虎杖清热解毒，利湿退黄，活血化瘀为君药；柴胡疏肝理气，茵陈利胆退黄，蚂蚁利湿清热，三七、丹参活血化瘀，板蓝根清热解毒，共为臣药，加强君药清热解毒，利湿退黄，活血化瘀之功；黄芪补气健脾，枸杞子补益肝肾，五味子涩肠止泻，共为佐药；大枣调和脾胃，为使药。诸药配伍，攻补兼施，驱邪扶正，共奏疏肝健脾，利湿清热，活血化瘀之功。

【临床应用】

（1）胁痛：因肝气郁结，肝木克脾土而脾虚，致两侧胁肋胀痛，走窜不定，甚则连及肩背，且情志激惹则痛剧，胸闷，善太息而得嗳气则舒，伴有纳呆，脘腹胀满；慢性乙型肝炎见于上述证候者。

（2）腹胀：因肝气郁结，肝木克脾土而脾虚，致腹部胀满，胸闷，善太息而得嗳气则舒，慢性乙型肝炎见于上述证候者。

【药理毒理】本品具有抗乙型肝炎病毒、保肝、调节免疫等作用。

【不良反应】目前暂未见不良反应报道。

【禁忌】无特殊禁忌。

【注意事项】

（1）本品为清肝胆实火之品，若阴虚火旺，脾胃虚寒者慎用。

（2）方中含有泻下、活血、清热解毒之品，有碍胎气，孕妇慎用。

（3）服药期间饮食宜用清淡易消化之品，忌食辛辣油腻之品，以免助湿生热。

（4）服药期间注意定期复查，全面了解病情，必要时请专科医生指导治疗。

【用法用量】饭后温开水送服。每次5粒，一日3次，3个月为一疗程。

【剂型规格】胶囊剂：每粒重0.2 g。

(四) 温里剂

24. 温胃舒胶囊

【药物组成】 党参、附子(制)、黄芪(炙)、肉桂、山药、肉苁蓉(制)、白术(炒)、山楂(炒)、乌梅、陈皮、补骨脂、砂仁。

【功能主治】 补肾健脾,温中养胃,行气止痛。用于脾肾阳虚引起的胃脘冷痛,胀气,嗳气,纳差,畏寒,无力等症,以及萎缩性胃炎、慢性胃炎表现有上述证候者。

【方解】 方中党参补脾益气;附子温中助阳,散寒止痛,共为君药。白术、黄芪、山药补气健脾,升阳止泻,燥湿利水;肉桂、肉苁蓉、补骨脂补肾助阳,散寒止痛,温脾止泻,共为臣药。陈皮、砂仁理气和中,温胃化湿;乌梅涩肠止泻;山楂消食化积,为佐药。全方配伍,共奏补气健脾,温胃散寒之功。

【临床应用】 胃痛:过食寒凉,损伤胃阳所致胃凉隐痛,口淡纳差,喜热饮食,大便稀溏,畏寒肢凉,神疲乏力;萎缩性胃炎、浅表性胃炎见上述证候者。

【药理毒理】 本品具有抗慢性胃炎、抗炎、镇痛等作用。

【不良反应】 有服用本品后发生皮疹,眼睑瘙痒、红肿等过敏反应的报道。

【禁忌】

(1) 胃大出血时忌用。

(2) 湿热中阻胃痛者忌用。

(3) 孕妇忌用。

【注意事项】 服药期间忌食生冷油腻及不易消化食物。

【用法用量】 每次 3 粒,一日 2 次。

【剂型规格】 胶囊剂:每粒重 0.4 g。

25. 猴头菌片

【药物组成】 猴头菌丝体。

【功能主治】益气养血，扶正培本。用于气血病症引起的胃溃疡、十二指肠溃疡、慢性胃炎、萎缩性胃炎等。

【方解】方中以猴头菌一味，而奏利五脏、助消化、扶正固本之功。

【临床应用】胃痛：因脾胃虚弱或胃阴不足所致胃气失和，症见胃痛隐隐，空腹痛甚，纳差神疲，大便溏薄，舌淡苔白，脉弱；或口燥咽干，不欲饮食，舌红少津，脉细；胃炎、胃溃疡及十二指肠溃疡见上述证候者。

【药理毒理】本品具有保护胃黏膜、促进溃疡愈合等作用。

【不良反应】有服用本品后引发药物性皮炎的报道。

【禁忌】无特殊禁忌。

【注意事项】

(1) 服药期间饮食宜清淡，忌烟、酒及辛辣、生冷、油腻食物。

(2) 服药期间保持心情舒畅，勿劳累过度。

【用法用量】口服。一次 3～4 片，一日 3 次。

【剂型规格】片剂：薄膜衣片每片重 0.26 g；糖衣片每瓶装 100 片。

(五) 止咳、平喘

26. 固本咳喘片

【药物组成】党参、白术(麸炒)、茯苓、补骨脂(盐水炒)、麦冬、五味子(醋制)、炙甘草。

【功能主治】益气固表，健脾补肾。用于脾虚痰盛、肾气不固所致的咳嗽、痰多、喘息气促、动则喘剧；慢性支气管炎见上述证候者。

【方解】方中以党参、白术益气健脾固表，为君药。茯苓健脾化痰，补骨脂温脾补肾纳气，共为臣药。麦冬、五味子敛肺滋肾，养阴生津，为佐药。甘草补气和中，调和诸药，为使药。诸药相合，共奏益气固表，健脾补肾之功。

【临床应用】

(1) 咳嗽:脾虚失运痰浊内阻所致咳嗽痰多、气短、乏力、纳差、舌淡苔薄白,脉弱;慢性支气管炎,阻塞性肺气肿见上述证候者。

(2) 虚喘:肾不纳气所致喘息,声低气短,动则尤甚,咯痰无力,口唇青紫,舌质紫暗,脉弱;慢性支气管炎、肺气肿、支气管哮喘见上述证候者。

【药理毒理】本品具有镇咳、祛痰、平喘、抗炎等作用。

【不良反应】目前暂未见不良反应报道。

【禁忌】外感咳嗽者忌用。

【注意事项】

(1) 本品为扶正固本之剂,仅用于慢性支气管炎缓解期,急性发作期不宜单独使用。

(2) 服药期间忌食辛辣之品。

【用法用量】口服。一次 3 片,一日 3 次。

【剂型规格】片剂:每片重 0.4 g。

27. 金荞麦片

【药物组成】金荞麦浸膏。

【功能主治】清热解毒,排脓祛瘀,止咳平喘。用于急性肺脓疡、急慢性气管炎、喘息型慢性气管炎、支气管哮喘及细菌性痢疾。症见咳吐腥臭脓血痰液或咳嗽痰多,喘息痰鸣及大便泻下赤白脓血。

【方解】金荞麦味酸,性凉,入肺经,具有清热解毒、消肿止痛、祛痰排脓之功。

【临床应用】

(1) 肺痈:因热毒蕴肺,蒸腐为脓而致咳吐腥臭脓血痰;脓胸、肺脓肿、支气管扩张症见上述证候者。

(2) 喘证:因痰热郁肺,壅塞气道而致咳嗽痰多,喘息痰鸣;急慢性气管炎、喘息型慢性气管炎、支气管哮喘见上述证候者。

(3) 痢疾:因肺热下移大肠而致里急后重、便下脓血;细菌性痢疾见上述证候者。

【药理毒理】本品具有祛痰、抗炎、解热、抑制血小板聚集、增强机体免疫功能等作用。

【不良反应】目前暂未见不良反应报道。

【禁忌】无特殊禁忌。

【注意事项】服药期间饮食宜清淡，忌烟、酒及辛辣油腻之品，以免助火生痰。

【用法用量】口服。一次4～5片，一日3次。

【剂型规格】片剂：每片重0.33 g。

28. 强力枇杷露

【药物组成】枇杷叶、罂粟壳、百部、白前、桑白皮、桔梗、薄荷脑。

【功能主治】清热化痰，敛肺止咳。用于痰热伤肺所致的咳嗽经久不愈，痰少而黄或干咳无痰；急、慢性支气管炎见上述证候者。

【方解】方中枇杷叶味苦能降，性寒能清，归肺、胃经。可清泄肺热，化痰降气而止咳，罂粟壳性味酸平，可敛肺止咳，二者共为君药。百部清泄肺热，化痰止咳，桑白皮降肺气、泻肺火，白前清肺化痰止咳，三药共为臣药。桔梗辛散苦泻，宣开肺气；薄荷脑芳香疏散，祛风利咽，二药共为佐使药。诸药合用，共奏清热化痰，敛肺止咳之功。

【临床应用】咳嗽：痰热伤肺所致的咳嗽经久不愈，胸闷气短，痰少而黄或干咳无痰，口干咽燥；急慢性支气管炎见上述证候者。

【药理毒理】本品具有镇咳、祛痰、抗炎等作用。

【不良反应】目前暂未见不良反应报道。

【禁忌】

(1) 本品为清热化痰、敛肺止咳之品，外感咳嗽及痰浊壅盛者忌用。

(2) 儿童、孕妇、哺乳期妇女忌用。

(3) 糖尿病患者忌用。

【注意事项】

(1) 服药期间,忌食辛辣厚味食物。

(2) 本方含有罂粟壳,不可久服。

【用法用量】口服。一次 15 ml,一日 3 次,小儿酌减。

【剂型规格】糖浆剂:每瓶装 10 ml 或 180 ml。

29. 川贝枇杷糖浆

【药物组成】川贝母流浸膏、桔梗、枇杷叶、薄荷脑。

【功能主治】清热宣肺,化痰止咳。用于风热犯肺、痰热内阻所致的咳嗽痰黄或咯痰不爽、咽喉肿痛、胸闷胀痛;感冒、支气管炎见上述证候者。

【方解】方中川贝母味苦甘,性微寒,归肺、心经,功擅清热化痰,润肺止咳,为君药。枇杷叶味苦能降,性寒能清,归肺、胃经,可降肺气而止咳,为臣药。桔梗辛散苦泄,化痰利咽,宣开肺气,为舟楫之品;薄荷脑芳香,轻扬升浮,祛风利咽,二药共为佐使药。四药合用,有宣有降,共奏清热宣肺,化痰止咳之功。

【临床应用】咳嗽:外感风热之邪,入里犯肺,肺失宣肃,其气上逆而致咳嗽,痰黄或稠,咯痰不爽,口渴咽干,咽喉肿痛,胸闷胀痛,舌苔薄黄,脉浮数;感冒,急、慢性支气管炎见上述证候者。

【药理毒理】本品具有止咳、平喘、祛痰、抗炎等作用。

【不良反应】目前暂未见不良反应报道。

【禁忌】

(1) 本品为风热犯肺、痰热内阻证所设,外感风寒者忌用。

(2) 糖尿病患者忌用。

【注意事项】服药期间饮食宜清淡,忌食辛辣油腻之品,以免助火生痰。

【用法用量】口服。一次 10 ml,一日 3 次。

【剂型规格】糖浆剂:每瓶装 100 ml 或 180 ml。

30. 咳喘宁口服液(片)

【药物组成】桔梗、石膏、罂粟壳、甘草、麻黄、百部、苦杏仁。

【功能主治】宣通肺气,止咳平喘。用于久咳、痰喘见于痰热证候者,症见咳嗽频作、咯痰色黄、喘促胸闷。

【方解】方中麻黄辛苦性温,辛开苦降,开宣肺气,止咳平喘;石膏辛甘大寒,辛以解肌退热,甘寒清肺泻火,二药合用,辛凉流泻,清肺平喘,共为君药。苦杏仁苦平,降气止咳平喘;桔梗宣肺祛痰利咽,共为臣药。百部甘平质润,既可佐助君药润肺化痰,又可助制热盛津伤;罂粟壳苦涩收敛,既能增强君药止咳平喘之效,又能制约久咳耗气,共为佐药。甘草益气和中,润肺止咳,为佐使药。全方寒温兼具,敛散同用,升降并施,共奏宣通肺气,止咳平喘之功。

【临床应用】

(1) 咳嗽:表邪入里化热,或湿痰蕴久化热,痰热郁结,肺失肃降所致的咳嗽频作气粗,痰多稠黄,烦热,口干,舌红,苔黄腻,脉滑数;气管炎见上述证候者。

(2) 喘证:痰热郁结于肺,壅塞气道所致的喘咳气促,胸中烦闷,痰多色黄,黏稠,咽干,舌红,苔黄腻,脉滑数;喘息型支气管炎见上述证候者。

【药理毒理】本品具有镇咳、松弛支气管平滑肌、抗炎、抗菌、抗病毒、解热等作用。

【不良反应】目前暂未见不良反应报道。

【禁忌】

(1) 儿童、孕妇、哺乳期妇女忌用。

(2) 本品为清化痰热之品,对于寒痰咳喘及正虚邪恋者忌用。

【注意事项】

(1) 本品含罂粟壳,不可过量、久服。

(2) 本品含麻黄,高血压、心脏病患者慎用。

【用法用量】

(1) 口服液:口服,一次 10 ml,一日 2 次。

(2) 片剂:口服,一次 2～4 片,一日 2 次。

【剂型规格】

(1) 口服液:每瓶 10 ml。

(2) 片剂:每片重 0.6 g。

31. 止嗽化痰颗粒

【药物组成】 桔梗、苦杏仁、葶苈子、款冬花(制)、前胡、川贝母、瓜蒌子、马兜铃(制)、百部(制)、石膏、知母、玄参、麦冬、天冬、紫苏叶、桑叶、密蒙花、陈皮、半夏(姜制)、枳壳(炒)、木香、罂粟壳、五味子(制)、大黄(制)、炙甘草。

【功能主治】 清肺止嗽,化痰定喘。用于痰热阻肺引起的咳嗽气喘,痰黄稠粘。

【方解】 方中桔梗、苦杏仁、葶苈子、款冬花、前胡、川贝母、瓜蒌子、马兜铃、百部肃降肺气,化痰止咳。石膏、知母、玄参、麦冬、大冬清热养阴、润肺止咳,紫苏叶、桑叶、密蒙花疏风解表,宣肺止咳。陈皮、半夏、枳壳、木香燥湿化痰,行气降逆。罂粟壳、五味子敛肺止咳。大黄清热通腑,甘草止咳化痰,调和诸药。诸药合用,共奏清肺止嗽,化痰定喘之功。

【临床应用】

(1) 咳嗽:痰热内蕴,肺失宣肃所致的久咳,痰多色黄,喘息不眠,胸膈满闷,溲黄便干,舌红苔黄,脉滑数;急、慢性支气管炎见上述证候者。

(2) 喘证:风寒束肺,郁而化热,肺失宣降所致的喘息气促,胸部胀闷或胀痛,鼻煽,咳而不爽,舌质淡红,苔薄白或黄,脉浮数;喘息型支气管炎见上述证候者。

【药理毒理】 本品具有镇咳、祛痰、松弛支气管平滑肌等作用。

【不良反应】 目前暂未见不良反应报道。

【禁忌】

(1) 本品为清肺止嗽、化痰定喘之品,寒痰稀白者忌用。

(2) 孕妇、婴幼儿及肾功能不全者忌用。

【注意事项】

（1）服药期间饮食宜清淡，忌食辛辣燥热之品，忌烟酒。

（2）本品含有罂粟壳，不宜过量及久服。

（3）本品含马兜铃，该药材含马兜铃酸，马兜铃酸可引起肾脏损害等不良反应，儿童及老年人慎用。

【用法用量】开水冲服。一次 3 g，一日 1 次，临睡前服用。或遵医嘱。

【剂型规格】颗粒剂：每袋装 3 g。

32. 止喘灵口服液

【药物组成】麻黄、苦杏仁、连翘、洋金花。

【功能主治】宣肺平喘，祛痰止咳。用于痰浊阻肺、肺失宣降所致的哮喘、咳嗽、胸闷、痰多；支气管哮喘、喘息性支气管炎见上述证候者。

【方解】方中麻黄辛苦温，功擅喜降肺气，止咳平喘，为君药。苦杏仁、洋金花苦辛温，合用祛痰止咳，降逆平喘，更助君药之力，故为臣药。连翘苦凉，清热解毒，以驱邪，为佐药。诸药合用，共奏宣肺平喘、祛痰止咳之功。

【临床应用】

（1）哮病：痰浊阻肺，肺失宣降所致喉中痰鸣，喘促满闷，胸满，咳痰，舌质淡、苔白滑，脉弦滑；支气管哮喘见上述证候者。

（2）喘证：痰浊阻肺，肺炎宣降，气逆咳喘所致险咳气急，痰白质稀易出，胸膈胀闷，舌质淡、苔白，脉弦滑；喘息型支气管炎见上述证候者。

【药理毒理】本品具有松弛支气管平滑肌、祛痰、止咳等作用。

【不良反应】少数患者用药后出现口干、皮肤潮红、心率增快等症状。

【禁忌】青光眼患者忌用。

【注意事项】

（1）孕妇慎用。

(2) 本品主要用于痰浊阻肺所致的咳喘,阴虚燥咳慎用。

(3) 服药期间饮食宜清淡,忌食生冷、辛辣厚腻之品,忌烟酒。

(4) 本品含麻黄、洋金花,高血压、心脏病、前列腺肥大和尿潴留患者慎用。

【用法用量】 口服。一次 10 ml,一日 3 次,1～2 周为一疗程。

【剂型规格】 口服液:每支装 10 ml。

33. 桂龙咳喘宁胶囊

【药物组成】 桂枝、白芍、苦杏仁(炒)、瓜蒌皮、法半夏、龙骨、牡蛎、生姜、大枣、黄连、炙甘草。

【功能主治】 止咳化痰,降气平喘。用于外感风寒,痰湿阻肺所致的咳嗽、气喘、痰涎壅盛;急、慢性支气管炎见上述证候者。

【方解】 方中桂枝发汗解肌散寒,为君药。白芍敛阴和营,伍用桂枝调和营卫;杏仁降气止咳平喘,润畅通便;瓜蒌皮清热涤痰,宽胸散结;法半夏燥湿化痰,四药肃肺化痰,止咳平喘,并配合君药解肌散寒,共为臣药。龙骨、牡蛎重镇降气,敛阴固涩,又可防辛散太过而耗散肺气;生姜解表散寒,化痰止咳;大枣配生姜补益脾胃,调和营卫;黄连清热解毒,佐制诸药温燥之性,以上五味均为佐药。甘草化痰止咳,调和诸药,为使药。诸药相合,共奏止咳化痰,降气平喘之功。

【临床应用】

(1) 咳嗽:外感风寒、痰湿阻肺所致咳嗽、气喘、痰涎壅盛、苔白滑腻、脉浮滑;急、慢性支气管炎见上述证候者。

(2) 哮喘:外感风寒、痰湿阻肺,肺气上逆所致呼吸急促、痰涎壅盛、苔白滑腻、脉浮滑数;喘息型支气管炎、支气管哮喘见上述证候者。

【药理毒理】 本品具有镇咳、祛痰、平喘、抗炎等作用。

【不良反应】 有服用本品后发生心慌、胸闷、憋气、呼吸困难等过敏反应的报道。

【禁忌】 无特殊禁忌。

【注意事项】

(1) 本品解肌散寒,外感风热者慎用。

(2) 孕妇慎用。

(3) 服药期间饮食宜清淡,忌烟、酒、猪肉、生冷。

【用法用量】口服。一次5粒,一日3次。

【剂型规格】胶囊剂:每粒装0.3 g(相当于原药材1 g)。

34. 急支糖浆

【药物组成】鱼腥草、金荞麦、四季青、麻黄、紫菀、前胡、枳壳、甘草。

【功能主治】清热化痰,宣肺止咳。用于外感风热所致的咳嗽,症见发热恶寒,胸膈满闷,咳嗽咽痛;急性支气管炎、慢性支气管炎急性发作见上述证候者。

【方解】方中鱼腥草长于清肺解毒,为君药。金荞麦、四季青清热泻火,排脓解毒,加强君药清肺热之功,为臣药。麻黄宣肺降气,止咳平喘;前胡宣散风热,降气化痰,止咳平喘;紫菀化痰止咳;枳壳疏利气机,四药共为佐药。甘草化痰止咳,调和诸药,为佐使药。诸药合用,共奏清热化痰,宣肺止咳之功。

【临床应用】咳嗽:外感风热或痰热郁肺所致发热恶寒,咳嗽痰黄,口渴咽痛,舌边尖红,苔薄黄,脉浮数;或咳嗽胸闷,痰多黄稠,小便短赤,舌红苔黄,脉滑数;急性支气管炎、慢性支气管炎急性发作见上述证候者。

【药理毒理】本品具有镇咳、平喘、祛痰、抗炎等作用。

【不良反应】有服用本品后发生药疹等过敏反应的报道。

【禁忌】

(1) 本品为清热化痰之品,寒证者忌用。

(2) 方中麻黄辛温发散,有碍胎气,孕妇忌用。

(3) 糖尿病患者忌用。

【注意事项】

(1) 服药期间饮食宜清淡,忌食辛辣刺激及油腻之品。

(2) 本方含有麻黄,心脏病、高血压患者应慎用。

【用法用量】口服。一次20～30 ml,一日3～4次;儿童1岁以内一次 5 ml，1～3 岁一次 7 ml，3～7 岁一次 10 ml，7 岁以上一次 15 ml，一日 3～4 次。

【剂型规格】糖浆剂：每瓶 200 ml。

35. 复方鲜竹沥液

【药物组成】鲜竹沥、鱼腥草、枇杷叶、桔梗、生半夏、生姜、薄荷素油。

【功能主治】清热化痰，止咳。用于痰热咳嗽，痰黄黏稠。

【方解】方中鲜竹沥性寒滑利，清肺降气，化痰止咳，为君药。鱼腥草清肺解毒，化痰止咳，枇杷叶清热降气，化痰止咳，共为臣药。桔梗宣肺利咽，化痰止咳，生半夏燥湿化痰，生姜既可佐助君药化痰之力，又可应制生半夏毒性，共为佐药。诸药合用，使痰去咳止，全方共奏清热化痰止咳之功。

【临床应用】咳嗽：感受外邪，入里化热，肺失清肃，痰由内生所致的咳嗽，痰多黏稠色黄，舌淡苔薄腻，脉滑；急性支气管炎见上述证候者。

【药理毒理】本品具有祛痰、止咳等作用。

【不良反应】目前暂未见不良反应报道。

【禁忌】无特殊禁忌。

【注意事项】

(1) 本品性寒质滑，对于寒嗽及脾虚便溏者不宜使用。

(2) 本品含滑利、行气之味，孕妇慎用。

(3) 服药期间忌烟、酒及辛辣刺激和油腻食物。

【用法用量】口服。一次 20 ml，一日 2～3 次。

【剂型规格】口服液：每瓶装 10 ml 或 20 ml。

(六) 开窍剂

38. 醒脑静注射液

【药物组成】麝香、栀子、郁金、冰片。

【功能主治】清热泻火，凉血解毒，开窍醒脑。用于流行性乙型脑炎、肝性脑病，热入营血，内陷心包，高热烦躁，神昏谵语，舌绛脉数。

【方解】本方由4味药组成。以清热泻火、凉血解毒为主。方中麝香辛散温通，芳香走窜，为开窍醒神之要药；冰片辛苦微寒，芳香走窜，善清郁热而通诸窍，以加强麝香开窍醒神之效；栀子苦寒，既善泻火除烦利尿，又能清热凉血解毒；郁金辛散苦降，寒能泻热，入血分能凉血行瘀，入气分可行气解郁，为活血行气凉血之良药。诸药合用，具有清热泻火、凉血解毒、开窍醒神之功。

【临床应用】

(1) 发热：由于邪热炽盛所致的高热，症见高热，面赤，烦躁，抽搐，气粗，口臭，舌红绛，苔黄，脉数。

(2) 昏迷：由于邪热炽盛，内陷心包所致昏迷，临床表现为神昏谵语，不省人事，烦躁，抽搐，身热，舌红绛，苔黄，脉数。

(3) 中风：由于气血逆乱、脑脉瘀阻所致的中风，临床表现为猝然昏倒，不省人事，伴发口角㖞斜、语言不利而出现半身不遂。

(4) 酒厥：由于急性酒精中毒伴有意识障碍者。

(5) 外伤头痛：由于脑部外伤，脉络受损，瘀阻脑髓，蒙蔽清窍所致头痛，症见昏迷、神志朦胧，烦躁不安，忧郁恐惧，恶心呕吐，舌质暗，脉弦涩。

【药理毒理】本品有一定抗脑缺血损伤作用。

【不良反应】偶见过敏反应，表现为皮肤瘙痒、皮疹、药物热、胸闷，憋气，呼吸、心跳加快等不良反应症状。

【禁忌】本品含芳香走窜药物，孕妇忌用。

【注意事项】

(1) 本品为芳香性药物，开启后应立即使用，防止挥发。

(2) 对本品过敏者慎用，运动员慎用。

(3) 本品含郁金，不宜与含丁香的药物同时使用。

(4) 用药期间，忌食生冷、辛辣、油腻之品，忌烟酒、浓茶。

(5) 本品一般不宜与其他药物同时滴注，以免发生不良反应。

【用法用量】

(1) 肌内注射:一次 2～4 ml,一日 1～2 次,或遵医嘱。

(2) 静脉滴注:一次 10～20 ml,用 5%～10%葡萄糖注射液或氯化钠注射液 250～500 ml 稀释后滴注,或遵医嘱。

【剂型规格】 注射剂:每支 5 ml。

39. 心可宁胶囊

【药物组成】 丹参、三七、红花、人工牛黄、冰片、蟾酥、水牛角浓缩粉、人参须。

【功能主治】 益气活血,通脉止痛。用于气虚血瘀、痹阻心脉所致的胸痹,症见胸闷心痛、心悸气短、痛处固定,冠心病、心绞痛者。

【方解】 方以丹参活血祛瘀,通络止痛,养血安神,为君药。三七、红花活血化淤,通络定痛,为臣药。水牛角浓缩粉凉血安神;牛黄味苦性凉,清心化痰开窍;冰片辛苦微寒,蟾酥甘辛温,寒温并用,均能开窍醒神;人参须益气行滞,推进血行,均为佐药。诸药合用,共奏益气活血,通脉止痛之功。

【临床应用】 胸痹:由于气虚血瘀,痹阻心脉所致的胸痹,症见胸闷心痛,痛处固定,心悸气短,动则喘息,倦怠乏力,或少气懒言,面色无华,或易汗出,舌淡红而胖,有齿痕,脉细弱无力或结代。

【不良反应】 未见不良反应。

【禁忌】 出血性疾病及月经期妇女禁用。

【注意事项】

(1) 本品活血化瘀,孕妇慎用。

(2) 本方含蟾酥,辛温有毒,慎与洋地黄类药品同用。

(3) 饮食宜清淡,忌食油腻。

(4) 在治疗期间,心绞痛持续发作,宜加用硝酸酯类药。若出现剧烈心绞痛、心肌梗死,应及时急诊救治。

【用法用量】 胶囊剂:口服。一次 2 粒,一日 3 次。

【剂型规格】 胶囊剂:每粒 0.4 g。

（七）固涩剂

40. 涩肠止泻散

【药物组成】膨润土、岩陀，辅料为葡萄糖、橙味香精。

【功能主治】收敛止泻、健脾和胃。用于脾胃气虚所致泄泻，急慢性肠炎、过敏性肠炎、消化不良、肠功能紊乱等见上述证候者。

【方解】方中膨润土具有收敛止泻功效，岩陀具有清热凉血，调经止痛。

【临床应用】泄泻。

【不良反应】偶见便秘，大便干结，停药后自然恢复。

【禁忌】孕妇禁用。

【注意事项】

（1）饮食宜清淡，忌烟、酒及辛辣、生冷、油腻食物。

（2）不宜在服药期间同时服用滋补性中药。

（3）有慢性结肠炎、溃疡性结肠炎、便脓血等慢性病史者，患泄泻时应去医院就诊。

（4）有高血压、心脏病、糖尿病、肝病、肾病等慢性病严重者应在医师指导下服用。

（5）服药3天症状无缓解，应去医院就诊。

（6）儿童、年老体弱者应在医师指导下服用。

（7）对本品过敏者禁用，过敏体质者慎用。

（8）本品性状发生改变时禁止使用。

（9）儿童必须在成人监护下使用。

（10）请将本品放在儿童不能接触的地方。

【用法用量】散剂：口服。周岁以下，一日4 g；1～2岁，一日4～8 g；2岁以上，一日8～12 g，分3次服用；成人，一次4 g，一日3次。伴食管炎患者饭后服用，其他适应证患者在两餐饭间空腹服用；急性腹泻首次加倍。

【剂型规格】散剂：每袋4 g。

（八）扶正剂

41. 百合固金丸

【药物组成】百合、地黄、熟地黄、麦冬、玄参、川贝母、当归、白芍、桔梗、甘草。辅料为蜂蜜。

【功能主治】养阴润肺，化痰止咳。用于肺肾阴虚，燥咳少痰，咽干喉痛。

【方解】肺肾阴虚，虚火刑金，肺络被伤则咳痰带血，咽喉燥痛。阴虚内热则见手足心热，骨蒸盗汗，舌红少苔，脉细数。总之本病证病机阴虚火旺，虚火灼肺，损伤血络，根据以上病机，治以养阴润肺，化痰止咳。方中百合味甘，性微寒，养阴而润肺，清热而保肺，止咳而宁肺，故能固护肺金，是为君药。生地、熟地、玄参、麦冬滋肺阴又滋肾阴，清虚热，助百合之力，是为臣药。当归引血归经以止血，白芍摄敛横逆之肝气，二者合用养血益阴，柔肝平肝，抑木而保金；桔梗、贝母清肺化痰止咳，与百合相配，保肺止咳，此四味为佐药。使以甘草调和诸药，与桔梗相伍，清利咽喉。诸药合用，养阴为主，清虚火以固护肺金，亦即阴液充足，虚火自清。

【临床应用】咳嗽：本品适用于肺肾阴虚所致的咳嗽，临床表现为干咳，咳声短促，痰少黏白，或痰中夹血，或声音逐渐嘶哑，常伴有午后潮热，颧红，手足心热，夜寐盗汗，口干咽燥，起病缓慢，日渐消瘦，神疲，舌质红，少苔，脉细数。

【不良反应】未见不良反应。

【禁忌】无特殊禁忌。

【注意事项】

（1）忌烟、酒及辛辣、生冷、油腻食物。

（2）支气管扩张、肺脓疡、肺心病、肺结核患者出现咳嗽时应去医院就诊。

（3）有高血压、心脏病、肝病、糖尿病、肾病等慢性病严重者应在医师指导下服用。

(4) 儿童、孕妇、哺乳期妇女、年老体弱者应在医师指导下服用。

(5) 服药期间,若患者发热体温超过 38.5℃,或出现喘促气急者,或咳嗽加重、痰量明显增多者应去医院就诊。

(6) 服药 7 天症状无缓解,应去医院就诊。

(7) 对本品过敏者禁用,过敏体质者慎用。

(8) 本品性状发生改变时禁止使用。

(9) 儿童必须在成人监护下使用。

(10) 请将本品放在儿童不能接触的地方。

【用法用量】 丸剂:水蜜丸一次 6 g;大蜜丸一次 1 丸,一日 2 次。

【剂型规格】 大蜜丸每丸 9 g。

42. 黄芪颗粒(口服液)

【药物组成】 黄芪。

【功能主治】 补气固表。用于气短心悸,虚脱,自汗,体虚水肿,慢性肾炎,久泻,脱肛,子宫脱垂,痈疽难溃,疮口久不愈合。

【方解】 黄芪味甘,性温。甘补温升,为补气升阳的要药。卫气虚则肌表不固,可引起汗出不止,本品能补肺气固卫气,故常用于表虚不固的自汗;若阴虚盗汗者也可应用。气充则血足,所以又能补气血,治疗因气血亏虚无力托毒排脓或不易收口生肌的痈疽疮疡等外症。

【临床应用】 自汗:由于气虚卫外不固所致的自汗,临床表现为自汗,恶风,气短,乏力,舌淡,脉虚弱。

【不良反应】 未见不良反应。

【禁忌】 糖尿病患者禁服。

【注意事项】

(1) 忌辛辣、生冷、油腻食物。

(2) 感冒发热病人不宜服用。

(3) 本品宜饭前服用。

(4) 高血压、心脏病、肝病、肾病等慢性病患者应在医师指导下服用。

(5) 服药2周症状无缓解,应去医院就诊。

(6) 儿童、孕妇应在医师指导下服用。

(7) 对本品过敏者禁用,过敏体质者慎用。

(8) 本品性状发生改变时禁止使用。

(9) 儿童必须在成人监护下使用。

(10) 请将本品放在儿童不能接触的地方。

【用法用量】

(1) 颗粒剂:口服。开水冲服,每次15 g。

(2) 口服液:一次1支,一日2次,早晚服用。

【剂型规格】颗粒剂:每袋15 g。

43. 稳心颗粒

【药物组成】党参、黄精、三七、甘松、琥珀等。

【功能主治】益气养阴,定悸复脉,活血化瘀。主治气阴两虚兼心脉瘀阻所致的心悸不宁,气短乏力,头晕心悸,胸闷胸痛,适用于心律失常,室性早搏,房性早搏等属上述证候者。

【方解】本方由5味药组成,用于气阴两虚兼心脉瘀阻引起的心悸不宁,气短乏力,头晕心悸,胸闷胸痛。方中以黄精性味甘平滋肾润肺,补脾益气,气阴双补,用为君药。党参益气养血、生津,用为臣药。三七化瘀止血,活血定痛;琥珀镇惊安神,活血散瘀;甘松理气止痛,醒脾健胃,以防补益之品滞腻碍胃,以上三药共为佐药。诸药配合,共奏益气养阴,活血化瘀之功。

【临床应用】心悸:由于气阴两虚,心脉瘀阻,心神失养所致的心悸,临床表现为心悸不宁,怔忡,短气喘息,胸闷不舒,胸痛时作,神疲乏力,心烦少寐,舌暗有瘀点、瘀斑,脉虚或结代。

【不良反应】偶见轻度头晕、恶心,一般不影响用药。

【禁忌】痰热内盛者禁用。

【注意事项】

(1) 孕妇及月经期妇女慎用。

(2) 保持心情舒畅,劳逸适度。忌过度思虑,避免恼怒、抑郁等不良情绪。

(3) 进食营养丰富而易消化吸收的食物,饮食有节。服药期间忌食生冷食物。忌烟酒、浓茶。

(4) 偶见轻度头晕恶心,一般不影响用药。

(5) 用药时应将药液充分搅匀,勿将杯底药粉丢弃。

(6) 危重病人应结合其他治疗方法。

【用法用量】颗粒剂:开水冲服,一次1袋,一日3次。疗程4周,或遵医嘱。

【剂型规格】颗粒剂:每袋5 g。

(九) 安神剂

44. 柏子养心丸(片)

【药物组成】柏子仁、远志(制)、酸枣仁、五味子(蒸)、党参、炙黄芪、川芎、当归、茯苓、朱砂、肉桂、半夏曲、炙甘草。

【功能主治】补气,养血,安神。用于心气虚寒,心悸易惊,失眠多梦,健忘。

【方解】方中炙黄芪甘温,补气升阳,党参益气生血,二药相合为君药,温补气血以健生化之源。川芎、当归养血活血,柏子仁养心血、安心神;且当归合黄芪为补血要方,三药为臣药,切中病机。酸枣仁益肝养血安神,远志宣通心气益智,五味子滋肾敛阴宁心,肉桂温肾运营通脉;茯苓健脾安神,半夏曲和胃祛痰,朱砂镇心定惊,以上药物交通心肾,健脾和胃,安定神志,共为佐药;甘草调和诸药,为使药。全方配合共奏补气,养血,安神之效。

【临床应用】

(1) 心悸:由于心气虚寒,心神失养所致心悸易惊,失眠,多梦,健忘,神疲乏力,或肢冷畏寒,舌淡苔白,脉细弦或结代;心率失常、神经衰弱见上述证候者。

(2) 不寐:多因心气虚寒,心失温养所致,症见少寐多梦,易醒难眠,心慌气短,精神恍惚,自汗,肢冷,舌淡脉细弱;神经衰弱见上述证候者。

【不良反应】目前尚未检索到不良反应报道。

【禁忌】尚不明确。

【注意事项】

（1）阴虚火旺或肝阳上亢等有热象者禁用。

（2）保持精神舒畅，劳逸适度。忌过度思虑，避免恼怒、抑郁、惊恐等不良情绪。

（3）失眠患者睡前不宜饮用浓茶、咖啡等兴奋性饮品。

（4）宜饭后服用。

（5）本品含有朱砂，不可过服、久服；不可与溴化物、碘化物药物同服。

【用法用量】

（1）丸剂：口服。水蜜丸一次 6 g，小蜜丸一次 9 g，大蜜丸一次 1 丸，一日 2 次。

（2）片剂：口服。一次 3～4 片，一日 3 次。

【剂型规格】水蜜丸：每瓶 60 g。

45. 养血安神糖浆

【药物组成】熟地黄、地黄、合欢皮、首乌藤、鸡血藤、墨旱莲、仙鹤草。

【功能主治】滋阴养血，宁心安神。用于阴虚血少所致的头眩心悸、失眠健忘。

【方解】方中熟地黄功专滋阴养血，切中病机，为方中君药。首乌藤养血安神；墨旱莲滋阴益肾；合欢皮安神解郁，共为臣药。仙鹤草调补气血；生地黄凉血养阴；鸡血藤养血补血，为方中佐药。全方配伍，共奏滋阴养血，宁心安神之功。

【临床应用】

（1）不寐：多因阴血亏损，心神失养所致，症见不易入睡或多梦易醒，头晕目眩，心悸，虚烦，健忘，神疲，舌淡红少津，脉细数；神经衰弱，贫血见上述证候者。

(2) 心悸:系由心阴不足,心失所养,神失所摄所致,症见心悸,烦躁,失眠,健忘,头目眩晕,舌淡红少津,脉细数;神经衰弱见上述证候者。

【不良反应】目前尚未检索到不良反应报道。

【禁忌】脾胃虚寒,大便溏者禁用。

【注意事项】

(1) 痰火扰心,瘀血闭阻、心悸失眠者不宜应用。

(2) 脾胃虚寒,大便溏者禁用。

(3) 保持精神舒畅,劳逸适度。忌过度思虑,避免恼怒、抑郁、惊恐等不良情绪。

(4) 失眠患者睡前不宜饮用浓茶、咖啡等兴奋性饮品。

(5) 糖尿病患者不宜服用糖浆剂。

【用法用量】糖浆剂:口服。一次 18ml,一日 3 次;或遵医嘱。

【剂型规格】糖浆剂:每瓶 168 ml。

46. 五味子糖浆

【药物组成】五味子。

【功能主治】益气生津,补肾宁心。用于心肾不足所致的失眠、多梦、头晕;神经衰弱症见上述证候者。

【方解】方中五味子具有益气生津,收敛心气,滋肾补阴、宁心安神之功用。

【临床应用】不寐:多因思虑过度,劳伤心肾,心肾不足所致,症见入睡困难,多梦易醒,心悸气短,头晕头昏,腰酸膝软,自汗盗汗,神疲乏力;神经衰弱见上述证候者。

【不良反应】有文献报道,服药后偶见口舌麻痒,皮肤潮红、瘙痒,药疹呈斑丘疹或荨麻疹样反应。

【禁忌】过敏体质者禁用。

【注意事项】

(1) 过敏体质者禁用。

(2) 五味子性酸,胃酸过多者慎用;本品为糖浆剂,糖尿病者忌用。

（3）睡前不宜服用咖啡、浓茶等兴奋性饮品。

【用法用量】口服，一次 5～10 ml，一日 3 次。

【剂型规格】每瓶装 100 ml。

47. 安神补脑液

【药物组成】鹿茸、制何首乌、淫羊藿、干姜、大枣、甘草、维生素 B_1。

【功能主治】生精补髓，益气养血，强脑安神。用于肾精不足，气血两亏所致的头晕、乏力、健忘、失眠；神经衰弱症见上述证候者。

【方解】方中以鹿茸填精补髓；制何首乌滋补肝肾，生精益血，共为君药。淫羊藿温阳益肾，补血生津，为臣药。干姜、甘草、大枣温胃健脾，以补气血生化之源，为佐药。维生素 B_1 营养神经。诸药相合，共奏生精补髓，益气养血，健脑安神之功。

【临床应用】

（1）不寐：多因精血不足、气血两亏，心神失养所致，症见入睡困难，多梦易醒，健忘，头晕，神疲乏力，纳呆，腰膝酸软。舌质淡，苔薄白，脉细弱；神经衰弱见上述证候者。

（2）健忘：多因肝肾不足，精血亏虚，元神失养所致，症见健忘，迷惑，头晕，气短乏力，失眠多梦，腰膝酸软，遗精滑泄，舌质淡，苔薄白，脉细弱；神经衰弱见上述证候者。

【不良反应】目前尚未检索到不良反应报道。

【禁忌】外感发热患者忌服。

【注意事项】

（1）本品性温，心火亢盛、痰热互扰、阴虚阳亢之不寐忌用。

（2）睡前不宜服用咖啡、浓茶等兴奋性饮品。

（3）保持心情舒畅。忌过度思虑、避免恼怒、抑郁等不良情绪。

【用法用量】口服。1 次 10 ml，一日 2 次。

【剂型规格】口服液：每支 10 ml。

（十）祛瘀剂

48. 心痛康片

【药物组成】白芍、红参、淫羊藿、山楂。

【功能主治】益气活血，温阳养阴，散结止痛；用于气滞血瘀所致的心痛、刺痛或闷痛，痛有定处，心悸气短或兼有神疲自汗，咽干、心烦，冠心病、心绞痛见上述证候者。

【方解】方中以白芍苦酸微寒，补血养阴，缓急止痛；红参大补元气，扶助心气，畅顺气机，推进气行；淫羊藿温肾补阳，使心阳得振，气血畅行；山楂活血化瘀，散结导滞，化浊降脂。诸药相合，共奏益气活血，温阳养阴，散结止痛之功。

【临床应用】胸痹：多因气滞血瘀而致，症见心胸刺痛或闷痛，痛有定处，胸闷不舒，心悸，气短，或兼有神疲乏力，自汗，盗汗，咽干，心烦，舌质暗或见瘀点、瘀斑，脉涩、细弦或结代；冠心病、心绞痛见上述证候者。

【不良反应】目前尚未检索到不良反应报道。

【禁忌】凡肝火亢盛或虚阳上亢而头目晕眩胀痛者慎用。

【注意事项】

（1）在治疗期间，心绞痛持续发作，宜加用硝酸酯类药。若出现剧烈心绞痛、心肌梗死，应及时急诊救治。

（2）服药期间饮食宜清淡。

【用法用量】片剂：口服。一次 3～4 片，一日 3 次。

【剂型规格】片剂：每片重 0.3 g。

49. 通塞脉片

【药物组成】当归、牛膝、黄芪、党参、石斛、玄参、金银花、甘草。

【功能主治】培补气血，养阴清热，活血化瘀，通经活络。用于气血两虚、瘀毒阻络所致的脱疽，症见趾节肿痛、皮色发暗；血栓闭塞性脉管炎见上述证候者。

【方解】方中黄芪、当归、党参补气生血，是为君药；金银花、甘草清热解毒，玄参、石斛养阴清热，共为臣药；牛膝活血通络，引诸药通达患肢，为佐药；诸药合用，共奏活血化瘀、培补气血、清热养阴、通调血脉之功效。

【临床应用】

(1) 脱疽：由气血两虚，瘀毒阻络所致，症见肢端肿痛，皮色发暗，有静息痛，血栓闭塞性脉管炎见上述证候者。此外，有报道可用于冠心病、风湿性关节炎、血栓性浅静脉炎。

(2) 中风。

【不良反应】目前尚未检索到不良反应报道。

【禁忌】对本药任何成分过敏者禁用。

【注意事项】

(1) 血栓性脉管炎属于阴寒证者慎用。

(2) 糖尿病人应用时应注意监测血糖的变化情况；脂肪肝病人注意监测 ALT 情况。

(3) 本品含牛膝，孕妇慎用。

【用法用量】片剂：口服。治疗缺血性中风恢复期气虚血瘀证，一次 5 片，一日 3 次；治疗血栓性脉管炎，一次 5～6 片，一日 3 次。

【剂型规格】片剂：每片重 0.35 g。

50. 银杏叶片(胶囊)

【药物组成】银杏叶。

【功能主治】活血化瘀通络，用于瘀血阻络引起的胸痹、心痛、中风、半身不遂、舌强语謇。冠心病稳定型心绞痛、卒中后遗症见上述证候者。

【方解】银杏叶味辛、苦、涩，平。功善活血化瘀，通络止痛，敛肺平喘，化浊降脂。用于胸闷心痛，心悸怔忡等症，故本品有活血化瘀、通络止痛之功效。

【临床应用】

(1) 胸痹：用于瘀血闭阻心脉所致的胸痹，临床表现为胸部疼痛，痛处不移，入夜更甚，心悸不宁，舌暗红，脉沉细涩。

(2) 中风：用于瘀血闭阻脑脉所致的中风，临床表现为头痛头晕，半身不遂，语言謇涩，口眼㖞斜，舌暗红或紫，舌体不正，脉沉细涩。

【不良反应】 极少见轻微的胃肠不适及皮肤过敏等。

【禁忌】 心力衰竭者禁用，对本品过敏者禁用。

【药理毒理】 本品有抗心肌缺血、脑缺血和动脉粥样硬化等作用。

【注意事项】

(1) 寒凝血瘀，气虚血瘀，阴虚血瘀，痰瘀互阻之胸痹心痛及风痰阻窍之中风偏瘫不宜单用本品。

(2) 孕妇慎用，月经期妇女及有出血倾向者禁用。

(3) 用药期间饮食宜清淡，忌食生冷、油腻、辛辣难消化的食品，以免加重病情。

(4) 心绞痛发作时应立即就地休息、停止活动。

(5) 过敏体质者慎用。坚持规律服药，避免疾病反复发作或加重。

【用法用量】

(1) 片剂：口服。一次 1 片，一日 3 次；或遵医嘱。

(2) 胶囊剂：口服。一次 2 粒，一日 3 次；或遵医嘱。

【剂型规格】

(1) 片剂：每片重 19.2 mg。

(2) 胶囊剂：每粒 0.35 g。

51. 脑心通胶囊

【药物组成】 黄芪、丹参、当归、川芎、赤芍、红花、乳香(制)、没药(制)、桂枝、全蝎、地龙、水蛭。

【功能主治】 益气活血、化瘀通络。用于中风所致半身不遂、肢体麻木、口眼歪斜、舌强语謇及胸痹所致胸闷、心悸、气短等。

【方解】 本方由黄芪、丹参、当归、川芎、赤芍、红花、乳香(制)、没药(制)、桂枝、全蝎、地龙、水蛭组成。方中黄芪、川芎、当归益气活血，化瘀通络；丹参、红花、乳香、没药活血祛瘀通经；桂枝温经散寒通脉；水蛭活血化瘀，破血散结；全蝎、地龙平肝息风，通络定惊。诸药合用，共奏益气活血，化瘀通络之功。

【临床应用】

(1) 中风：用于气虚血滞、脉络瘀阻所致中风中经络，临床表现为半身不遂，肢体麻木，口眼㖞斜，舌强语謇。

(2) 胸痹：用于气虚血滞、脉络瘀阻所致的胸痹，临床表现为胸痛胸闷，气短喘促，心悸，气短，舌质淡，脉滑。

【药理毒理】本品具有改善心脑缺血和局灶性脑梗死、抗心肌缺血损伤、降血脂、改善血流动力学、稳定血压等作用。

【不良反应】少数患者有轻度胃肠道反应，胃痛、恶心、食欲减退等。个别患者出现皮肤瘙痒、脱皮、丘疹、嗜睡、心烦、头闷等症状，停药后即可消失。

【禁忌】对茶碱类药物及维脑路通过敏者禁用。

【注意事项】

(1) 如有以下情况应告知医师：酒精中毒、心律失常、严重心脏病、肝肾功能不全、活动性消化道溃疡、急性心肌损害等患者慎用。

(2) 胃病患者饭后服用。

(3) 服药期间避免阳光直射，高温及过久站立。

(4) 服药期间，忌食辛辣，生冷，油腻的食物。

(5) 孕妇禁用。

(6) 对茶碱类及维脑路通过敏者禁用。

(7) 脑出血急性期及有出血倾向者。

(8) 心绞痛发作时应立即就地休息、停止活动。

【用法用量】胶囊剂：口服。一日 3 次，每次 4 粒，或遵医嘱。

【剂型规格】胶囊剂：每粒 0.4 g。

52. 黄杨宁片

【药物组成】黄杨宁。

【功能主治】行气活血，通络止痛。用于气滞血瘀所致的胸痹心痛。

【临床应用】

(1) 胸痹：用于瘀血闭阻所致的胸痹，临床表现为胸部憋闷、刺痛，固定不移，入夜更甚，或心悸不宁，舌质紫暗或有瘀斑，脉结代。

(2) 心悸：用于瘀血闭阻所致的心悸，临床表现为心悸不安，胸闷，胸痛，气短喘息，舌质紫暗或有瘀斑，脉结代。

【药理毒理】本品具有抗心肌缺血、抗脑缺血、抗心律失常等作用。

【不良反应】服用初期出现的轻度四肢麻木感、头晕、胃肠不适，可在短期内自行消失，无需停药。

【禁忌】肝、肾功能不全者禁用。

【注意事项】

(1) 经期妇女慎用。

(2) 过敏体质者慎用。

(3) 年老体弱者应在医师指导下服用。

(4) 服药期间饮食宜清淡，忌食生冷、油腻、辛辣难消化的食品，以免加重病情。

(5) 服药期间不要饮酒，吸烟，少喝浓茶或咖啡。

(6) 多吃水果及富含纤维食物，保持大便通畅。

【用法用量】片剂：口服。一次 1～2 mg，一日 2～3 次，用温水分次送服。

【剂型规格】片剂：每片重 11.0 mg。

53. 大黄䗪虫丸(胶囊)

【药物组成】熟大黄、土鳖虫(炒)、水蛭(制)、虻虫(去翅足，炒)、蛴螬(炒)、干漆(煅)桃仁、苦杏仁(炒)、黄芩、地黄、白芍、甘草。

【功能主治】活血破瘀，通经消痞。用于瘀血内停，腹部肿块，肌肤甲错，目眶黯黑，潮热羸瘦，经闭不行。

【方解】方中熟大黄苦寒，性沉不降，专于下瘀血，破癥瘕积聚，推陈出新，善行血分，走而不守；土鳖虫味咸性寒，入肝经血分，逐瘀通经，消痞，二者共为君药。水蛭、虻虫破血逐瘀消痞，蛴螬、干漆、桃仁破血逐瘀，祛积消痞，通经止痛，为臣药。地黄、白芍养血凉血，敛阴生津；黄芩清热解毒，苦杏仁破壅降逆，润燥结，共为臣药，甘草益气补中，调和药性，为使药。诸药配伍，共奏破血逐瘀，通经消痞，达到祛瘀不伤正，扶正不留瘀之效。

【临床应用】

（1）闭经：多因瘀血内停，冲任受阻，血海空虚所致，症见面色暗黑，肌肤甲错，潮热羸瘦，经闭不行，舌质紫暗，脉弦涩。

（2）癥瘕：多因血瘀不行，积结日久所致，症见腹部肿块，面色晦暗，肌肤甲错，舌质紫暗，有瘀血，脉沉涩。

【药理毒理】本品有一定抗痛经作用。

【不良反应】目前尚未检索到不良反应报道。

【注意事项】

（1）本品为瘀血干结，阴血不足所致经闭癥瘕所设，若属气虚血瘀者不宜。

（2）本品含有破血逐瘀之品，孕妇禁用。

（3）本药破血攻伐之力较强，易耗伤正气，体弱年迈者慎用；体质壮实者也当中病即止，不可过用。

（4）服药后出现皮肤过敏者停用。

（5）服药期间忌食寒凉之品。

（6）患有感冒时停用。

【用法用量】

（1）丸剂：口服，水蜜丸一次 3 g；小蜜丸一次 3～6 g；大蜜丸一次 1～2 丸。一日 1～2 次。

（2）胶囊剂：口服，一次 5 粒，一日 2 次；或遵医嘱。

【剂型规格】水蜜丸：每 100 粒重 10 g；小蜜丸：每 100 粒重 22.3 g(薄膜衣水蜜丸)；大蜜丸：每丸重 3 g。

54. 脑血栓片

【药物组成】红花、当归、水蛭(制)、赤芍、桃仁、川芎、丹参、土鳖虫、羚羊角、牛黄。

【功能主治】活血化瘀，醒脑通络，潜阳息风。用于因瘀血、肝阳上亢出现之中风先兆，如肢体麻木、头晕目眩等和脑血栓形成出现的中风不语、口眼歪斜、半身不遂等症。具有预防和治疗作用。

【方解】水蛭味咸、苦，性平，不但有破血逐瘀之功效，而且还有活血去瘀之力，故对瘀血阻于络脉者多奇效，为君药。土鳖虫破血逐瘀为臣药，当归、川芎、丹参、赤芍、桃仁、红花活血化瘀为佐药，羚羊角散血解毒，牛黄豁痰、解毒，二者共为使药，以上诸药合用，使瘀去气行，则诸证可愈。

【临床应用】

(1) 中风：用于肢体麻木、头晕目眩等半身不遂、口眼歪斜等。

(2) 胸痹：用于胸痛，痛有定处，舌暗红或有瘀斑者。

【药理毒理】本药可扩张冠状血管，增加冠脉血流量，提高机体对缺氧的耐受力，抗血栓，降血脂，有解热，镇静等作用。

【不良反应】目前尚未检索到不良反应报道。

【注意事项】

(1) 孕妇忌服。

(2) 密闭贮藏于干燥处。

【用法用量】片剂：口服。1次6片，1日2次。

【剂型规格】片剂：每片重0.3 g。

55. 参松养心胶囊

【药物组成】人参、麦冬、山茱萸、丹参、炒酸枣仁、桑寄生、赤芍、土鳖虫、甘松、黄连、南五味子、龙骨。

【功能主治】益气养阴，活血通络，清心安神。用于治疗气阴两虚，心络瘀阻引起的冠心病、室性早搏，症见心悸不安、气短乏力，动则加剧，胸部闷痛，失眠多梦，盗汗，神倦懒言等。舌质暗或有瘀点，少苔，脉细弱或结或促。

【方解】方中人参甘温，益元气，补肺气，生津液，是为君药。麦门冬甘寒养阴清热，润肺生津，用以为臣药。人参、麦冬合用，则益气养阴之功益彰。五味子酸温，敛肺止汗，生津止渴，为佐药。三药合用，一补一润一敛，益气养阴，生津止渴，敛阴止汗，使气复津生，汗止阴存，气充脉复。酸枣仁以补心气，龙骨入肝以安神，山萸肉能收敛心气之耗散，并三焦之气化亦可因之团聚。

【临床应用】心悸：用于气阴两虚、肝郁气滞、痰热郁阻、心肾不交等证型的心悸、失眠等症状。

【药理毒理】有明显的改善血液微循环效果。

【不良反应】个别患者服药期间可出现胃胀。

【注意事项】应注意配合原发性疾病的治疗。

【用法用量】胶囊剂：口服。一次 2～4 粒，一日 3 次。

【剂型规格】胶囊剂：每粒 0.4 g。

56. 心可舒片

【药物组成】丹参、葛根、木香、三七、山楂。

【功能主治】活血化瘀，行气止痛。用于气滞血瘀引起的胸闷、心悸、头晕、头痛、颈项疼痛。

【方解】丹参活血化瘀为君药，葛根、三七活血生津为臣药，助其活血化瘀之功，山楂活血导滞，降脂为佐药，木香行气止痛为使药，使气行血行，诸药合用，共奏活血化瘀，行气止痛之功。

【临床应用】

（1）胸痹：用于气滞血瘀，瘀阻心脉所致的胸痹，临床表现为疼痛剧烈，心前区憋闷，痛有定处，两胁胀痛，气短，心悸，头晕，舌质紫暗或瘀斑，脉弦涩或结代。

（2）心悸：用于气滞血瘀，瘀阻心脉，心所失养而致心悸不宁，惕惕不安，胸闷气短，烦躁易怒，舌暗，脉结代。

（3）头痛：用于气滞血瘀，瘀阻清窍所致的头痛，症见头痛如刺，痛有定处，头晕，健忘，烦躁易怒，舌有瘀斑，脉弦涩。

（4）眩晕：用于气滞血瘀，瘀阻清窍，脑失所养引起的眩晕，临床表现为头晕目眩，耳鸣，头痛，胸闷，心悸，舌质暗，有瘀斑，脉弦涩。

【药理毒理】本品有抗心肌缺血和一定的降低血压作用。

【不良反应】目前尚未检索到不良反应报道。

【注意事项】

(1) 气虚血瘀,痰瘀互阻之胸痹,心悸不宜单用。

(2) 本品含有活血化瘀之药,孕妇禁用。有出血性疾病及出血倾向者慎用。

(3) 饮食宜清淡、低盐、低脂,食勿过饱。忌食生冷、辛辣、油腻之品,忌烟酒、浓茶。

(4) 在治疗期间,心绞痛持续发作,宜加用硝酸酯类药,如果出现剧烈心绞痛、心肌梗死等,应及时救治。

(5) 脑梗死发作期及时留观,待病情稳定后方可用药。

【用法用量】片剂:口服。一次 4 片,一日 3 次;或遵医嘱。

【剂型规格】片剂:每片重 0.31 g。

57. 血塞通片

【药物组成】三七。

【功能主治】活血祛瘀,通脉活络。用于瘀血阻络所致的中风偏瘫、肢体活动不利、口眼㖞斜,胸痹心痛、胸闷气憋。

【方解】三七性味甘、微苦,温,原药具有化瘀止血,活血定痛的功效。本方即单味三七提取总皂苷支撑,其功效活血化瘀,通脉活络,主要用于脑脉、心脉瘀阻诸证。

【临床应用】

(1) 中风:适用于瘀阻脑络所致的卒中后遗症,临床表现为半身不遂,口眼㖞斜,偏身麻木,言语謇涩,舌质暗,脉涩。

(2) 胸痹:适用于瘀阻心脉所致的胸痹,临床表现为胸部憋闷疼痛,甚则胸痛彻背,痛处固定不移,入夜尤甚,心悸气短,舌质紫暗,脉弦涩。

【药理毒理】本品有一定抗急性脑缺血作用。

【不良反应】目前未检索到不良反应的报道。

【注意事项】

(1) 阴虚阳亢或肝阳化风者,不宜单独使用本品。

(2) 心痛剧烈及持续时间长者,应作心电图及心肌酶学检查,并采取相应的医疗措施。

(3) 孕妇慎用。

【用法用量】片剂:口服。一次 50～100 mg,一日 3 次。

【剂型规格】片剂:每片重 0.1 g。

(十一) 理气剂

58. 加味逍遥丸

【药物组成】柴胡、当归、白芍、白术(麸炒)、茯苓、甘草、牡丹皮、栀子(姜炙)、薄荷。

【功能主治】舒肝清热,健脾养血。用于肝郁血虚,肝脾不和,两胁胀痛,头晕目眩,倦怠食少,月经不调,脐腹胀痛。

【方解】该药是在方剂"逍遥丸"基础上加味而成。方中以柴胡疏肝解郁,使肝气条达为君药。白芍酸苦微寒,养血敛阴,柔肝缓急;当归甘辛苦温,养血和血,且气香可理气,为血中之气药;归、芍与柴胡相同,补肝体而助肝用,使血和则肝和,血充则肝柔,共为臣药。白术、茯苓、甘草健脾益气,使营血生化有源,方中加薄荷,疏散郁遏之气,透达肝经郁热共为佐药。方中加味牡丹皮、栀子,增加了清热、活血、通经的功效。诸药合用,共奏舒肝清热,健脾养血之功效。

【临床应用】

(1) 气滞证:肝郁血虚、肝脾不和引起的两胁胀痛,头晕目眩,倦怠食少,脐腹胀痛。

(2) 妇科病症:月经不调。

【不良反应】目前尚未检索到不良反应报道。

【禁忌】无特殊禁忌。

【注意事项】

(1) 孕妇慎服。

(2) 忌气恼劳碌。

(3) 忌食生冷油腻辛辣食物。

(4) 平素月经量正常，突然出现经量过多、经期延长、月经后错、经量过少，须去医院就诊。

(5) 经期延长，月经量过多合并贫血者，应在医师指导下服用。

(6) 青春期少女及更年期妇女应在医师指导下服药。

(7) 一般服药一个月经周期，其症状无改善，或月经量过多，或经水淋漓不净超过半个月，或出现其他症状者，应去医院就诊。

(8) 按照用法用量服用，长期服用应向医师咨询。

(9) 药品性状发生改变时禁止服用。

(10) 请将此药品放在儿童不能接触的地方。

【用法用量】丸剂：口服。大蜜丸每次 1 丸，一日 2 次。

【剂型规格】丸剂：大蜜丸每丸 6 g。

59. 舒肝丸

【药物组成】五灵脂（醋制）、莪术（醋制）、香附（醋制）、木香、槟榔、当归、陈皮、青皮（醋制）、草果仁（炒）、乌药、枳壳（麸炒）、甘草、大黄、肉桂、郁金、延胡索（醋制）、砂仁。辅料为蜂蜜。

【功能主治】舒肝和胃，理气止痛。用于肝郁气滞，胸胁胀满，胃脘疼痛，嘈杂呕吐，嗳气泛酸。两胁刺痛，饮食无味，消化不良，周身串痛。

【方解】方中以莪术疏肝行气，使气机条达为君药。香附、木香、槟榔、枳壳配合君药以加强行气的作用，加以延胡索以增强止通的作用，诸药合用以达到疏通气机，行气止痛的作用。

【临床应用】

(1) 气滞血瘀证：肝气郁结并伴有血虚的病症。

(2) 气滞证：肝郁气滞，胸胁胀满，胃脘疼痛，嘈杂呕吐，嗳气泛酸，两胁刺痛。

(3) 消化不良。

【不良反应】目前尚未检索到不良反应报道。

【禁忌】无特殊禁忌。

【注意事项】

(1) 少吃生冷及油腻难消化的食品。

(2) 服药期间要保持情绪乐观,切忌生气恼怒。

(3) 服药三天后,症状未见缓解,或症状加重者,应及时到医院就诊。

(4) 孕妇慎用。

(5) 不宜与含有人参类药同服。

(6) 药品性状发生改变时禁止服用。

(7) 儿童必须在成人监护下使用。

(8) 请将此药品放在儿童不能接触的地方。

【用法用量】丸剂:口服。水蜜丸一次 4 g,大蜜丸一次 1 丸,一日 2~3 次。

【剂型规格】大蜜丸每丸重 6 g。

60. 胃康灵胶囊

【药物组成】白芍、白及、三七、甘草、茯苓、延胡索、海螵蛸、颠茄浸膏。辅料为碳酸氢钠。

【功能主治】柔肝和胃,散瘀止血,缓急止痛,去腐生新。用于肝胃不和、瘀血阻络所致的胃脘疼痛、连及两胁、嗳气、泛酸;急、慢性胃炎,胃、十二指肠溃疡,胃出血见上述证候者。

【方解】方中君药为白芍、甘草,可解除胃肠平滑肌痉挛,具有中枢性镇痛、制酸、抗溃疡、止血的功效;臣药为白及、茯苓、三七,加强止血的作用;佐药为延胡索、海螵蛸、颠茄浸膏,可抗溃疡、止痛,诸药合用可柔肝和胃,缓急止痛止血。

【临床应用】肝胃不和证:适用于急慢性胃炎、浅表性胃炎、萎缩性胃炎、胃溃疡、糜烂性胃炎、十二指肠溃疡、十二指肠球炎、复合性溃疡及胃出血等症引起的各种胃部不适,如胃酸、胃胀、胃痛、胃灼热、恶心、呕吐、消化不良等症状。可以行气、消胀、制酸、止痛、保护并修复胃黏膜损伤。

【不良反应】口干、便秘、出汗减少、口鼻咽喉及皮肤干燥、视力模糊、排尿困难(老人)。

【禁忌】

(1) 前列腺肥大、青光眼患者禁用。

(2) 哺乳期妇女禁用。

【注意事项】

(1) 饮食宜清淡,忌食辛辣、生冷、油腻食物。

(2) 忌情绪激动及生闷气。

(3) 不宜在服药期间同时服用滋补性中药。

(4) 不适用于脾胃阴虚,主要表现为口干、舌红少津、大便干。

(5) 青光眼患者慎用。

(6) 有高血压、心脏病、糖尿病、肝病、肾病等慢性病严重者应在医师指导下服用。

(7) 服药 3 天症状无缓解,应去医院就诊。

(8) 儿童、年老体弱者应在医师指导下服用。

(9) 对本品过敏者禁用,过敏体质者慎用。

(10) 药品性状发生改变时禁止服用。

(11) 儿童必须在成人监护下使用。

(12) 请将此药品放在儿童不能接触的地方。

【用法用量】胶囊剂:口服。一次 4 粒,一日 3 次;饭后服用。

【剂型规格】胶囊剂:每粒重 0.4 g。

61. 健胃愈疡片

【药物组成】柴胡、党参、白芍、延胡索、白及、珍珠层粉、青黛、甘草。

【功能主治】疏肝健脾,解痉止痛,止血生肌。主治肝郁脾虚、肝胃不和型消化性溃疡活动期,症见胃脘胀痛、嗳气吐酸、烦躁不食、腹胀便溏等。

【方解】柴胡有解热、抗炎、镇痛、抗溃疡、兴奋平滑肌以及护肝利胆作用,对消化性胃溃疡有防治作用;党参具有增强免疫功能、调节胃肠运动、抗溃疡的作用;延胡索有镇痛、抗消化道溃疡作用,并可抑制肠管收缩；甘草、白芍有明确的抗溃疡作用，能促进溃疡愈合，缓解胃肠平滑肌痉挛及镇痛作用；白芍主含芍药甙，还可抑制胃酸分泌；白及可明显缩短出血和凝血时间，并有较强抑制胃溃疡作用；珍珠粉可促进溃疡面愈合。

【临床应用】肝胃不和证：肝郁脾虚，肝胃不和型消化性溃疡活动期，症见胃脘胀痛、嗳气吐酸、烦躁不食、腹胀便溏等。

【不良反应】目前尚未检索到不良反应报道。

【禁忌】无特殊禁忌。

【注意事项】

(1) 过敏体质者慎用。

(2) 儿童应在成人监护下使用。

(3) 小儿、年老体弱者应在医生或药师指导下服用。

(4) 高血压病、心脏病、糖尿病、肝病、肾病或正在接受其他药物治疗的患者，应在医师指导下服用。

(5) 溃疡病出血较多者宜综合治疗。

(6) 若服用本品中，突然腹部剧痛难忍，按之加剧，腹如板状，属急腹症，须立即停药，去医院请外科会诊。

(7) 服用本品症状加重，或出现其他严重症状时，应停药并及时去医院诊治。

(8) 用药期间忌食辛辣、酸性及刺激性食物。

【用法用量】片剂：口服。一次 4～5 片，一日 4 次。

【剂型规格】片剂：每片 0.3 g。

62. 胃乐宁片

【药物组成】为猴头菌丝体经加工制成的片。

【功能主治】养阴和胃。用于胃脘疼痛，痞满，腹胀及胃、十二指肠溃疡，慢性萎缩性胃炎等症。

【临床应用】胃阴虚证：用于胃脘疼痛，痞满，腹胀及胃、十二指肠溃疡，慢性萎缩性胃炎等症。

【不良反应】目前尚未检索到不良反应报道。

【禁忌】无特殊禁忌。

【注意事项】

(1) 饮食宜清淡,忌食辛辣、生冷、油腻食物。

(2) 忌情绪激动及生闷气。

(3) 不宜在服药期间同时服用滋补性中药。

(4) 胃寒痛者不适用,主要表现为遇寒凉,则胃痛发作或加重,得温暖则胃痛减轻,喜热饮食。

(5) 儿童必须在成人监护下使用。

(6) 请将此药品放在儿童不能接触的地方。

(7) 药品性状发生改变时禁止服用。

【用法用量】片剂:口服。每片 0.13 g,一次 4 片,或每片 0.54 g,一次 1 片,一日 3 次。

【剂型规格】片剂:每片 0.13 g 或 0.54 g。

63. 健胃消炎颗粒

【药物组成】党参、茯苓、白术(麸炒)、白芍、丹参、赤芍、白及、大黄、木香、川楝子、乌梅、青黛。

【功能主治】健脾和胃,理气活血。用于脾胃不和所致的上腹疼痛,痞满纳差以及慢性浅表性胃炎见上述证候者。

【方解】方中党参补中益气、生津养血,茯苓利水渗湿、健脾,白术补气健脾,燥湿利水,三药共同益气健脾,补胃气之不足,是为君药;丹参活血祛瘀、凉血消痈,赤芍清热凉血、祛瘀止痛,大黄活血祛淤、清热攻积,三药加强活血化瘀的作用,是为臣药;木香行气调中、止痛,川楝子行气止痛、杀虫,白芍养血敛阴、柔肝止痛,大黄活血祛淤、清热攻积,青黛清热解毒、凉血散肿,而积滞容易郁而化热,故用青黛清之,皆为佐药;乌梅敛肺、涩肠、生津,白及收敛止血、消肿生肌,促进功能恢复。

【临床应用】脾胃气机不畅证:表现为慢性胃炎、上腹疼痛、食欲减退、餐后饱胀、泛酸等。

【不良反应】目前尚未检索到不良反应报道。

【禁忌】无特殊禁忌。

【注意事项】

(1) 饮食宜清淡,忌食辛辣、生冷、油腻食物。

(2) 忌情绪激动及生闷气。

(3) 不宜在服药期间同时服用滋补性中药。

(4) 脾胃虚寒或寒湿中阻者不宜服用。

(5) 有高血压、心脏病、糖尿病、肝病、肾病等慢性病严重者应在医师指导下服用。

(6) 服药 3 天症状无缓解,应去医院就诊。

(7) 儿童、年老体弱者应在医师指导下服用。

(8) 对本品过敏者禁用,过敏体质者慎用。

(9) 本品性状发生改变时禁止使用。

(10) 儿童必须在成人监护下使用。

(11) 请将本品放在儿童不能接触的地方。

【用法用量】颗粒剂:口服。每次 3 袋,一日 3 次。

【剂型规格】颗粒剂:每袋 10 g。

(十二) 消导剂

64. 健胃消食片

【药物组成】太子参、陈皮、山药、麦芽(炒)、山楂。

【功能主治】健胃消食。用于脾胃虚弱所致的食积,症见不思饮食、嗳腐酸臭、脘腹胀满;消化不良见上述证候者。

【方解】山楂、麦芽消食化积,主治消化不良、不思饮食、脘腹胀闷等症;陈皮行气导滞,具有运脾健胃之功效;太子参、怀山药可健脾益气,补而不燥,主治脾胃虚弱,食少倦怠等症。

【临床应用】

(1) 脾气虚弱症。

(2) 小儿厌食症。

【不良反应】目前尚未检索到不良反应报道。

【禁忌】无特殊禁忌。

【注意事项】

(1) 饮食宜清淡,忌酒及辛辣、生冷、油腻食物。

(2) 有高血压、心脏病、肝病、糖尿病、肾病等慢性病严重者应在医师指导下服用。

(3) 儿童、孕妇、哺乳期妇女、年老体弱者应在医师指导下服用。

(4) 服药3天症状无缓解,应去医院就诊。

(5) 对本品过敏者禁用,过敏体质者慎用。

(6) 本品性状发生改变时禁止使用。

(7) 儿童必须在成人监护下使用。

(8) 请将本品放在儿童不能接触的地方。

(9) 如正在使用其他药品,使用本品前请咨询医师或药师。

【用法用量】片剂:口服,可以咀嚼。一次4～6片,一日3次。小儿酌减。

【剂型规格】片剂:每片重0.5 g。

65. 王氏保赤丸

【药物组成】大黄、黄连、姜、淀粉、巴豆霜、川贝母、荸荠粉、天南星、朱砂。

【功能主治】祛带、健脾、祛痰。用于小儿乳滞疳积、痰厥惊风、喘咳痰鸣、乳食减少、吐泻发热、大便秘结、四时感冒以及脾胃虚弱、发育不良等症;成人肠胃不清、痰食阻滞者亦有疗效。

【临床应用】① 小儿高热惊厥症;② 小儿厌食症;③ 小儿呕吐、便秘;④ 婴幼儿腹胀、腹泻;⑤ 慢性浅表性胃炎;⑥ 反流性食管炎;⑦ 咳嗽、痰鸣;⑧ 小儿夜啼。

【不良反应】目前尚未检索到不良反应报道。

【禁忌】无特殊禁忌。

【注意事项】由于王氏保赤丸具有显著的胃肠动力作用,故对饮食过度、饮酒过量、胃食管反流、食管炎、胃炎等所引起的上腹部不适、腹胀嗳气、恶心呕吐等有良好的治疗效果。本品常服有健脾胃、助消化、增强体质之功。孕妇不忌。

【用法用量】丸剂：每日2次或遵医嘱。温开水送服。6个月婴儿每次服5丸，6个月至2周岁小儿超过一个月加1丸，2～7岁后每超半岁加5丸，7～14岁服用60丸，成人每次服120丸。每日1次，重症2次。

【剂型规格】丸剂：每120丸重0.3 g。

（十三）治风剂

66. 晕可平颗粒(糖浆)

【药物组成】赭石、夏枯草、法半夏、车前草。

【功能主治】潜阳镇肝。用于内耳眩晕症，头晕，目眩症。

【方解】方中生代赭石味苦，性微寒，归肝、心包二经，平肝潜阳，息风降火为君药；夏枯草苦，辛，寒，归肝、胆经，泻火平肝，祛风清热；车前草甘、寒，归肝、肾、膀胱经，清热利尿，渗湿降火，共为臣药；半夏燥化痰为佐使药。四药合用，共奏平肝潜阳，息风降火，清热利尿之功。

【临床应用】① 内耳眩晕症；② 头晕，目眩症。

【不良反应】目前尚未检索到不良反应报道。

【禁忌】无特殊禁忌。

【用法用量】

(1) 糖浆剂：口服，一次20 ml，一日3次。

(2) 颗粒剂：开水冲服，一次10 g，一日3次。

【剂型规格】

(1) 糖浆剂：每瓶100 ml。

(2) 颗粒剂：每袋10 g。

67. 天麻胶囊

【药物组成】天麻、羌活、独活、杜仲(盐炒)、牛膝、粉萆薢、附子(制)、当归、地黄、玄参。

【功能主治】祛风除湿,舒筋通络,活血止痛。

【方解】天麻祛风湿,止痛、行气活血;羌活散表寒,祛风湿,利关节;独活祛风胜湿、止痛、解表散寒;杜仲补肝肾,强筋骨;牛膝补肝肾、强筋骨,腰膝酸痛、跌打损伤等;粉萆薢利湿去浊、祛风除痹,用于风寒痹痛、关节不利、腰膝疼痛等;附子补火助阳,散寒止痛;当归补血活血、润肠通便,用于风湿痹痛、跌扑损伤等;地黄清热、凉血、生津;玄参清热凉血、泻火解毒、滋阴。

【临床应用】用于肢体拘挛,手足麻木,腰腿酸痛。

【不良反应】目前尚未检索到不良反应报道。

【禁忌】儿童、孕妇禁用。

【注意事项】

(1) 忌寒凉及油腻食物。

(2) 本品宜饭后服用。

(3) 不宜在服药期间同时服用其他泻火及滋补性中药。

(4) 热痹者不适用,主要表现为关节肿痛如灼、痛处发热,疼痛窜痛无定处,口干唇燥。

(5) 严格按照用法用量服用。

(6) 有高血压、心脏病、肝病、糖尿病、肾病等慢性病严重者应在医师指导下服用。

(7) 服药 7 天症状无缓解,应去医院就诊。

(8) 哺乳期妇女、年老体弱者应在医师指导下服用。

(9) 对本品过敏者禁用,过敏体质者慎用。

(10) 本品性状发生改变时禁止使用。

(11) 请将本品放在儿童不能接触的地方。

(12) 如正在使用其他药品,使用本品前请咨询医师或药师。

【用法用量】胶囊剂:口服,一次 6 粒,一日 2～3 次。

【剂型规格】胶囊剂:每粒 0.25 g。

68. 大活络丸

【药物组成】蕲蛇(酒制)、制草乌、豹骨(制)、人工牛黄、乌梢蛇

(酒制)、天麻、熟大黄、麝香、血竭、熟地黄、天南星(制)、水牛角浓缩粉等 50 味。

【功能主治】祛风止痛,除湿豁痰,舒筋活络。用于中风痰厥引起的瘫痪,足萎痹痛,筋脉拘急,腰腿疼痛及跌打损伤,行走不便,胸痹等症。

【方解】本方药味众多,按其作用可分为祛风湿通经络药、补气养阴药、活血药、助阳药、芳香化湿药、温化寒痰药和芳香开窍药等。祛风湿通经络的有蕲蛇、乌梢蛇、威灵仙、草乌、羌活、骨碎补、白芷、防风、地龙、全蝎、天麻、僵蚕等;补气养阴的有人参、白术、当归、熟地、何首乌、甘草等;行气活血的有沉香、香附、乳香、没药、青皮、乌药、木香等;温里助阳的有肉桂、丁香、细辛等;芳香化湿的有藿香、豆蔻等;温化寒痰的有天南星等;芳香开窍的有牛黄、冰片、安息香、麝香等,清热的有黄芩、黄连、大黄等。上述几方面药物,重点在于祛风湿、通经络,辅以息风化痰、滋补气血、活血。

【临床应用】用于中风痰厥引起的瘫痪,足痿痹痛,筋脉拘急,腰腿疼痛及跌打损伤,行走不便,胸痹等症。

【不良反应】使用本品后,少数患者出现口干,大便偏干,胃部短暂不适。据报道,有消化性溃疡患者连服 3 天大活络丸后,致上消化道大出血并失血性休克。

【禁忌】孕妇忌用。

【注意事项】

(1) 忌气恼寒冷。

(2) 肝肾亏虚者慎用。

【用法用量】丸剂:温黄酒或温开水送服,一次 1～2 丸,一日 2 次。

【剂型规格】丸剂:每丸重 3.5 g。

69. 小活络丸

【药物组成】胆南星、制川乌、制草乌、地龙、乳香(制)、没药(制)。

【功能主治】祛风除湿，活络通痹。用于风寒湿痹，肢体疼痛，麻木拘挛。

【方解】本方由6味药组成。用于风寒湿痹、肢体疼痛、麻木拘挛。方中川乌、草乌温经活络、祛风除湿、散寒止痛，故为主药。胆南星燥湿活络，以祛经络之痰，并能祛风，故为辅药。乳香、没药活血化瘀止痛，故为佐药。地龙通经活络，引诸药直达病所，为本方使药。诸药合用，共奏温经活络、搜风除湿、祛痰逐瘀之功。如此，风寒、痰湿、瘀血得以祛除，经络得以通，营卫得以调和，肢体自得以温煦濡养，诸症悉除。

【临床应用】用于风寒湿邪闭阻、痰瘀阻络所致的痹症，症见肢体关节疼痛，或冷痛，或刺痛，或疼痛夜甚、关节屈伸不利、麻木拘挛。

【不良反应】尚不明确。

【禁忌】孕妇禁用。

【用法用量】丸剂：黄酒或温开水送服，一次1丸，一日2次。

【剂型规格】丸剂：每丸重3 g。

70. 天麻素注射液

【药物组成】天麻素。

【功能主治】用于神经衰弱、神经衰弱综合征及血管神经性头痛等症，如偏头痛、三叉神经痛、枕骨大神经痛等；亦可用于脑外伤性综合征、眩晕症，如梅尼埃病、药性眩晕、外伤性眩晕、突发性耳聋、前庭神经元炎、椎基底动脉供血不足等。

【临床应用】可用于治疗神经衰弱、癫痫，各种原因引起的眩晕头痛以及缺血性心脑血管疾病等。

【不良反应】有少数病人出现口鼻干燥、头昏、胃不适等症状，但不致影响病人接受用药，也无需特殊处理。

【禁忌】对本品中任何成分过敏者禁用。

【注意事项】使用本品期间，如出现任何不良事件和(或)不良反应，请咨询医生。同时使用其他药品，请告知医生。当药品性状发生改变时禁止使用。

【用法用量】注射剂:肌内注射,一次0.2 g(1支),一日1～2次。器质性疾病可适当增加剂量,或遵医嘱。静脉滴注,每次0.6 g(3支),一日1次,用5%葡萄糖注射液或0.9%氯化钠注射液250～500 ml稀释后使用。

【剂型规格】注射剂:2 ml∶0.2 g/支。

71. 人参再造丸

【药物组成】人参、蕲蛇(酒炙)、广藿香、檀香、母丁香、玄参、细辛、香附(醋制)、地龙、熟地黄、三七、乳香(醋𬟁)、青皮、豆蔻、防风、制何首乌、川芎、片姜黄、黄芪、甘草、黄连、茯苓、赤芍、大黄、桑寄生、葛根、麻黄、骨碎补(炒)、全蝎、僵蚕(炒)、附子(制)、琥珀、龟甲(醋制),粉萆薢、白术(麸炒)、沉香、天麻、肉桂、白芷、没药(醋制)、当归、草豆蔻、威灵仙、乌药、羌活、橘红、六神曲(麸炒)、朱砂、血竭、人工麝香、冰片、体外培育牛黄、天竺黄、胆南星、水牛角浓缩粉。

【功能主治】益气养血,祛风化痰,活血通络。

【方解】本方用于中风口眼㖞斜、半身不遂、手足麻木、疼痛、拘挛、言语不清。方中以人参、黄芪、茯苓、白术、甘草补其气;当归、熟地、首乌补其血;玄参、龟甲滋其阴;附子、肉桂、母丁香、骨碎补补命火而助其阳。按审因论治分析,中风或因六淫风邪侵袭,故本方用麻黄、细辛、防风、白芷、葛根,以疏风祛邪,令邪目表解。中风或因肝阳上亢、虚风内动而发病者,故本方用天麻、全蝎、僵蚕、地龙,以平肝息风;投朱砂、琥珀,以镇静安神。中风或因痰涎壅盛而出现神昏、痉厥者,故用麝香、冰片,以芳香开窍醒神;牛黄配天竺黄,以清心开窍豁痰定惊。中风或因瘀血阻滞者,故方用川芎、姜黄、乳香、没药、血竭,以活血化瘀、通经活络;若兼邪郁化热而迫血妄行者,又用水牛角、赤芍,以清热凉血;若兼血不归经者,又用三七,以化瘀止血,使血止而不留瘀,瘀散则血自归经。中风或因情致不遂而诱发者,方中用青皮、橘红、草蔻、香附、沉香、乌药、檀香、肉蔻,以理气解郁,并助活血化瘀。若中风而兼有腑实证者,方中有黄连清热泻火,大黄荡涤肠胃之实热。此外，羌活气雄而散，灵仙辛咸走散，性温通利，善疗麻木瘫痪、头痛脊强及一身尽痛；蕲蛇内走脏腑外达皮肤，可除人体内外风湿；寄生、豹骨祛风定痛、强筋骨；藿香、神曲可醒脾和胃。综观全方，具有温阳补气、滋阴养血、疏风祛邪、舒筋活络、镇肝息风、豁痰解痉、芳香开窍、理气解郁、活血化瘀、强壮筋骨等多种作用。

【临床应用】 用于气虚血瘀、风痰阻络所致的中风，症见口眼歪斜、半身不遂、手足麻木、疼痛、拘挛、言语不清有很好的治疗效果。

【不良反应】 尚不明确。

【禁忌】 孕妇忌服。

【注意事项】

(1) 本品含朱砂，不宜过量或久服。

(2) 服用本品时，不宜同时服用含有藜芦或五灵脂、郁金的药物。

(3) 本品含朱砂，不宜与碘化钾、硫酸亚铁等同用。

【用法用量】 丸剂：口服，一次 1 丸，一日 2 次。

【剂型规格】 丸剂：每丸重 3 g×10 粒/盒。

72. 牛黄降压片(胶囊、丸)

【药物组成】 牛黄、羚羊角、黄芩苷、珍珠、决明子、冰片、白芍、郁金、甘松、水牛角浓缩粉、黄芪等 14 味。

【功能主治】 清心化痰，镇静降压。

【方解】 方中以牛黄、郁金、冰片、水牛角清心化痰，解郁开窍；羚羊角、珍珠、草决明平肝息风，镇静清热；配以白芍养血敛阴柔肝；黄芪、党参补气扶正。诸药相合，共奏清心化痰，镇静降压之功。

【临床应用】 肝火亢盛证：症见眩晕、头痛，面红目赤，急躁易怒，口干口苦，便秘溲赤，舌红，苔黄，脉弦数。

【不良反应】 尚不明确。

【禁忌】 腹泻者忌服。

【注意事项】

(1) 请严格按照本品的用法用量服药。

(2) 目前尚无孕妇和哺乳期妇女用药的安全性资料。

【用法用量】

(1) 片剂:口服,一次 2～4 片,一日 1 次。

(2) 胶囊剂:口服,一次 2～4 粒,一日 1 次。

【剂型规格】 片剂:每片 0.5 g。

73. 天舒胶囊

【药物组成】 川芎、天麻。

【功能主治】 活血平肝。

【方解】 方中川芎辛温,归肝、胆、心包经,为“血中气药”,能达巅顶、通透周身,功能活血行气,祛风止痛。天麻甘平质润性微寒,归肝经,为“治风之神药”,功能息风止痉、平抑肝阳、祛风通络;而且甘润能制约川芎之过于辛散。两味药共建活血化瘀、平肝息风、通络止痛之功。

【临床应用】 主要用于血瘀所致血管神经性头痛;症见头痛日久,痛有定处,或兼头晕,夜寐不安。

【不良反应】 偶见胃部不适,头胀,月经量过多。

【禁忌】 孕妇及月经量过多者禁用。

【注意事项】

(1) 主要治疗颈部外伤后遗症及血瘀所致的血管神经性头痛轻症病者。

(2) 服药三天后,症状无改善,或出现其他严重症状时,应去医院就诊。

(3) 除非在医生指导下,否则不得超过推荐剂量使用。

(4) 对本品过敏者禁用,过敏体质者慎用。

(5) 本品性状发生改变时禁止使用。

(6) 儿童必须在成人监护下使用。

(7) 请将本品放在儿童不能接触的地方。

(8) 如正在使用其他药品，使用本品前请咨询医师或药师。

【用法用量】胶囊剂：饭后口服，一次4粒，一日3次，或遵医嘱。

【剂型规格】胶囊剂：每粒装0.34 g。

74. 珍菊降压片

【药物组成】珍珠层粉、野菊花膏粉、芦丁、氢氯噻嗪、盐酸可乐定。

【功能主治】降压药。

【方解】野菊花味甘、苦，性平，入肝、肺、肾三经，具有清热、祛风、明目、解毒效能，配合盐酸可乐定，通过血管运动中枢抑制交感神经冲动传递而降压，并在降压过程中不影响肾血流量及肾小球滤过率，联合氢氯噻嗪的利尿作用及芦丁的扩血管作用，更优化平肝宁心、利水降压的治疗原则。

【临床应用】用于高血压症。

【不良反应】

(1) 水、电解质紊乱：水、电解质紊乱所致的副作用较为常见，表现为口干、烦渴、肌肉痉挛、恶心、呕吐和极度疲乏无力等。易发生低钾血症(与氢氯噻嗪的排钾作用有关)，如长期缺钾可损伤肾小管，严重失钾可引起肾小管上皮的空泡变化以及严重快速性心律失常，低氯性碱中毒或低氯，低钾碱中毒(因氢氯噻嗪可增加氯化物的排泄)。低钠血症，可导致中枢神经系统症状及加重肾损害。脱水可造成血容量和肾血流量减少，也可引起肾小球过率降低。

(2) 可干扰肾小管排泄尿酸，引起高尿酸血症；少数可诱发痛风发作。

(3) 可使糖耐量降低，血糖升高，这可能与抑制胰岛素释放有关。

(4) 可使低密度脂蛋白和三酰甘油升高，高密度脂蛋白降低，有促进动脉粥样硬化的可能。

(5) 可致过敏反应，如荨麻疹，但较为少见。

(6) 少见白细胞减少或缺乏，血小板减少性紫癜等。

(7) 其他,可见胆囊炎,胰腺炎,性功能减退,光敏感,色觉障碍等,但较罕见。

【禁忌】

(1) 对氢氯噻嗪、可乐定、磺胺类药物过敏者禁用。

(2) 哺乳妇女禁用。

【注意事项】

(1) 交叉过敏:与磺胺类药物,呋塞米,布美他尼,碳酸酐酶抑制剂交叉反应。

(2) 对诊断干扰:可致糖耐量降低,有促进动脉粥样硬化的可能。

(3) 下列患者应该慎用珍菊降压片:无尿或严重肾功能减退者,因本类药效果差,应用大剂量时可致药物蓄积,毒性增加。糖尿病,高尿酸血症或有痛风病史者,严重肝功能损害者,水、电解质紊乱可诱发肝性昏迷。高钙血症、低钠血症、红斑狼疮可加重病情或诱发活动。胰腺炎、交感神经切除者降压作用加强。有黄疸的婴儿。

(4) 随访检查:血电解质,血糖,血尿酸,血肌酶,尿素氮,血压。

(5) 应从最小有效剂量开始用药,以减少副作用的发生,减少反射性肾素和醛固酮分泌。

(6) 有低钾血症倾向的患者,应酌情补钾或保钾利尿药合用。

【用法用量】 片剂:口服,一次 1 片,一日 3 次或遵医嘱。

【剂型规格】 片剂:每片 0.24 g。

75. 脑立清丸

【药物组成】 磁石、赭石、珍珠母、清半夏、酒曲(炒)、牛膝、薄荷脑、冰片、猪胆汁(或猪胆粉)。

【功能主治】 平肝潜阳,醒脑安神。

【方解】 本方由 9 味药组成,主要用于肝阳上亢、阳动化风侵扰清窍所致的各种脑部病变。证为肝阳上亢,治当镇肝潜阳,故选用珍珠母、赭石、磁石为主药,以重镇潜阳,降逆安神。猪胆汁咸苦寒而入肝胆,功可凉肝息风、清热醒脑,使人脑窍顿清。冰片、薄荷脑轻清芳香、清利头目、开窍醒神，故为辅药。半夏化痰降逆，酒曲调和脾胃，此二味治疗肝阳上亢之兼证，故为佐药。妙在牛胰活血化痰，引火引血下行，使上亢之阳归于肾，故为使药。诸药配合，重镇潜阳，芳香清凉，醒脑开窍，化痰降逆，上扰清窍之热立清，故名脑立清，可见其速效。

【临床应用】用于头晕目眩，耳鸣口苦，心烦难寐。

【不良反应】本品可引起过敏性药疹。

【禁忌】孕妇及体弱虚寒者忌服。

【注意事项】

(1) 有肝脏疾病、肾脏疾病患者应在医师指导下服用。

(2) 按照用法用量服用，长期服用应向医师咨询。

(3) 本品性状发生改变时禁止使用。

(4) 儿童必须在成人监护下使用。

(5) 请将本品放在儿童不能接触的地方。

(6) 如正在使用其他药品，使用本品前请咨询医师或药师。

【用法用量】丸剂：口服，一次 10 粒，一日 2 次。

【剂型规格】丸剂：每 10 粒重 1.1 g。

76. 追风透骨丸

【药物组成】制川乌、白芷、制草乌、香附(制)、甘草、白术(炒)、没药(制)、川芎、乳香(制)、秦艽、地龙、当归、茯苓、赤小豆、羌活、天麻、赤芍、天南星(制)、桂枝、甘松、朱砂。

【功能主治】祛风除湿，通经活络，散寒止痛。

【方解】本方由 21 味药组成。本方为治风寒湿入络所致风寒湿痹、关节疼痛、麻木不仁、屈伸不利等症的常用成药。方中制川乌、制草乌散寒止痛为君药；白芷、桂枝、羌活发散风寒，秦艽散风除湿、舒筋活络，地龙、天麻祛风通络共为臣药；香附、甘松行气止痛，乳香、没药、赤芍、川芎、当归活血化瘀，茯苓、白术健脾渗湿，天南星燥湿化痰，朱砂安神镇静，赤小豆清热解毒，甘草调和诸药共为佐使。诸药合用，共奏散寒止痛、散风除湿、舒筋活络、活血化瘀之功。

【临床应用】用于风寒湿痹,通经活络,肢体麻木。

【不良反应】尚不明确。

【禁忌】感冒,发热勿服,孕妇忌服。

【注意事项】不宜久服,运动员慎用。

【用法用量】丸剂:口服,一次 6 g,一日 2 次。30 天为一疗程。片剂:口服,一次 4 片,一日 2 次。

【剂型规格】丸剂:每 10 丸重 1 g。

77. 杜仲颗粒

【药物组成】杜仲、杜仲叶。

【功能主治】补肝肾,强筋骨,安胎,降血压。

【方解】【临床应用】用于肾虚腰痛,腰膝无力,胎动不安,先兆流产,高血压症。

【不良反应】尚不明确。

【禁忌】尚不明确。

【注意事项】可于饭前半小时服用。

【用法用量】颗粒剂:开水冲服,一次 5 g,一日 2 次。

【剂型规格】颗粒剂:每袋 5 g。

78. 颈复康颗粒

【药物组成】羌活、川芎、葛根、秦艽、威灵仙、苍术、丹参、白芍、地龙(酒炙)、红花、乳香(制)、黄芪、党参、地黄、石决明、花蕊石(煅)、黄柏、王不留行(炒)、桃仁(去皮)、没药(制)、土鳖虫(酒炙)。

【功能主治】活血通络,散风止痛。

【方解】方中黄芪、党参、白芍补中益气,养血荣筋,以扶正祛邪。威灵仙、秦艽祛风除湿,舒筋活络,止痛。羌活祛风胜湿,散寒止痛。丹参、花蕊石、王不留行、川芎、桃仁、红花、乳香、没药、土鳖虫活血化瘀,通络止痛。苍术燥湿健脾,祛风散寒。石决明平肝潜阳,以治头晕。葛根可除颈项僵痛。地龙通络止痛。生地黄清热养阴,黄柏清热燥湿,两药苦寒,可佐制诸辛热之品。诸药合用,共收活血通络，散风止痛之功。

【临床应用】用于颈椎病引起的脑供血不足，头晕，颈项僵硬，肩背酸痛，手臂麻木等症。

【不良反应】尚不明确。

【禁忌】孕妇忌服。

【注意事项】

(1) 忌生冷、油腻食物。

(2) 有高血压、心脏病、肝病、糖尿病、肾病等慢性病严重者应在医师指导下服用。

(3) 儿童、经期及哺乳期妇女、年老体弱者应在医师指导下服用。

(4) 消化道溃疡、肾性高血压患者慎服或遵医嘱。

(5) 如有感冒、发烧、鼻咽痛等患者，应暂停服用。

(6) 头晕或手臂麻木严重者，应去医院就诊。

(7) 服药 7 天症状无缓解，应去医院就诊。

(8) 对本品过敏者禁用，过敏体质者慎用。

(9) 本品性状发生改变时禁止使用。

(10) 儿童必须在成人监护下使用。

(11) 请将本品放在儿童不能接触的地方。

(12) 如正在使用其他药品，使用本品前请咨询医师或药师。

【用法用量】颗粒剂：开水冲服，一次 1～2 袋，一日 2 次，饭后服用。

【剂型规格】颗粒剂：每袋 5 g。

(十四) 祛湿剂

79. 脂必妥片

【药物组成】红曲。

【功能主治】健脾消食，除湿祛痰，活血化瘀。用于脾瘀阻滞，症见气短，乏力，头晕，头痛，胸闷，腹胀，食少纳呆等；高血脂症，以及高血脂症、动脉粥样硬化引起的其他心血管疾病的辅助治疗。

【方解】红曲:红曲霉(Monascus)接种在粮食(如大米)上经固体发酵而得的。高脂血症多属于“瘀血”、“痰浊”范畴,其多发生于中年之后,病机和脾虚密切相关。由于饮食不节,过食肥甘,或情志抑郁,或劳倦太过,造成脏腑功能失调,尤其是脾的运动功能受损。遂致脾虚失于传输、津液运行不利,湿聚为痰,滞留体内,酿成本病。红曲健脾消食,活血化瘀,该药以其色红而入走营血分、活血和血、健脾消食之功为古人所青睐。鉴于本病以标实症状突出,本虚症状不显,故取其治标为主,治本为辅之综合功效。方中以其活血化瘀之力,除血中脂质堆积与“败血”,健脾之功以扶后天,乃促后天以养先天之义,顾其脾虚不足之本;且健脾以复其传输之功,水湿有出路,痰浊不能生;消食以化积滞,血中之脂质不复生矣。

【临床应用】用于轻、中度血脂异常的冠心病轻危和中危患者,以及血脂边缘升高或不高的冠心病高危患者,还可用于其他他汀类药物不能耐受或引起肝酶和肌酶升高的血脂异常患者。

【药理毒理】红曲能降低正常及升高的低密度脂蛋白胆固醇(LDL-C)的浓度。降低 LDL-C 的机制主要包括:降低 VLDL-胆固醇的浓度,诱导 LDL 受体,导致 LDL 胆固醇的减少并增加 LDL-C 的分解代谢。改善高脂血症状、降血压、预防和治疗动脉粥样硬化。

【不良反应】安全性良好,偶有头晕、食欲不振、腹泻等,无严重不良反应。

【禁忌】无明显禁忌。

【注意事项】孕妇及哺乳期妇女慎用。

【用法用量】口服,一次 3 片,一日 2 次,早晚饭后服用或遵医嘱。

【剂型规格】片剂:每片重 0.35 g。

80. 黄葵胶囊

【药物组成】黄蜀葵花。

【功能主治】清利湿热,解毒消肿。用于慢性肾炎之湿热证,症见水肿、腰痛、尿蛋白、血尿、舌苔黄腻等。

【方解】肾小球肾炎是一种常见病，其发病与感染有关，各种致病微生物感染后，在体内形成免疫复合物体，沉积于肾小球，引起肾小球肾炎，也是导致肾炎病情复发，加重和迁延不愈的重要因素。这一病理过程，中医辨证为湿热毒邪所致的病理变化。湿热毒邪的产生，可因感受风邪热毒，壅阻于肺，下损及肾；或湿热疮毒，浸淫于脾，导致三焦气化不利，水湿内留，并与热毒相合，湿从热化，形成湿热。由于风邪热毒易解，而湿热黏滞难去，所以尽管控制了原发感染病灶，但湿热滞留伤肾，络脉不和仍长期存在。湿热之邪壅结三焦，气机升降失常，水湿泛溢肌肤而浮肿；湿热留羁肾府则腰痛；困遏中焦致脾不升清、流注下焦使肾失封藏，精气外泄而成蛋白尿；伤及血络则见血尿。湿热迁延日久，耗气伤阴，肺肝脾肾亏虚，临床表现为虚实夹杂。黄蜀葵花性味甘寒滑，功用清利湿热，消炎解毒，有抗炎、利尿、抗血小板聚集的药效作用，能针对肾炎湿热病理改变起到良好的治疗作用。

【临床应用】慢性肾炎。

【药理毒理】家兔肾小球基底膜肾炎模型试验结果显示，本品有降低肾小球肾炎动物的尿蛋白含量和血清肌酐含量的作用。

【不良反应】个别患者用药后出现上腹部胀满不适。

【禁忌】孕妇忌服。

【注意事项】本品宜饭后服用。

【用法用量】口服，一次5粒，一日3次；8周为一疗程。

【剂型规格】胶囊剂：每粒装0.5 g。

第二章

外科用药

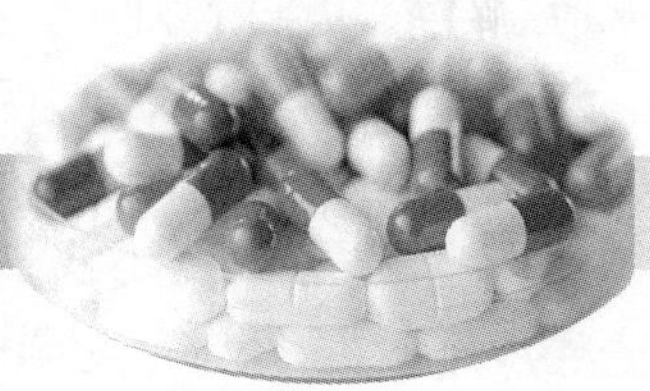

81. 湿润烧伤膏

【药物组成】黄连、黄柏、黄芩、地龙、罂粟壳。

【功能主治】清热解毒，止痛，生肌。用于各种烧、烫、灼伤。

【不良反应】尚不明确。

【禁忌】尚不明确。

【注意事项】

（1）芝麻过敏者慎用。

（2）对由烧伤创面引起的全身性发病者须在医生指导下用。

（3）夏季高温或者反复挤压、碰撞会使该膏体变稀，但这种改变并不影响药效。如出现此种情况，可拧紧软管盖于开水中热浸数分钟，取出后倒置，自然冷却至室温，即可恢复原状。

（4）运动员慎用。

【用法用量】外用。涂于烧、烫、灼伤等创面（厚度薄于 1 mm），每 4～6 小时更换新药。换药前，须将残留在创面上的药物及液化物拭去。暴露创面用药。

【剂型规格】软膏剂：每支装 40 g。

82. 金胆片

【药物组成】龙胆、金钱草、虎杖、猪胆膏。

【功能主治】清利肝胆湿热。用于肝胆湿热所致的胁痛、胆胀，症见胁肋胀痛、口苦、便干、尿黄；胆囊炎、胆石症见上述症候者。

【方解】方中金钱草甘淡微寒，清热利湿，排石退黄，为君药。龙胆草大苦大寒，善于清利肝胆湿热，利胆退黄；虎杖苦寒，利胆退黄，清热解毒，活血祛瘀，泻下通便，共为臣药。猪胆膏苦寒，清热解毒，利胆排石，二药以加强君药清利肝胆湿热之功，为佐药。诸药合用，共奏清利肝胆湿热之功。

【临床应用】

(1) 胁痛：因肝胆湿热蕴结，肝失疏泄所致，症见胁肋胀痛，腹部胀满，尿黄，便干，脉弦数，舌苔黄；急、慢性肝炎见上述证候者。

(2) 胆胀：因肝胆湿热蕴结，胆气不舒所致，症见右胁胀痛，厌食油腻，口苦，尿黄，便下，脉弦数，舌苔黄；胆囊炎，胆石症见上述证候者。

【药理毒理】抗炎作用。

【不良反应】尚不明确。

【禁忌】孕妇禁用。

【注意事项】

(1) 脾胃虚寒者慎用。

(2) 服药期间饮食宜清淡，忌食辛辣、油腻食物，并戒酒。

(3) 服药期间如若发热、黄疸或上腹痛加剧者，应及时请外科处理。

【用法用量】口服。一次 5 片，一日 2～3 次。

【剂型规格】片剂：每片重 0.32 g 或 0.33 g。

83. 小金丸

【药物组成】人工麝香、木鳖子（去壳去油）、制草乌、枫香脂、乳香（制）、没药（制）、五灵脂（醋炒）、当归（酒炒）、地龙、香墨。

【功能主治】散结消肿，化瘀止痛。用于痰气凝滞所致的瘰疬、瘿瘤、乳岩、乳癖，症见肌肤或肌肤下肿块一处或数处，推之能动，或骨及骨关节肿大、皮色不变、肿硬作痛。

【方解】本方以温通消散为主。方中草乌祛风湿，温经散寒；五灵脂、乳香、没药活血化瘀，消肿定痛；当归和血；地龙通络；白胶香调气血，消痈疽；木鳖祛痰毒，消结肿；香墨消肿化痰，麝香走窜通络，散结开壅。诸药相配，温通、活血、消壅、散结之力较强，寒散络通，痰消瘀化，疽肿自平。

【临床应用】本方系散结消肿，化瘀止痛之剂，多用于阴疽初起，皮色不变，肿硬作痛，多发性脓肿、瘿瘤、瘰疬、乳岩、乳癖。小金丸治疗以漫肿或疼痛为主要症状的外疡内疾，均获一定疗效，小金丸治疗良性前列腺增生症被证实安全、有效。小金丸治疗急性声带水肿、鼻甲肥大、急性腮腺炎、急性或慢性淋巴结炎、肝区疼痛、齿龈炎等疗效确切。

【药理毒理】本方对金黄色葡萄球菌、大肠杆菌、溶血性链球菌、奈瑟菌均有抑菌作用。

【不良反应】尚不明确。

【禁忌】尚不明确。

【注意事项】

(1) 孕妇禁用。

(2) 运动员慎用。

【用法用量】口服。一次 1.2～3 g，一日 2 次；小儿酌减。

【剂型规格】糊丸：每 100 丸重 3 g。

84. 胆舒胶囊

【功能主治】疏肝理气，利胆。主要用于慢性结石性胆囊炎，慢性胆囊炎及胆结石肝胆郁结，湿热胃滞证。

【临床应用】本品具有利胆、镇痛和抗炎作用，能溶解体内外的胆固醇类混合结石。

【不良反应】尚不明确。

【禁忌】尚不明确。

【用法用量】口服，一次 1～2 粒，一日 3 次；或遵医嘱。

【剂型规格】胶囊剂：每粒装 0.45 g。

85. 锡类散

【药物组成】牛黄、象牙屑、青黛、壁钱炭、人指甲(滑石粉制)、珍珠、冰片。

【功能主治】解毒化腐，敛疮。用于心胃火盛所致的咽喉糜烂肿痛。

【方解】方中以牛黄清热解毒，消肿利咽，为君药。象牙解毒生肌，利咽消肿，青黛清热泻火，凉血解毒，珍珠生肌敛疮，均为臣药。壁钱炭解毒消肿、除喉痹，人指甲消肿利咽，共为佐药。冰片清热化腐，并能增强诸药透达之力，作为使药。诸药合用，共奏解毒化腐，敛疮消肿之效。

【临床应用】

(1) 喉痹：因肺胃火热上灼于咽而致咽部黏膜红肿、疼痛；咽炎见上述证候者。

(2) 口疮、口糜：因心胃火盛，火热结毒，循经上达于口所致，症见口腔黏膜充血发红，水肿破溃，渗出疼痛，口热口臭；急性口腔溃疡或复发性口腔溃疡见上述证候者。

此外，本品还可用于火热偏盛引起的口疮、鼻炎、消化道溃疡。

【药理毒理】本品具有抗炎、抗胃黏膜损伤等作用。

(1) 抗炎：本品能减轻二甲苯所致小鼠耳肿胀，减轻醋酸致腹腔毛细血管通透性的增加，具有抑制炎症早期毛细血管通透性增高的作用。阴道给药，本品可降低25%苯酚胶浆所致实验性宫颈炎大鼠宫颈和阴道组织中PGE_2的含量，降低大鼠血中白细胞总数，减轻阴道及子宫颈上皮和黏膜的坏死及炎性渗出。

(2) 抗胃黏膜损伤：本品能抑制大鼠幽门结扎性、束缚水浸应激性胃溃疡的形成，减小胃溃疡面积，抑制胃蛋白酶活性，降低胃液pH。

(3) 其他作用：直肠给药2周，本品可减轻免疫性溃疡性结肠炎大鼠结肠炎的症状，提高肠壁黏膜内的SOD活性。

【不良反应】尚不明确。

【禁忌】尚不明确。

【注意事项】

(1) 虚火上炎者慎用。

(2) 服药期间忌食辛辣油腻食物。

(3) 老人、儿童及素体脾胃虚弱者慎用。

【用法用量】每用少许，吹敷患处，一日1～2次。

【剂型规格】散剂：每瓶装1.5 g或1 g。

86. 金银花露

【药物组成】金银花。

【功能主治】清热解毒。用于暑热内犯肺胃所致的中暑、痱疹、疖肿，症见发热口渴、咽喉肿痛、痱疹鲜红、头部疖肿。

【方解】本方金银花具有清热解毒、消痈散肿的功能。本品加水蒸馏可得金银花露，有消暑解热作用，用治小儿热疖、痱子、暑热等。

【临床应用】

(1) 疖肿：由夏月感受暑热邪毒，或热毒蕴肤所致，症见疖肿红、肿、热、痛，重者头面疖肿累累，发热，口苦舌干，皮肤焮热疼痛，舌黄，脉数；多发性疖肿见上述证候者。

(2) 痱疹：由夏日高温季节，湿热蕴结，复感暑邪，湿热熏蒸皮肤，闭塞毛孔，汗泄不畅所致，症见小儿面、颈、背及胸部红色丘疹，肥胖者亦发于肘窝、腋窝及股内侧等皱襞处。初患时仅见皮肤片状红斑，继则发生多数密集丘疹或丘疱疹，如针尖大小，内含透明浆液；红色粟丘疹见上述证候者。

(3) 中暑：由夏日暑气袭人，内热炽盛所致，症见身热面赤，心烦，口渴，头晕头痛，肌肤汗出，胸闷乏力；中暑见上述证候者。

【药理毒理】尚不明确。

【不良反应】尚不明确。

【禁忌】尚不明确。

【注意事项】

(1) 本品适用于热毒疖肿及中暑轻症，若服药期间疖肿加重，高热不退或中暑发热神昏，应及时送医院诊治。

(2) 服用本品时，多饮水，宜食清淡食品，忌食辛辣、鱼腥食物。

(3) 用治疖肿、痱疹时，要注意清洁皮肤。

【用法用量】口服，一次60～120 ml，一日2～3次。

【剂型规格】露剂：每瓶装340 ml。

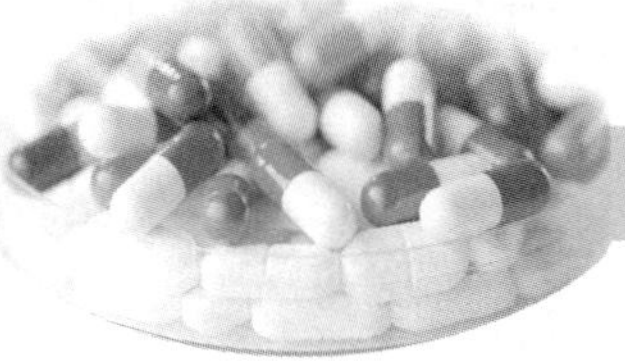

第三章 妇科用药

(一) 理气剂

87. 桂枝茯苓胶囊

【药物组成】桂枝、茯苓、牡丹皮、桃仁、白芍。

【功能主治】活血，化瘀，消癥。用于妇人瘀血阻络所致癥块、经闭、痛经、产后恶露不尽；子宫肌瘤，慢性盆腔炎包块，痛经，子宫内膜异位症，卵巢囊肿见上述证候者；也可用于女性乳腺囊性增生病属瘀血阻络证，症见乳房疼痛、乳房肿块、胸胁胀闷；或用于前列腺增生属瘀阻膀胱证，症见小便不爽、尿细如线、或点滴而下、小腹胀痛者。

【方解】该方剂具有发而不散，收不过敛，补而不滞，攻不伤正，阴阳兼顾，气血并调的特点。方中桂枝芍药一阴一阳，茯苓丹皮一气一血，调其寒温，扶其正气。桃仁以之破恶血，消癥癖而不伤正。桂枝能化气而消其本寒，茯苓能渗恶血，丹皮清血热，芍药敛肝而扶脾，使能统血则养正即以去邪。桂枝扶阳更助桃仁祛瘀之力。全方能祛瘀浊，生新血，攻坚而不破气，通血脉，除滞阻，破结而不散精，畅经络，开壅塞，通利而不耗阴，调阴阳，燮寒热，消症而不损正，确为活血化瘀之佳方。

【临床应用】子宫肌瘤、慢性盆腔炎包块、痛经、子宫内膜异位症、卵巢囊肿、女性乳腺囊性增生病、前列腺增生。

【药理毒理】药理试验表明，本品能降低正常大鼠血液黏度；抑制二磷酸腺苷(ADP)诱导的家兔、大鼠血小板聚集;能抑制雌二醇诱发的大鼠乳腺增生;对丙酸睾丸素致大鼠前列腺增生和小鼠尿生殖窦植入性前列腺增生均有抑制作用;减少醋酸致小鼠扭体反应次数,延长热水致小鼠甩尾潜伏时间;对棉球植入引起的大鼠结缔组织增生与二甲苯致小鼠耳廓肿胀具有抑制作用。

【不良反应】 偶见药后胃脘不适,隐痛,停药后可自行消失。

【禁忌】 孕妇忌服,或遵医嘱。

【注意事项】 经期停服。

【用法用量】 口服。一次 3 粒,一日 3 次,饭后服。前列腺增生疗程 8 周,其余适应证疗程 12 周,或遵医嘱。

【剂型规格】 胶囊剂:每粒 0.31 g。

(二) 清热剂

88. 妇炎平胶囊

【药物组成】 苦参、蛇床子、苦木、珍珠层粉、冰片、枯矾、薄荷脑、硼酸、盐酸小檗碱。

【功能主治】 清热解毒,燥湿止带,杀虫止痒。用于湿热下注所致的带下病、阴痒,症见带下量多,色黄味臭、阴部瘙痒;滴虫、霉菌、细菌引起的阴道炎、外阴炎见上述证候者。

【方解】 方中苦参清热燥湿、杀虫止痒,为君药。蛇床子祛风、燥湿、止痒,苦木清热燥湿,二药相伍,助君药清热燥湿,杀虫止痒,共为臣药。冰片、薄荷脑、硼酸、珍珠层粉能清凉收敛,止痒止痛消肿,盐酸小檗碱抗菌消炎,枯矾燥湿收敛,共为佐药。诸药并用,共奏清热解毒,燥湿止带,杀虫止痒之功。

【临床应用】

(1) 带下病:因湿热下注,损及任带所致,症见带下量多,色黄,质黏稠,有臭气,或伴阴部瘙痒,胸闷,口苦咽干,纳食较差,小便黄少,舌红,苔黄腻,脉濡数;滴虫、霉菌、细菌引起的外阴炎、阴道炎见上述证候者。

(2) 阴痒:因湿热下注,带下量多,浸渍阴部所致,症见阴部瘙痒,甚则痒痛,带下色黄或黄白,黏腻臭秽,口苦咽干,心烦不宁,小便赤涩,舌红,苔黄腻,脉濡数;滴虫、霉菌、细菌引起的外阴炎、阴道炎见上述证候者。

【药理毒理】

(1) 抗菌作用:本品对金黄色葡萄球菌、白色葡萄球菌、枯草杆菌有抑制作用。

(2) 抗滴虫作用:本品 10 mg/ml 浓度对繁殖高峰期阴道毛滴虫完全杀灭时间为 24 小时,而 20 mg/ml 浓度时为 8 小时。

(3) 毒理:本品对家兔皮下注射、肌内注射和阴道三个途径给药,均未见明显的刺激,在阴道内胶囊完全溶解;本品对豚鼠皮下给药未见引起局部皮肤过敏反应和全身变态反应。

【不良反应】有文献报道服用本品可致流产。

【禁忌】孕妇禁用。

【注意事项】

(1) 脾肾阳虚所致带下者慎用。

(2) 月经期前至经净 3 天内停用,切忌内服。

(3) 饮食宜清淡,忌食辛辣食物。

【用法用量】外用,睡前洗净阴部,置胶囊于阴道内,一次 2 粒,一日 1 次。

【剂型规格】胶囊剂:每粒重 0.28 g。

89. 宫血宁胶囊

【药物组成】重楼。

【功能主治】凉血止血、清热除湿、化瘀止痛。用于崩漏下血、月经过多、产后或流产后宫缩不良出血及子宫功能性出血属于血热妄行证者,以及慢性盆腔炎之湿热瘀结所致少腹痛,腰骶痛、带下增多等。

【方解】本方由重楼一味药组成。重楼具有清热解毒,凉血止血之功,适用于血热出血之证。

【临床应用】

(1) 月经过多:血分伏热,扰动血海所致,症见月经量多,色深红,质黏稠,伴心烦口渴,尿黄,便结,舌红苔黄,脉滑数;功能失调性子宫出血见上述证候者。

(2) 崩漏:血分伏热,热迫经血,经血非时妄行所致经血非时而下,或淋沥日久不净,色深红质稠,口渴,烦热,小便黄或大便干,舌红,苔黄,脉数;功能性子宫出血见上述证候者。

(3) 产后恶露不尽:产后阴液耗损,阴虚生热,热迫血行导致恶露过期不止且量较多,色深红,质黏稠,口燥咽干,舌红,脉细而数;产后及流产后子宫复旧不全见上述证候者。

此外,文献报道本品还可用于宫内节育器所致出血,药物流产后出血者。

【药理毒理】

(1) 收缩子宫作用:本品有增强未孕及妊娠大鼠离体子宫收缩的作用。

(2) 止血作用:本品能缩短小鼠出血时间及凝血时间,能促进二磷酸腺苷(ADP)诱导大鼠血小板聚集,促进兔体外血栓的形成。收缩离体兔血管。

(3) 抗炎作用:本品能抑制二甲苯所致小鼠耳廓肿胀,抑制组胺引起的毛细血管通透性亢进,增加白细胞游走,减轻子宫内膜炎性浸润。

【不良反应】尚不明确。

【禁忌】孕妇忌用。

【注意事项】

(1) 脾虚、肾虚、血瘀证出血者不宜使用。

(2) 饮食忌肥甘厚味及辛辣食物。

(3) 妊娠期出血者不宜使用;暴崩者慎用。

(4) 胃肠道疾病、脾胃虚寒者慎用,或减少服量。

【用法用量】月经过多或子宫出血期:口服,一次1～2粒,一日3次,血止停服。慢性盆腔炎:口服,一次2粒,一日3次,4周为一疗程。

【剂型规格】胶囊剂:每粒 0.13 g。

(三) 扶正剂

90. 白带丸

【药物组成】黄柏(酒炒)、椿皮、白芍、当归、香附(醋制)。

【功能主治】清热,除湿,止带。用于湿热下注所致的带下病,症见带下量多、色黄、有味。

【方解】方中黄柏苦寒沉降,专入下焦,擅除下焦湿热之证,为清热燥湿止带之主药,故为君药。椿根皮长于清热燥湿止带,助黄柏清下焦湿热,为臣药。当归、白芍养血活血;香附疏肝理气,气行血行则湿自化,共为佐药。诸药相合,共奏清热,除湿,止带之功。

【临床应用】带下病:因脾虚肝郁,湿郁化热,流注于下焦所致带下量多,色黄质黏稠,有臭味,阴道色红,阴痒,可伴下腹坠痛,尿黄或尿频尿涩,舌红,苔黄腻,脉滑数。

【药理毒理】尚不明确。

【不良反应】尚不明确。

【禁忌】尚不明确。

【注意事项】

(1) 本品清热、除湿、止带,肝肾阴虚证者慎用。

(2) 饮食宜清淡,应忌辛辣食物。

【用法用量】口服。一次 6 g,一日 2 次。

【剂型规格】丸剂:每袋 6 g。

(四) 散结剂

91. 乳宁颗粒

【药物组成】柴胡、醋香附、丹参、当归、白芍、王不留行、赤芍、白术、茯苓、青皮、陈皮、薄荷。

【功能主治】疏肝养血，理气解郁，用于肝气郁结所致的乳癖，症见经前乳房胀痛、两胁胀痛、乳房结节、经前疼痛加重；乳腺增生见上述证候者。

【方解】方中柴胡、香附疏肝解郁、散结消肿，为君药。丹参、当归养血活血，消肿止痛，为臣药。佐以赤芍、王不留行养血活血，行瘀散结，通络止痛；青皮、陈皮加强疏肝理气，散结消肿之功；白芍养血调经，柔肝止痛，白术、茯苓健脾资生化之源；薄荷芳香疏泄，解郁止痛，为使药。全方共奏疏肝养血，理气解郁之功。

【临床应用】乳癖：因肝郁气滞血瘀所致。单侧或双侧乳房疼痛、肿块，肿块边界欠清，与周围组织不粘连，乳房可有胀痛，每随喜怒而消长，常在月经前加重，月经后缓解；乳腺增生病见上述证候者。

【药理毒理】本品有抑制乳腺增生等作用。对雌二醇加黄体酮引起的兔乳腺组织增生模型，可明显减轻乳腺组织增生的病理改变，使乳腺腺小叶体积缩小、数量减少，腺泡数量明显减少，导管上皮细胞排列基本规则，导管扩张明显减轻，无明显纤维结缔组织增生出现。并可使雌二醇加黄体酮引起的兔乳腺组织增生模型乳腺组织中 ER、PR 阳性率明显下降。提高外周血淋巴细胞 DNA 损伤修复能力。临床研究表明，乳腺增生患者口服乳宁颗粒，每次 1 包(每包含生药 10 g)，每日 2 次，疗程 3 个月，可明显提高紫外线所致 DNA 损伤非程序性合成水平，提高淋巴细胞 DNA 损伤修复能力。

【不良反应】尚不明确。

【禁忌】尚不明确。

【注意事项】孕妇慎用。

【用法用量】口服。开水冲服。一次 1 袋，一日 3 次。20 天为一个疗程，或遵医嘱。

【剂型规格】颗粒剂：每袋 15 g。

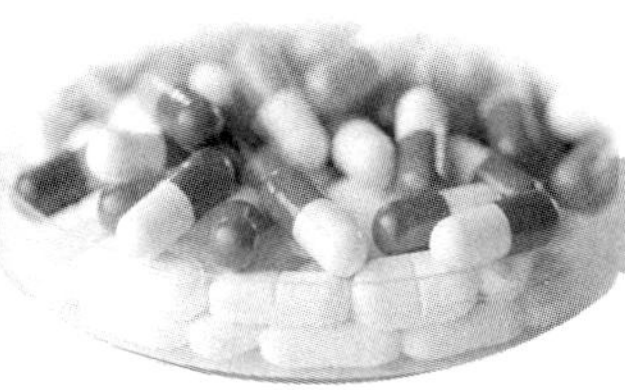

第四章

眼科用药

92. 石斛夜光丸

【药物组成】石斛、人参、山药、茯苓、甘草、肉苁蓉、枸杞子、菟丝子、地黄、熟地黄、五味子、天冬、麦冬、苦杏仁、防风、川芎、枳壳(炒)、黄连、牛膝、菊花、蒺藜(盐炒)、青葙子、决明子、水牛角浓缩粉、羚羊角。

【功能主治】滋阴补肾,清肝明目。用于肝肾两亏,阴虚火旺,内障目暗,视物昏花。

【方解】本方用于肝肾两亏,阴虚火旺引起的内障目暗,视物昏花。方中以石斛、麦冬、天冬、地黄、熟地黄共为君药,其中麦冬、天冬滋阴润燥,养阴生津;地黄、熟地黄补肾生精,养血滋阴,二冬合二地,金水相生,再加石斛清热生津,滋阴明目,共收生津补肾,滋阴养血之功。臣以肉苁蓉、菟丝子、枸杞子补益肝肾,益精明目。佐以人参、茯苓、山药,补脾健肺,资生气血;蒺藜、菊花、青葙子、决明子疏风散热,清肝明目;黄连、水牛角、羚羊角凉血清热;川芎、防风、枳壳、杏仁行气活血,畅达气机;五味子酸涩暖肾,固精生津;牛膝补益肝肾,活血祛瘀,引热下行。使以甘草调和药性。诸药配合,共奏滋阴补肾,清肝明目之功。

【临床应用】本方系扶正与祛邪兼施之明目除翳剂,多用于治疗圆翳内障,瞳神散大,慢性单纯性青光眼,青盲等眼病。应用本丸的基本指征是阴虚火旺之头目眩晕、视物模糊,或瞳孔散大,或眼前出现黑花,迎风流泪、舌红、脉细数。凡属元气已伤,肝肾两亏,兼有火邪者，皆可应用。

【药理毒理】

(1) 解热、抗炎、镇痛：石斛、防风有解热镇痛作用；菊花有解热抗炎作用；甘草、地黄有抗炎作用，牛膝有抗炎、镇痛作用。

(2) 抑菌、解毒：防风、茯苓、五味子、川芎、黄连、菊花、决明子、麦冬、天冬有抑菌作用，黄连体外实验有抗病毒作用，甘草有解毒作用，人参能增强肝脏解毒作用。

(3) 增强免疫功能：人参、麦冬、天冬、五味子、菟丝子、枸杞子等具有增强免疫功能作用。

(4) 降血压：决明子、川芎、菟丝子、枸杞子有降血压作用。

(5) 提高机体适应性、提高视力：人参、麦冬、五味子能提高机体适应性，五味子可提高正常人和眼病患者的视力。

【不良反应】临床尚未发现不良反应。

【禁忌】尚不明确。

【注意事项】

(1) 忌烟、酒、辛辣刺激性食物。

(2) 有高血压、心脏病、肝病、糖尿病、肾病等慢性病严重者应在医师指导下服用。

(3) 孕妇、哺乳期妇女及脾虚便溏者应在医师指导下服用。

(4) 本品适用于早期圆翳内障(老年性白内障)。

(5) 服药 2 周症状无缓解，应去医院就诊。

(6) 对本品过敏者禁用，过敏体质者慎用。

(7) 本品性状发生改变时禁止使用。

(8) 请将本品放在儿童不能接触的地方。

(9) 如正在使用其他药品，使用本品前请咨询医师或药师。

【用法用量】口服。小蜜丸一次 9 g，一日 2 次。

【剂型规格】小蜜丸：每瓶装 27 g 或每袋 6 g。

93. 珍珠明目滴眼液

【药物组成】珍珠液、冰片。

【功能主治】 清肝，明目，止痛。能改善眼胀眼痛、干涩不舒、不能持久阅读等，用于早期老年性白内障、慢性结膜炎、视疲劳见上述证候者。

【方解】 方中珍珠液为珍珠层粉经现代工艺加工水解而成，含多种氨基酸，便于滴眼后吸收，更易发挥珍珠养阴息风，去翳明目功能，而治目疾。冰片性凉味苦，气清香透达可入诸窍，解郁火，消肿止痛。二药共用，共奏清肝明目止痛之功。

【临床应用】

（1）干涩昏花：多因肝阴内耗不能濡养目窍所致，症见眼痒刺痛，干涩不舒，隐涩难开，眼睑沉重；慢性结膜炎见上述证候者。

（2）视力疲劳：肝阴不足、肝气偏旺引起的阅读不能持久，久则模糊，串行，复视，甚则头疼，眩晕，眼胀痛，眼睑垂闭，不敢睁眼，心烦易怒。

【药理毒理】

（1）抗炎：本品眼部给药，每次 2 滴，15 分钟 1 次，共 8 次，对巴豆油致家兔眼结膜炎有抑制作用，本品 0.1 ml 耳部涂抹，30 分钟 1 次，共 4 次，对巴豆油致小鼠耳肿胀有抑制作用。

（2）抑制白内障：本品对半乳糖诱发的实验性白内障有抑制作用。

（3）解痉：本品对大鼠离体胃肌条有松弛作用，并能拮抗乙酰胆碱兴奋胃肌条的作用。

【不良反应】 有文献报道珍珠明目滴眼液可致过敏反应。

【禁忌】 尚不明确。

【注意事项】

（1）使用本品时，要排除物理或化学方面的刺激。

（2）检查是否需要佩戴合适的眼镜。

（3）检查是否有其他慢性全身性疾病的存在，如糖尿病等。

【用法用量】 滴入眼睑内，滴后闭目片刻，一次 1～2 滴，一日 3～5 次。

【剂型规格】 滴眼剂：每支装 10 ml。

第五章

耳鼻喉科用药

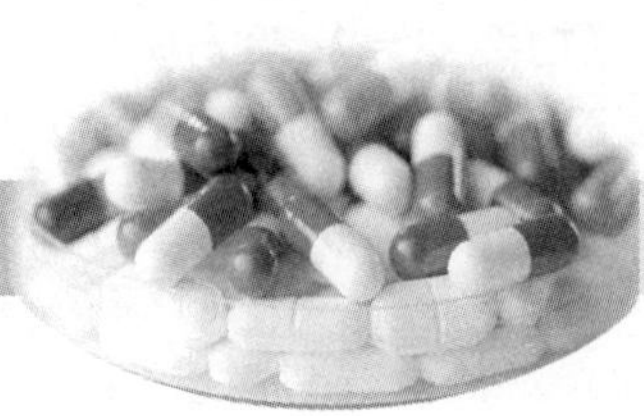

（一）鼻病

94. 千柏鼻炎片

【药物组成】千里光、卷柏、羌活、决明子、麻黄、川芎、白芷。

【功能主治】清热解毒，活血祛风，宣肺通窍。用于风热犯肺、内郁化火、凝滞气血所致的伤风鼻塞、鼻痒气热、流涕黄稠，或持续鼻塞、嗅觉迟钝；急慢性鼻炎、急慢性鼻窦炎见上述证候者。

【方解】方中千里光清热解毒，活血化瘀，为君药。卷柏活血散瘀，川芎活血行气、祛风止痛，麻黄、白芷配伍苦寒之千里光，祛风解表而不助热，且能通透鼻窍，为臣药。决明子既能清热泻火，又可润肠通便，引热下行；羌活辛温升散，善解肌表风邪，共为佐药。诸药合用，共奏清热解毒，活血祛风，宣通鼻窍之效。

【临床应用】

（1）伤风鼻塞：由风热犯肺，内郁化火，凝滞气血，鼻失通畅所致。症见鼻塞较重，流黏稠黄涕，擤出不爽，鼻黏膜色红肿胀，鼻道有黄色脓涕积留，伴发热，头痛，微恶风，口渴，咳嗽，痰黄黏稠，舌尖红，苔薄黄，脉浮数；急性鼻炎见上述证候者。

（2）鼻窒：由风热犯肺，内郁化火，凝滞气血所致。症见鼻塞时轻时重，或交替性鼻塞，遇冷则塞减，鼻气灼热，鼻涕色黄量少，嗅觉减退；鼻黏膜与鼻甲色红肿胀，鼻甲柔软，表面光滑；伴头昏不清，咳嗽痰黄，时有胸中烦热，舌尖红，苔薄黄，脉浮有力；慢性鼻炎见上述证候者。

（3）鼻渊：由风热犯肺，内郁化火，凝滞气血所致。症见鼻塞，涕黄或白黏，量少；检查见鼻内黏膜红肿，中鼻道有稠涕，窦窍部位压痛；多有头痛，发热，畏寒，咳嗽，舌质红，苔薄黄，脉浮数；急、慢性鼻窦炎见上述证候者。

【药理毒理】

（1）抗炎：本品能抑制角叉菜胶所致豚鼠的炎性渗出。

（2）抗过敏：本品对组胺和乙酰胆碱喷雾所致的豚鼠过敏性哮喘有抑制作用。

（3）抗菌：体外试验，本品对金黄色葡萄球菌、甲型溶血性链球菌、乙型溶血性链球菌、肺炎球菌、白喉杆菌、卡他球菌、大肠杆菌、绿脓杆菌和白色念珠菌等均有不同程度的抑制作用。

【不良反应】文献报道，服用本品偶有胸痛、口干及肝脏损害等不良反应。

【禁忌】尚不明确。

【注意事项】

（1）外感风寒、肺脾气虚者慎用。

（2）服药期间戒烟酒，忌辛辣食物。

（3）本品含千里光，不宜过量、久用。

【用法用量】口服。一次3～4片，一日3次。

【剂型规格】片剂：每片重0.3 g。

（二）咽喉病

95. 珠黄散

【药物组成】人工牛黄、珍珠。

【功能主治】清热解毒，祛腐生肌。用于热毒内蕴所致的咽痛、咽部红肿、糜烂、口腔溃疡久不收敛。

【方解】方中珍珠清热解毒，祛腐生肌，收湿敛疮，为君药。牛黄清热解毒，消肿止痛，为臣药。两药配合，相得益彰，共奏清热解毒，祛腐生肌之效。无论是肺胃热盛所致喉痹,还是热毒上犯所致疮疡肿痛,皆可用之。

【临床应用】

(1) 喉痹:因热毒内蕴,火热上灼于咽而致咽部红肿、疼痛,声音嘶哑,口干口渴;急性咽炎见上述证候者。

(2) 口疮:因火热内蕴,火热上灼口舌而致口舌溃疡,局部疼痛、烧灼感,口干口臭;口腔溃疡见上述证候者。

此外,本品还可用于烫伤、压疮、带状疱疹。

【不良反应】目前尚未检索到不良反应报道。

【禁忌】尚不明确。

【注意事项】

(1) 虚火喉痹、口疮者慎用。

(2) 孕妇慎用。

(3) 服药期间忌食辛辣、油腻食物。

(4) 老人、儿童及素体脾胃虚弱者慎用。

【用法用量】取药少许吹患处,一日 2～3 次。

【剂型规格】散剂:每袋装 0.3 g。

96. 六神丸

【药物组成】本品由麝香等药味经适宜的加工制成的小水丸(本品系国家保密处方)。

【功能主治】清凉解毒,消肿利咽,化腐止痛。用于烂喉丹痧,咽喉肿痛,喉风喉痈,单双乳蛾,小儿热疖,痈疡疔疮,乳痈发背,无名肿毒。

【方解】麝香味辛,性温;归心、肝、脾经;香烈窜散,可升可降;具有开窍醒神,活血散结,止痛消肿,催生下胎的功效(本品系国家保密处方,根据相关规定只能提供代表药物)。

【临床应用】

(1) 喉痹:因热毒炽盛,上灼咽喉而致。症见咽部红肿,咽痛较剧,吞咽困难,伴发热,口渴,心烦,尿赤,便秘,舌红苔黄,脉数有力;

急性咽炎见上述证候者。

(2) 喉风:多因风热搏结于外,火毒炽盛于内,痰火邪毒停聚咽喉所致。症见咽喉红肿,疼痛,连及颈颊,或痰涎壅盛,语声难出,吞咽、呼吸困难;急性会厌炎见上述证候者。

(3) 喉痈:因火热毒邪壅盛,烁灼咽喉,气血凝滞所致。症见咽痛剧烈,多偏向一侧,吞咽时疼痛难忍,语言含糊,口涎外溢,张口受限,痈肿鲜红高突,触之较硬,伴高热不退,口臭,口干,便秘,尿赤,舌红苔黄,脉数;扁桃体炎周围脓肿见上述证候者。

(4) 乳蛾:因肺胃热盛,热毒循经上攻咽喉,搏结于咽而致。症见咽核红肿胀大,咽部疼痛剧烈,痛连耳根及颌下,吞咽时疼痛加剧,有堵塞感,发热,口渴,口臭,便秘,尿赤,舌红,苔黄,脉洪数;急性扁桃体炎见上述证候者。

(5) 疖肿:由脏腑蕴热,火毒结聚,热毒蕴蒸肌肤而致。症见患部皮肤红肿热痛,发热,口渴,便秘,尿赤,舌红苔黄,脉数。

此外,本品还有用于治疗睑腺炎、急性智齿冠周炎的报道。

【药理毒理】药理研究证明六神丸有明显的抗病毒、抗炎镇痛、增强免疫功能、强心、抗肿瘤等作用。

【不良反应】有文献报道,六神丸可引起喉头水肿及药物性肝炎。

【禁忌】孕妇禁用。

【注意事项】

(1) 阴虚火旺者慎用。

(2) 服药期间进食流质或半流质饮食。忌食辛辣、油腻、鱼腥食物,戒烟酒。

(3) 老人、儿童及素体脾胃虚弱者慎用。

(4) 本品含蟾雄黄有毒药物,不宜过量、久用。

(5) 本品外用不可入眼。

【用法用量】口服。一日 3 次,温开水吞服;1 岁每服 1 粒,2 岁每服 2 粒,3 岁每服 3～4 粒,4～8 岁每服 5～6 粒,9～10 岁每服 8～9 粒,成年每服 10 粒。另可外敷在皮肤红肿处,取丸十数粒,用冷开水或米醋少许，盛食匙中化散，敷搽四周，每日数次常保湿润，直至肿退为止。如红肿已将出脓或已穿烂，切勿再敷。

【剂型规格】 丸剂：每 1 000 粒重 3.125 g。

97. 桂林西瓜霜

【药物组成】 西瓜霜、硼砂（煅）、黄芩、黄连、黄柏、山豆根、浙贝母、射干、青黛、冰片、无患子果（炭）、薄荷脑、大黄、甘草。

【功能主治】 清热解毒，消肿止痛。用于风热上攻、肺胃热盛所致的乳蛾、喉痹、口糜。症见咽喉肿痛、喉核肿大、口舌生疮、牙龈肿痛或出血；急、慢性咽炎，扁桃体炎，口腔炎，口腔溃疡，牙龈炎见上述证候者及轻度烫伤（表皮未破）者。

【方解】 方中以西瓜霜咸寒，清肺胃之热，解毒散结，消肿止痛，故为君药。黄芩、黄连、黄柏苦寒泄降，清热燥湿、泻火解毒；射干、三豆根清热解毒，消肿利咽，共为臣药。同时配以大黄清热泻火，凉血祛瘀；浙贝母清热化痰，消肿散结；青黛清热解毒，凉血消肿；薄荷脑解毒利咽，消肿止痛；无患子果解毒利咽消肿；硼砂清热解毒，防腐生肌；冰片清热止痛，生肌敛疮，共为佐药。甘草清热解毒，并调和诸药，为使药。诸药合用，共奏清热解毒，消肿止痛之功。

【临床应用】

（1）喉痹：由肺胃热盛，或虚火上炎，熏灼咽喉而致。症见咽部干燥，灼热疼痛，吞咽困难，咽部如有异物感；急、慢性咽炎见上述证候者。

（2）乳蛾：因肺胃热盛，热毒循经上攻咽喉，搏结于咽而致。症见咽核红肿胀大，咽部疼痛剧烈，吞咽时疼痛加剧，有堵塞感，发热，口渴，口臭，便秘，尿赤，舌红，苔黄，脉洪数；急性扁桃体炎见上述证候者。

（3）口疮：因肺胃热盛，热毒循经上攻，熏灼口舌而致。症见口腔黏膜表面破溃，疼痛，局部红肿，灼热，有脓点，或有出血，或触血，舌红，苔黄腻，脉滑数；口腔炎、口腔溃疡见上述证候者。

（4）牙宣：因肺胃热盛，热毒循经上攻，熏灼牙龈而致。症见牙龈红肿疼痛，或出血，牙齿疼痛剧烈，肿连腮颊，烦渴多饮，舌红苔黄，脉数；牙周炎见上述证候者。

此外，本品还有用于治疗中耳炎、宫颈糜烂的报道。

【药理毒理】

(1) 抗炎：本品能抑制巴豆油所致小鼠耳肿胀，抑制皮肤毛细血管通透性亢进，减少角叉菜胶引起的大鼠足肿胀，减少棉球肉芽肿形成，还能促进黏膜溃疡的愈合。

(2) 镇痛：本品能提高小鼠热板致痛的痛阈，减少醋酸引起的扭体反应次数。

(3) 祛痰：本品能增加小鼠器官酚红排泌量。

(4) 其他：体外试验本品对变形杆菌、金黄色葡萄球菌、甲型链球菌、白色链珠菌、大肠杆菌和铜绿假单胞菌有不同程度的抑制作用。

(5) 毒理：本品小鼠灌胃的 LD_{50} 为(1.3±0.12)g/kg。豚鼠喷入给药毒性试验，少数动物肺部可见少量出血点，但无大面积血斑的形成。

【不良反应】 目前尚未检索到不良反应报道。

【禁忌】 孕妇禁用。

【注意事项】

(1) 虚寒证者禁用。

(2) 服药期间忌食辛辣、油腻、鱼腥食物，戒烟酒。

(3) 老人、儿童及素体脾胃虚弱者慎用。

(4) 本品含三豆根，不宜过量或长期服用。

(5) 本品外用时，应首先清洁患处，取适量药物敷于患处。

(6) 如口腔用药，先漱口清除口腔食物残渣，用药后禁食 30～60 分钟。

【用法用量】 外用，喷、吹或敷于患处，一次适量，一日数次；重症者兼服，一次 1～2 g，一日 3 次。

【剂型规格】 散剂：每瓶装 2.5 g。

第六章

骨伤科用药

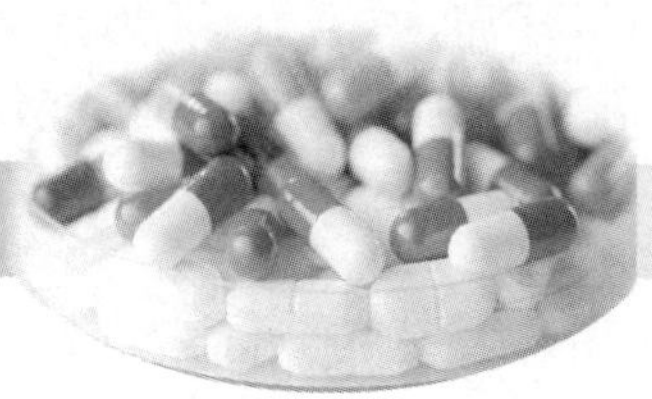

98. 跌打丸

【药物组成】三七、当归、白芍、赤芍、牡丹皮、桃仁、红花、煅自然铜、土鳖虫、甜瓜子、血竭、北刘寄奴、烫骨碎补、续断、苏木、乳香(制)、没药(制)、姜黄、醋三棱、防风、木通、桔梗、枳实(炒)、甘草。

【功能主治】活血散瘀,消肿止痛。用于跌打损伤,筋断骨折,瘀血肿痛,闪腰岔气。

【方解】方中三七活血,止血,疗伤止痛;当归、白芍、赤芍、牡丹皮、桃仁、红花活血祛瘀,消肿止痛;自然铜、土鳖虫、甜瓜子、血竭活血祛瘀,疗伤止痛;北刘寄奴、骨碎补(烫)、续断补肝肾,续筋骨;苏木、乳香、没药、姜黄、三棱活血行气,伸筋止痛。防风、木通祛风通络止痛;桔梗、枳实行气。甘草调和诸药。上药合用,共奏活血散瘀,消肿止痛之功。

【临床应用】

(1) 跌打损伤:多因外力诸如跌打、扭挫致气血凝滞不通,症见受损局部肿胀,疼痛,活动受限而未见皮肤破损;急性闭合性软组织损伤见上述证候者。

(2) 骨折筋伤:多由外伤而致,症见伤处剧烈疼痛,肢体畸形,活动受限,肿疼痛,青紫斑块,舌红或暗,脉弦或弦数;脱臼、骨折见上述证候者。

(3) 闪腰岔气:多因外力诸如挑担负重,搬物屏气致经络气血运行不畅,症见腰痛甚则连及下肢,活动受限或胸肋胀痛,痛呈走窜,胸闷气急，呼吸说话时有牵涉痛；急性腰扭伤、胸肋迸伤见上述证候者。

此外，本品还有用于治疗静脉炎、肌内注射后硬结的报道。

【不良反应】目前尚未检索到不良反应报道。

【禁忌】孕妇禁用。

【注意事项】

(1) 骨折、脱臼者宜手法复位后，再用药物治疗。

(2) 饭后服用可减轻胃肠反应，脾胃虚弱者慎用。

【用法用量】口服。一次1丸，一日2次。

【剂型规格】丸剂：每丸重3 g。

99. 七厘散

【药物组成】血竭、乳香(制)、没药(制)、红花、儿茶、冰片、人工麝香、朱砂。

【功能主治】化瘀消肿，止痛止血。用于跌扑损伤，血瘀疼痛，外伤出血。

【方解】方中重用血竭为君药，可活血止血，散瘀止痛，生肌敛疮。乳香、没药、红花功善活血止痛，祛瘀消肿；儿茶收敛止血，为臣药。冰片、麝香辛香走窜，能除瘀滞而止疼痛；朱砂清热解毒，镇心安神，尚可防腐，为佐药。诸药合用，共奏化瘀消肿，止痛止血之效。

【临床应用】

(1) 跌打损伤：由外伤、扭挫所致，症见伤处肿胀疼痛，青紫，活动受限；软组织损伤见上述证候者。

(2) 外伤出血：由外力诸如跌打、刀伤所致，症见出血，肢体局部肿痛，畸形，活动受限，舌质紫暗，脉弦涩；脱臼、骨折、切割伤见上述证候者。

此外，本品还有用于治疗糖尿病足溃疡、带状疱疹、压疮、输液后静脉炎、血栓性外痔、粘连性腹痛的报道。

【药理毒理】

(1) 抗炎：本品可抑制腹腔注射羧甲基纤维素诱导的腹腔渗出

及白细胞聚集；局部外用能抑制巴豆油所致小鼠耳肿胀，并能抑制大鼠角叉菜胶性足肿胀。

（2）镇痛：本品可抑制醋酸所致小鼠扭体反应。

（3）改善血液流变性：本品外敷能够降低急性血瘀证模型大鼠的全血黏度、血浆黏度及红细胞压积。

【不良反应】目前尚未检索到不良反应报道。

【禁忌】孕妇禁用。

【注意事项】

（1）骨折、脱臼者宜手法复位后，再用药物治疗。

（2）本品应在医生指导下使用，不宜过量、长期服用。

（3）饭后服用可减轻胃肠反应。

（4）皮肤过敏者不宜使用。

【用法用量】口服。一次 1～1.5 g，一日 1～3 次；外用，调敷患处。

【剂型规格】散剂：每瓶装 1.5 g 或 3 g。

100. 三七伤药片

【药物组成】三七、制草乌、雪上一枝蒿、骨碎补、红花、接骨木、赤芍、冰片。

【功能与主治】舒筋活血，散瘀止痛。用于跌打损伤，风湿瘀阻，关节痹痛；急慢性扭挫伤，神经痛见上述证候者。

【方解】方中接骨木、骨碎补活血续伤，散瘀止痛，补肾强骨；红花、赤芍、三七活血通经，散瘀止血，消肿止痛；草乌、雪上一枝蒿祛风除湿，温经止痛；冰片清热止痛，且可佐制温热药燥烈伤阴。全方配伍共奏舒筋活血，祛风除湿，散瘀止痛之功。

【临床应用】

（1）跌打损伤：因外力创伤，淤血停滞所致，症见局部疼痛，肿胀，或见皮肤青紫，肢节屈伸不利，活动受限而未见皮肤破损，舌质紫黯；急慢性挫伤、扭伤见上述证候者。

（2）痹病：因风寒瘀血阻滞关节经络所致，症见关节疼痛、刺痛或疼痛较甚、痛有定处，遇寒加剧，屈伸不利，舌质暗有瘀斑；关节炎、神经痛见上述证候者。

【不良反应】目前尚未检索到不良反应报道。

【禁忌】孕妇禁用。

【注意事项】

(1) 心血管病患者慎用。

(2) 本品含草乌、雪上一枝蒿，不宜过量、久用。

【用法用量】口服，一次3片，一日3次；或遵医嘱。

【剂型规格】片剂：每片重0.3 g。

101. 骨刺片

【药物组成】昆布、骨碎补、党参、桂枝、威灵仙、牡蛎(煅)、杜仲叶、鸡血藤、附片、制川乌、制草乌、延胡索(制)、白芍、三七、马钱子粉。

【功能主治】散风邪，祛寒湿，舒筋活血，通络止痛。用于颈椎、胸椎、腰椎、跟骨等骨关节增生性疾病，对风湿、类风湿性关节炎有一定疗效。

【方解】【临床应用】【药理毒理】【不良反应】【禁忌】尚不明确。

【注意事项】本品含士的宁、乌头碱，应严格在医生指导下服用，不得任意增加服量，不宜长期连续服用，严重心脏病，高血压，肝、肾疾病及孕妇忌服。

【用法用量】饭后口服。一次3片，一日3次，或遵医嘱。

【剂型规格】片剂：每片重0.25 g。

102. 复方南星止痛膏

【药物组成】生天南星、生川乌、丁香、肉桂、白芷、细辛、川芎、徐长卿、乳香(制)、没药(制)、樟脑、冰片。

【功能主治】散寒除湿，活血止痛。用于骨性关节炎属寒湿瘀阻证，症见关节疼痛、肿胀、功能障碍，遇寒加重，舌质暗淡或有瘀斑。

【方解】方中天南星辛散苦燥，祛风燥湿；川乌辛苦性温，祛风除湿，散寒止痛，共为君药。丁香、肉桂、白芷、细辛辛香性温，散寒止痛，共为臣药。川穹、乳香、没药活血散滞，行气止痛；徐长卿祛风通络，活血止痛，四药均为佐药。樟脑、冰片芳香走窜，通络止痛，为使药。诸药共奏散寒祛湿，活血止痛之功。

【临床应用】痹病：因寒湿瘀滞所致，症见关节疼痛、肿胀、屈伸不利、遇寒加重，舌质暗或有瘀斑；风湿性关节炎、类风湿性关节炎见上述证候者。

此外，还可用于治疗肩周炎、急性软组织损伤、颈椎病、膝关节骨质增生、膝关节炎、腰椎间盘突出症。

【药理毒理】

（1）镇痛：本品鼠尾涂抹给药能提高电刺激法小鼠痛阈值，足趾涂抹给药能提高热板法小鼠痛阈值。本品外用，可提高甲醛和胰酶两种致炎剂引起的大鼠足肿胀压痛的痛阈值。

（2）局部麻醉：本品坐骨神经涂抹给药能缩短局部盐酸刺激所致蟾蜍缩腱反射消失时间。

（3）抗炎：本品外用，可抑制大鼠慢性肉芽肿的形成，降低甲醛致急性炎症大鼠足肿胀，降低炎性组织中 IL-1、TNF-α、PGE_2 水平。本品局部涂抹后 1 小时对大鼠角叉菜胶性足肿胀有抑制作用。

（4）改散微循环：本品局部涂抹可使小鼠耳细动、静脉管径增大，血流速速加快，毛细血管开放数增加。

【不良反应】有外用本品致全身发热、面部潮红、呼吸困难、声音嘶哑等过敏反应的文献报道。

【禁忌】孕妇禁用。

【注意事项】

（1）风湿热痹者慎用。

（2）皮肤破损处不宜使用。

（3）不宜长期使用。

【用法用量】外贴。选最痛部位，最多贴 3 个部位，贴 24 小时，隔日 1 次，共贴 3 次。

【剂型规格】贴膏剂：每片 10 cm×13 cm。

103. 麝香追风膏

【药物组成】人工麝香、独活、香加皮、海风藤、苏木、海桐皮、延胡索、生川乌、生草乌、威灵仙、血竭、木香、乳香、没药、乌药、红花、当归、熟地黄、地黄、麻黄、牛膝、薄荷脑、冰片、樟脑、桉油、肉桂油、丁香罗勒油、水杨酸甲酯。

【功能主治】祛风散寒，活血止痛。用于风湿痛、关节痛、筋骨痛、神经痛、腰酸背痛、四肢麻木、扭伤、挫伤。

【方解】人工麝香、独活、海风藤、海桐皮、生川乌、生草乌、威灵仙具有祛风除湿，温经止痛作用，是君药。木香、乌药、香加皮、麻黄、乳香、没药、血竭、红花、苏木、延胡索具有行气散寒，活血止痛作用，是臣药。当归、地黄、熟地黄具有活血止痛作用，是佐药。牛膝引方中诸药归经，是使药。

【临床应用】祛风散寒，活血止痛。用于风湿痛、关节痛、筋骨痛、神经痛、腰背酸痛、四肢麻木、扭伤、挫伤及类风湿肿痛。

【药理毒理】

(1) 抗炎：本品能降低毛细血管通透性，减少炎症渗出，具有抗炎作用。

(2) 镇痛：麝香追风膏对醋酸致小鼠扭体反应，对热板刺激致小鼠疼痛反应，均有明显的抑制作用，并能明显减少甲醛致舔足或咬足积累时间，表明本品具有镇痛作用。

【不良反应】偶见过敏反应。

【禁忌】孕妇禁用。

【注意事项】

(1) 本品为外用药，禁止内服。

(2) 忌食生冷、油腻食物。

(3) 皮肤破溃处禁用。

(4) 经期及哺乳期妇女慎用。儿童、年老体弱者应在医师指导下使用。

(5) 本品不宜长期或大面积使用，用药后皮肤过敏者应停止使用，症状严重者应去医院就诊。

(6) 用药 3 天症状无缓解，或出现局部红肿、疼痛、活动受限等不适症状时应去医院就诊。

(7) 对本品过敏者禁用，过敏体质者慎用，运动员慎用。

(8) 本品性状发生改变时禁止使用。

(9) 儿童必须在成人监护下使用。

(10) 请将本品放在儿童不能接触的地方。

(11) 如正在使用其他药品，使用本品前请咨询医师或药师。

【用法用量】外用，贴患处。

【剂型规格】贴膏剂：每片 7 cm×10 cm。

104. 关节止痛膏

【药物组成】辣椒流浸膏、颠茄流浸膏、薄荷素油、水杨酸甲酯、樟脑、盐酸苯海拉明。

【功能主治】活血散瘀，温经镇痛。用于寒湿瘀阻经络所致关节扭伤及风湿关节痛。

【方解】本方为中西合方制剂。方中辣椒流浸膏祛风行血，散寒除湿，可以治疗腰腿疼痛及外科炎症。樟脑辛热，通窍止痛，具有辛香走窜开窍之功效，外达肌表，内透筋骨。薄荷素油祛风止痛。颠茄流浸膏解痉止痛。水杨酸甲酯具有解除肌肉疼痛，关节疼痛及神经痛作用。盐酸苯海拉明麻醉止痛，抗过敏。诸药合用，共收活血散瘀，温经镇痛之功。

【临床应用】

(1) 痹病：为外感风寒湿，经络瘀阻所致，症见关节痛，不肿或肿胀而不红不热，遇寒加重，遇热则减，舌苔淡白或白腻，脉弦紧或浮紧；风湿性关节炎、类风湿关节炎见上述证候者。

(2) 关节扭伤：由外力诸如跌打、扭挫所致，症见关节局部肿胀，疼痛，活动受限而未见皮肤破损；急性闭合性关节损伤见上述证候者。

【药理毒理】

（1）镇痛：本品可减少醋酸致小鼠的扭体反应次数，延长扭体反应潜伏期；提高热板法试验小鼠痛阈。

（2）抗炎：本品能抑制二甲苯所致小鼠耳肿胀。

（3）改散微循环：本品可增加小鼠耳廓毛细血管开放数。

【不良反应】目前尚未检索到不良反应报道。

【禁忌】

（1）孕妇禁用。

（2）禁贴于创伤处。

【注意事项】

（1）风湿热痹、关节红肿热痛者慎用。

（2）有皮肤病者慎用。

（3）外搽引起过敏反应者应立即停药。

【用法用量】外用，贴患处。一次 1～2 片，持续 12 小时，一日 1 次。

【剂型规格】贴膏剂：每片 10 cm×7 cm 或每片 11 cm×15 cm。

105. 解痉镇痛酊

【功能主治】活血通经、止痛。用于治疗软组织损伤而引起的颈、肩、腰、腿痛。对冻疮也有一定疗效。

【不良反应】尚不明确。

【禁忌】孕妇禁用。

【注意事项】

（1）皮肤破伤处不宜使用；有明显内出血者，宜先止血后用药。

（2）皮肤过敏者停用，酒精过敏者慎用。

（3）本品为外用擦剂，勿入口、眼；擦药处禁贴膏药。

（4）小儿、年老患者应在医师指导下使用。

（5）对本品过敏者禁用，过敏体质者慎用。

（6）本品性状发生改变时禁止使用。

（7）儿童必须在成人的监护下使用。

(8) 请将本品放在儿童不能接触的地方。

(9) 如正在使用其他药品,使用本品前请咨询医师或药师。

【用法用量】涂擦患处,一日 2 次。

【剂型规格】酊剂:每瓶装 30 ml。

106. 正红花油

【功能主治】活血驱风,舒筋止痛。用于风湿骨痛,肢体麻木,跌打损伤,蚊虫叮咬。

【不良反应】尚不明确。

【禁忌】孕妇禁用。

【注意事项】

(1) 本品为外用药,禁止内服。

(2) 忌食生冷、油腻食物。

(3) 切勿接触眼睛、口腔等黏膜处。皮肤破溃处禁用。有出血倾向者慎用。

(4) 经期及哺乳期妇女慎用。儿童、年老体弱者应在医师指导下使用。

(5) 用药后皮肤过敏者应停止使用,症状严重者应去医院就诊。

(6) 用药 3 天症状无缓解,或出现局部红肿、疼痛、活动受限等不适症状时应去医院就诊。

(7) 对本品过敏者禁用,过敏体质者慎用。

(8) 本品性状发生改变时禁止使用。

(9) 儿童必须在成人监护下使用。

(10) 请将本品放在儿童不能接触的地方。

(11) 如正在使用其他药品,使用本品前请咨询医师或药师。

【用法用量】外用,将适量的药液涂于患处。

【剂型规格】搽剂:每瓶 35 ml。

107. 腰痹通胶囊

【药物组成】三七、川芎、延胡索、白芍、牛膝、狗脊、熟大黄、独活。

【功能主治】活血化瘀，祛风除湿，行气止痛。用于血瘀气滞、脉络闭阻所致腰痛，症见腰腿疼痛，痛有定处，痛处拒按，轻者俯仰不便，重者剧痛不能转侧；腰椎间盘突出症见上述症候。

【方解】方中三七散瘀止血，消肿定痛，祛除在经之瘀血，为君药。川芎活血行气，祛风止痛；延胡索活血、行气、止痛；白芍养血敛阴，柔筋止痛，共为臣药。狗脊补肝肾，除风湿，健腰膝，利关节；独活祛风胜湿，散寒止痛；熟大黄活血化瘀，消肿止痛，共为佐药。牛膝逐瘀通经，引药下行，为佐使之药。诸药合用，共奏活血化瘀，祛风除湿，行气止痛之功。

【临床应用】腰痛　由长期劳损，经络气血运行不畅所致，症见腰腿不适，痛有定处，拒按，轻者俯仰不便，重者则应痛剧而不能转侧，舌黯或有瘀点、瘀斑，脉涩；腰椎间盘突出症、强直性脊柱炎见上述证候。

【药理毒理】促进脊髓损伤修复。本品能降低脊髓损伤模型大鼠脊髓组织内皮素-1 的含量，对脊髓损伤有治疗作用。

【不良反应】目前尚未检索到不良反应报道。

【禁忌】孕妇禁用。

【注意事项】脾虚便溏者慎用。

【用法用量】口服。一次 3 粒，一日 3 次，宜饭后服用。30 天为一疗程。

【剂型规格】胶囊剂：每粒 0.42 g。

108. 抗骨增生胶囊

【药物组成】熟地黄、鸡血藤、酒肉苁蓉、炒莱菔子、狗脊(盐制)、骨碎补、女贞子(盐制)、牛膝、淫羊藿。

【功能主治】补腰肾，强筋骨，活血止痛。用于骨性关节炎肝肾不足、瘀血阻络证，症见关节肿胀、麻木、疼痛、活动受限。

【方解】方中熟地黄养血滋阴，补精益髓，肉苁蓉补肾阳，益肾精，壮筋骨；鸡血藤活血舒筋，通利血脉，共为君药。狗脊补肝肾，除风湿，健腰膝，利关节；淫羊藿补肾壮阳，强腰膝，祛风除湿；骨碎补补肾强骨，活血续伤合以辅助君药补肝肾，强筋骨，共为臣药。女贞子补益肝肾，强健腰膝，共为臣药。莱菔子消食利气，使滋补诸品无阻碍气机之弊，共为佐药。牛膝逐瘀通经，引血下行，补肝肾，强筋骨，兼为佐使之品。诸药合用，共收补肝肾，强筋骨，活血止痛之功。

【临床应用】 骨痹：因肝肾不足，瘀血阻络所致，症见关节肿胀，麻木，疼痛，活动受限，苔白腻，脉沉而迟缓；骨性关节炎、创伤性关节炎、强直性脊柱炎、脊柱骨关节病见上述证候者。

【药理毒理】

(1) 抗炎：本品能抑制二甲苯所致小鼠耳肿胀，抑制角叉菜胶所致大鼠足肿胀。

(2) 镇痛：本品能减少醋酸所致小鼠扭体反应数，提高小鼠热板致痛痛阈。

(3) 改善血液流变性：本品能降低家兔低切边率下的全血表观黏度、血浆比黏度、血浆中纤维蛋白原含量、高切还原黏度、低切还原黏度。

(4) 促进骨折愈合：本品能增加大鼠骨折模型骨痂的密度值和直径。

(5) 其他：体外条件下，本品含药血清能够抑制白细胞介素-1 诱导的软骨细胞凋亡，降低基质金属蛋白酶-13 水平。

【不良反应】 目前尚未检索到不良反应报道。

【禁忌】 尚不明确。

【注意事项】

(1) 关节红肿热痛者慎用。

(2) 孕妇慎用。

【用法用量】 口服。一次 5 粒，一日 3 次。

【剂型规格】 胶囊剂：每粒 0.35 g。

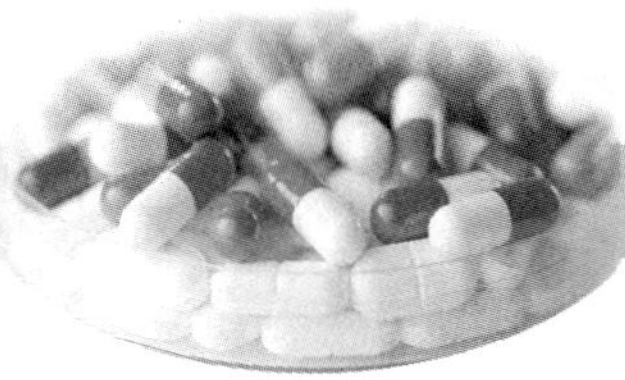

第七章 皮肤科用药

109. 复方土槿皮酊

【药物组成】土槿皮、苯甲酸、水杨酸。

【功能主治】杀菌，止痒。适用于趾痒、皮肤瘙痒、一般癣疾。

【方解】土槿皮除湿止痒，苯甲酸、水杨酸杀菌。合用具有杀菌止痒之功。

【临床应用】真菌感染性皮肤病。

【药理毒理】抗病原微生物。本品体外对金黄色葡萄球菌、大肠杆菌和红色毛癣菌、紫色毛癣菌、须毛癣菌、石膏样小孢子菌有抑制作用。

【不良反应】目前尚未检索到不良反应报道。

【禁忌】尚不明确。

【注意事项】

(1) 皮肤局部如有继发性感染破裂或溃烂者，不宜使用。

(2) 外阴及眼睑部慎用。

(3) 小儿勿用。

【用法用量】外用。用软毛刷蘸药涂皮肤与皮损部位。涂药后用聚乙烯塑料薄膜包封。每 5 天换药一次(详细用法遵医嘱)。

【剂型规格】酊剂：每瓶装 15 ml。

药品中文通用名称索引

A

阿法骨化醇 …… 257
阿卡波糖 …… 244
阿洛西林 …… 5
阿莫西林 …… 7
阿奇霉素 …… 24
阿曲库铵 …… 55
阿昔洛韦 …… 33
安神补脑液 …… 380
氨酚伪麻美芬片Ⅱ/氨麻苯美片 …… 68
氨基己酸 …… 194
氨甲苯酸 …… 197
氨咖黄敏 …… 67
氨氯地平 …… 131
氨溴索 …… 145
奥美拉唑 …… 177
奥硝唑 …… 41

B

白带丸 …… 421
百合固金丸 …… 374
柏子养心丸(片) …… 377
班布特罗 …… 154
贝那普利 …… 108
倍他司汀 …… 92
倍他米松 …… 216
苯溴马隆 …… 83
吡格列酮 …… 248
吡拉西坦 …… 95
吡诺克辛 …… 304
苄星青霉素 …… 4
丙泊酚 …… 50
布地奈德 …… 156
布洛芬 …… 78

C

茶苯海明 …… 264
长春新碱 …… 327
重组人胰岛素 …… 222
川贝枇杷糖浆 …… 364
川芎嗪 …… 129
穿心莲片(胶囊) …… 346

D

达那唑 …… 251
大黄䗪虫丸(胶囊) …… 385
大黄碳酸氢钠 …… 163
大活络丸 …… 399
大蒜素 …… 43
丹参酮ⅡA …… 93
单硝酸异山梨酯 …… 105
胆舒胶囊 …… 414
低分子量肝素 …… 198
地巴唑 …… 126
地尔硫䓬 …… 120
跌打丸 …… 432
丁卡因 …… 45

杜仲颗粒 ………………………… 408
对乙酰氨基酚 ………………………… 81
多巴丝肼 ………………………… 88
多酶 ………………………… 168

E

厄贝沙坦 ………………………… 137
二甲双胍 ………………………… 240
二妙丸 ………………………… 355

F

非洛地平 ………………………… 122
非那雄胺 ………………………… 186
非诺贝特 ………………………… 117
酚磺乙胺 ………………………… 196
酚麻美敏 ………………………… 69
呋麻 ………………………… 308
呋喃硫胺 ………………………… 270
氟桂利嗪 ………………………… 90
氟尿嘧啶 ………………………… 322
氟轻松 ………………………… 290
辅酶 A ………………………… 207
妇炎平胶囊 ………………………… 418
复方阿米洛利 ………………………… 185
复方氨酚烷胺 ………………………… 74
复方地奥司明 ………………………… 181
复方地芬诺酯 ………………………… 170
复方地塞米松 ………………………… 294
复方对乙酰氨基酚 ………………………… 72
复方莪术油 ………………………… 315
复方卡托普利 ………………………… 139
复方磷酸可待因 ………………………… 149
复方硫酸双肼屈嗪 ………………………… 128
复方芦丁 ………………………… 274
复方氯己定 ………………………… 309
复方南星止痛膏 ………………………… 435
复方土槿皮酊 ………………………… 443
复方妥布霉素 ………………………… 301
复方鲜竹沥液 ………………………… 370
复方锌布 ………………………… 71
复方盐酸伪麻黄碱 ………………………… 76
复方益肝灵片 ………………………… 351
复合维生素 B ………………………… 268
富马酸亚铁 ………………………… 189

G

甘草酸二铵 ………………………… 172
感冒清胶囊 ………………………… 336
感冒灵胶囊 ………………………… 339
高锰酸钾 ………………………… 293
格列吡嗪 ………………………… 250
格列喹酮 ………………………… 246
格列美脲 ………………………… 242
格列齐特 ………………………… 234
宫血宁胶囊 ………………………… 419
谷氨酸钠 ………………………… 173
谷维素 ………………………… 96
骨刺片 ………………………… 435
固本咳喘片 ………………………… 361
关节止痛膏 ………………………… 438
桂林西瓜霜 ………………………… 430
桂龙咳喘宁胶囊 ………………………… 368
桂枝茯苓胶囊 ………………………… 417
过氧化氢 ………………………… 313

H

猴头菌片 ………………………… 360

虎驹乙肝胶囊 …… 358
琥珀酸亚铁 …… 188
环吡酮胺 …… 292
环磷酰胺 …… 320
黄葵胶囊 …… 410
黄芪颗粒(口服液) …… 375
黄杨宁片 …… 384
磺胺醋酰钠 …… 297

J

肌苷 …… 205
急支糖浆 …… 369
己烯雌酚 …… 253
加味逍遥丸 …… 390
甲钴胺 …… 269
健胃消食片 …… 396
健胃消炎颗粒 …… 395
健胃愈疡片 …… 393
解痉镇痛酊 …… 439
金胆片 …… 412
金霉素 …… 297
金荞麦片 …… 362
金银花露 …… 416
精蛋白生物合成人胰岛素 …… 224
精蛋白锌重组人胰岛素 …… 227
颈复康颗粒 …… 408

K

抗病毒颗粒(口服液) …… 349
抗骨增生胶囊 …… 441
咳喘宁口服液(片) …… 365
可乐定 …… 110
克霉唑 …… 288
苦黄注射液(颗粒) …… 352

L

拉西地平 …… 130
赖氨匹林 …… 64
蓝芩口服液 …… 356
利巴韦林 …… 299
利胆片 …… 351
利多卡因 …… 48
利血生 …… 206
林可霉素 …… 27,306
硫普罗宁 …… 180
硫酸沙丁胺醇 …… 159
硫糖铝 …… 162
柳氮磺吡啶 …… 175
六神丸 …… 428
炉甘石 …… 291
铝碳酸镁 …… 166
氯苯那敏 …… 266
氯氮平 …… 98
氯雷他定 …… 263
氯沙坦钾 …… 138
罗格列酮 …… 238
罗红霉素 …… 23
洛伐他汀 …… 118
洛美沙星 …… 30

M

麻仁丸 …… 344
吗啡 …… 57
美洛昔康 …… 77
美敏伪麻 …… 75
美托洛尔 …… 135

门冬氨酸钾镁 …… 174
门冬胰岛素 …… 229
糜蛋白酶 …… 146,311
灭菌注射用水 …… 285
莫匹罗星 …… 290
莫沙必利 …… 169

N

脑立清丸 …… 406
脑心通胶囊 …… 383
脑血栓片 …… 386
尼麦角林 …… 94
尿促性素 …… 211
尿感宁颗粒 …… 354
尿激酶 …… 199
牛黄降压片(胶囊、丸) …… 403
牛黄消炎片 …… 345
诺氟沙星 …… 298

P

哌唑嗪 …… 124
泼尼松龙 …… 213,300
普适泰 …… 187

Q

七氟烷 …… 53
七厘散 …… 433
千柏鼻炎片 …… 426
强力枇杷露 …… 363
羟苄唑 …… 296
羟甲唑啉 …… 309
羟乙基淀粉 …… 207
清热解毒口服液 …… 348
曲安奈德 …… 219,289
曲克芦丁 …… 192
曲马多 …… 60
曲匹布通 …… 171
去甲肾上腺素 …… 115

R

热毒宁注射液 …… 357
人参再造丸 …… 402
乳宁颗粒 …… 421
乳酸菌素 …… 168
乳酸钠 …… 283
瑞格列奈 …… 232

S

三黄片 …… 343
三金片 …… 350
三磷酸腺苷 …… 141
三七伤药片 …… 434
色甘酸钠 …… 305
涩肠止泻散 …… 373
鲨肝醇 …… 204
麝香追风膏 …… 437
湿润烧伤膏 …… 412
石斛夜光丸 …… 423
舒必利 …… 100
舒肝丸 …… 391
双氯芬酸 …… 293
双歧杆菌活菌 …… 167
参松养心胶囊 …… 387
双唑泰 …… 316
水溶性维生素 …… 275
顺铂 …… 329

丝裂霉素 …… 324
四环素醋酸可的松 …… 300
羧甲司坦 …… 144
索米痛 …… 63

T

碳酸钙 D_3 …… 259
碳酸锂 …… 102
特布他林 …… 152
替硝唑 …… 39,314
天麻胶囊 …… 398
天麻素注射液 …… 401
天舒胶囊 …… 404
通便灵胶囊 …… 342
通塞脉片 …… 381
酮康唑 …… 36,287
酮替芬 …… 263
头孢克洛 …… 11
头孢克肟 …… 18
头孢拉定 …… 10
头孢羟氨苄 …… 14
头孢噻肟 …… 12
头孢唑肟 …… 16
托吡卡胺 …… 303
托拉塞米 …… 183

W

王氏保赤丸 …… 397
维C银翘片 …… 337
维生素A …… 271
维生素 B_1 …… 277
维生素 B_4 …… 204
维生素 B_6 …… 278
维生素C …… 276
维生素 D_3 …… 255
胃康灵胶囊 …… 392
胃乐宁片 …… 394
温胃舒胶囊 …… 360
稳心颗粒 …… 376
五味子糖浆 …… 379

X

西洛他唑 …… 191
西咪替丁 …… 163
西替利嗪 …… 261
锡类散 …… 414
香连丸 …… 353
硝苯地平 …… 133
小柴胡颗粒 …… 335
小活络丸 …… 400
小金丸 …… 413
缬沙坦 …… 109
心可宁胶囊 …… 372
心可舒片 …… 388
心痛康片 …… 381
醒脑静注射液 …… 370
血凝酶 …… 202
血塞通片 …… 389

Y

烟酸 …… 272
养血安神糖浆 …… 378
腰痹通胶囊 …… 440
一清颗粒 …… 340
依替米星 …… 20
胰激肽原酶 …… 260

乙酰螺旋霉素 …………………… 22
银杏叶片(胶囊) ………………… 382
右美沙芬 ………………………… 150
晕可平颗粒(糖浆) ……………… 398

Z

藻酸双酯钠 ……………………… 193
珍菊降压片 ……………………… 405
珍珠明目滴眼液 ………………… 424
正柴胡饮颗粒 …………………… 338
正红花油 ………………………… 440
脂必妥片 ………………………… 409
脂肪乳(中链及长链复合剂) …… 279
止喘灵口服液 …………………… 367
止嗽化痰颗粒 …………………… 366
珠黄散 …………………………… 427
追风透骨丸 ……………………… 407
左旋氨氯地平 …………………… 126
左旋多巴 ………………………… 86